成/人/高/等/教/育/护/理/学/专/业/教/材

总主编／陈金宝　刘　强

# 护理健康教育学

## NURSING HEALTH EDUCATION

—— 主　编 ——

王　健

—— 副主编 ——

穆晓云　许　辉

上海科学技术出版社

图书在版编目（CIP）数据

护理健康教育学 / 陈金宝，刘强总主编；王健主编
. -- 上海：上海科学技术出版社，2020.7
成人高等教育护理学专业教材
ISBN 978-7-5478-4625-4

Ⅰ．①护… Ⅱ．①陈… ②刘… ③王… Ⅲ．①护理学
－健康教育学－成人高等教育－教材 Ⅳ．①R47②R193

中国版本图书馆CIP数据核字(2019)第222078号

---

获取《成人高等教育医学专业教材·考前模拟试卷》指南

扫描封面二维码→点击第一条"考前模拟试卷使用指南"，了解使用方法→刮
开封底涂层，获取购物码→点击第二条"考前模拟试卷"PDF 文件，立即购买→
选择"使用购物码支付"→输入购物码并使用→立即查看后成功获取。

**护理健康教育学**

总主编　陈金宝　刘　强
主　编　王　健

上海世纪出版（集团）有限公司
上海科学技术出版社　出版、发行
（上海钦州南路 71 号　邮政编码 200235　www.sstp.cn）

常熟市兴达印刷有限公司印刷

开本 787×1092　1/16　印张 12.75
字数：350 千字
2020 年 7 月第 1 版　2020 年 7 月第 1 次印刷
ISBN 978－7－5478－4625－4/R·1946
定价：35.00 元

---

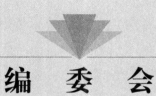

# 编 委 会

**主 编**

王 健

**副主编**

穆晓云 许 辉

**编 委** （以姓氏笔画为序）

丁艳萍 王 健 王 晶 刘雨佳

刘诗盈 许 辉 李红丽 倪翠萍

高 阳 臧 爽 穆晓云

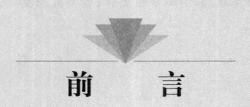

# 前　言

　　成人高等教育医学系列教材出版发行已经多年,该系列教材编排新颖,内容完备,版式紧凑,注重实践,深受学生和教师好评,在全国成人医学高等教育中发挥了巨大作用。为了适应发展需要,紧跟学科发展动向,提升教材质量水平,更好地把握21世纪成人高等教育医学内容和课程体系的改革方向,使本系列教材更夯实能力基础、激发创新思维、培养合格的医学应用型人才,故决定扩展部分品种。

　　本系列教材将继续明确坚持"系统全面、关注发展、科学合理、结合专业、注重实用、助教助学"的编写原则。每章仍由三大部分组成:第一部分是导学,告知学生本章需要掌握的内容和重点、难点,以方便教师教学和学生有目的地学习相关内容;第二部分是具体教学内容,力求体现科学性、适用性和易读性的特点;第三部分是复习题,便于学生课后复习,其中选择题和判断题的参考答案附于书后。

　　本系列教材分为成人高等教育基础医学教材和成人高等教育护理学专业教材、成人高等教育药学专业教材,使用对象主要为护理学专业及药学专业的高起本、高起专和专升本三个层次的学生。其中,对高起本和专升本层次的学习要求相同,对高起专层次的学习要求在每章导学部分予以说明。本套教材中的一些基础课程也适用于其他相关医学专业。

　　除了教材外,我们还将通过中国医科大学网络教育平台(http://des.cmu.edu.cn)提供与教材配套的教学大纲、网络课件、电子教案、教学资源、网上练习、模拟测试等,为学生自主学习提供多种资源,建造一个立体化的学习环境。

　　为了方便学生复习迎考,本套教材的每门学科都免费赠送5套考前模拟试卷,并配有正确答案。学生只要用手机微信扫描封面的二维码,输入封底刮开涂层的购物码即可获取。学生可以做到随时随地练习,反复实战操练,掌握做题技巧及命题规律,轻松过关。

　　本系列教材扩展品种的编写得到了以中国医科大学为主,包括沈阳药科大学、天津中医药大学、辽宁中医药大学、辽宁省肿瘤医院等单位专家的鼎力支持与合作,对于他们为此次编写工作做出的巨大贡献,谨致深切的谢意。

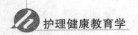

由于编写工作任务繁重、工程巨大,在教材中难免存在一些不足,恳请广大教师、学生惠予指正,使本套教材更臻完善,成为科学性更强、教学效果更好、更符合现代成人高等教育要求的精品教材。

陈金宝　刘　强

2018 年 6 月

# 编 写 说 明

  健康教育与健康促进是解决当代主要公共卫生问题十分重要的手段和策略,并且已经成为公共卫生均等化的重要组成部分。护理健康教育学是健康教育大体系中的一个分支,随着以健康为中心的护理新理念的确立,护士的社会职能不断扩大,开展护理健康教育已成为每个护士义不容辞的责任和业务,做好护理健康教育工作对助力全民健康具有重要的意义。本书突出护理学科的特点,系统介绍了健康教育学的基本理论、基本知识和基本方法,将护理健康教育领域由医院内患者教育延伸到社区健康教育、家庭健康教育,内容涵盖了疾病护理健康教育、生命过程健康促进、重点人群健康促进与健康教育,并突出了护理健康教育方法与技能内容,使教材更具科学性、实用性和指导性。

  本教材的参编单位有中国医科大学护理学院、辽宁省肿瘤医院、中国医科大学附属盛京医院,实行主编负责制,按照专业特点分工编写,书稿完成后由主编进行审定。本教材共十一章,其中第一章、第三章由丁艳萍和穆晓云编写,第二章由王晶编写,第四章由高阳编写,第五章由李红丽编写,第六章由刘诗盈编写,第七章由倪翠萍编写,第八章由刘雨佳编写,第九章由王健编写,第十章由臧爽编写,第十一章由许辉编写。

  本书为成人高等教育护理学专业教材,也可作为从事健康教育的护理人员的参考书。

  由于编者水平有限、编写时间仓促,教材中难免存在不足与疏漏之处,恳请使用本教材的师生提出宝贵意见,以便不断改进和完善。

《护理健康教育学》编委会

2019 年 5 月

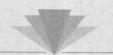

# 目 录

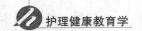

# 第一章

# 绪　论

**导　学**

## 内容及要求

　　本章主要包括4个部分的内容：护理健康教育学概述、护理健康教育学研究方法、护理健康教育学相关理论、护士在健康教育中的职能与作用。

　　护理健康教育学概述主要介绍了学科产生的背景；研究对象、内容及任务；护理健康教育学的实施原则。学习过程中，应重点掌握护理健康教育学研究对象、内容及任务以及护理健康教育学的实施原则；了解学科产生的背景。

　　护理健康教育学研究方法主要介绍了调查研究法、实验研究法、教育干预法。学习中应了解各方法的分类与注意事项。

　　护理健康教育学相关理论主要介绍了行为科学理论、传播学理论、预防医学理论、教育学理论。学习过程中应重点掌握各理论的主要内容。

　　护士在健康教育中的职能与作用主要介绍了健康教育是护士应尽的义务和职责、护士在护理健康教育中的地位与作用、护士应具备的健康教育能力。学习过程中应重点掌握护士在护理健康教育中的地位与作用；了解健康教育是护士应尽的义务和职责、护士应具备的健康教育能力。

## 重点、难点

　　本章重点为第四节护士在健康教育中的职能与作用。其难点为护士在护理健康教育中的地位与作用的理解。

## 专科生要求

　　专科层次的学生对于第三节健康教育的相关理论做一般了解即可。

　　随着医学模式和人们健康观念的改变，健康教育对提升公众健康的作用显得越来越重要。近几十年来，我国护理学科的发展非常迅速，护理健康教育也逐渐兴起并迅速发展起来，其在医疗及护理工作中的作用也逐渐受到重视。

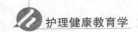 

# 第一节　护理健康教育学概述

护理健康教育学(nursing health education)是护理学与健康教育学相结合的一门综合性应用学科,是研究在护理工作中开展健康教育的理论、方法、实践及其一般规律的科学。是以患者、患者家属、社区人群作为研究对象,运用护理学、健康教育学的基本理论与方法,对其进行有目的、有计划、有评价的教育活动,提高教育对象的自我保健与自我护理能力,达到有效的预防疾病、保持健康、促进康复、建立健康行为的目的,最终提高教育对象生活水平与生活质量。

健康教育是一项以提高全民健康水平为目的的教育活动与社会活动,是健康促进的组成要素之一。护理健康教育作为健康教育大系统的分支之一,其实施过程是以护士为主体,护士是实施健康教育的重要的、基本的、可靠的力量。因此,对护士而言,学习并掌握健康教育的相关知识,应用科学的健康教育理论与方法,是护士在实践中更好地开展健康教育工作的重要保障。

## 一、学科产生的背景

### (一)国外护理健康教育的发展概况

发达国家的护理健康教育起步相对较早。早在南丁格尔时代就曾有"护士应当同时也是卫生导师和宣传教育家"的科学论断,即护理工作之中已包含有患者健康教育。近代医学模式的转变、健康概念的转变、疾病谱的转变、对患者健康教育的消费-效益认知、人们保健意识增强等诸多因素都对护理健康教育的发展起到了促进的作用。早在 20 世纪 50 年代,美国的医院和保险业就已经认识到"医院是指导患者建立积极的健康行为的最好场所"。20 世纪 70 年代,美国的护理学家创建早期护理学理论模式时提出"护理是一种教育"的观点。此后,发达国家在健康教育上的投入较大,也取得了重大的进步,目前美国的护理健康教育管理体系已较为完善,尤其是在医院。

### (二)我国护理健康教育的产生与发展

20 世纪 70 年代末,我国的医院及医疗保健机构已经逐渐开始对患者开展健康教育,但以护士为主体的护理健康教育却一直处于空白。20 世纪 90 年代,我国护理学界开始逐渐加强国际学术交流,学习和接受先进的护理理念。1994 年,美国乔治梅森大学护理与健康科学院教授袁剑云博士来华讲学时,提出系统化整体护理的概念,强调患者的健康教育要与护理理念、模式病房建设、护理程序等护理过程环环相扣,从而形成系统的整体护理;1997 年 5 月,美国罗马琳达大学的健康教育专家来华讲学时,第一次将护理健康教育的概念引入我国,且连续 3 年在不同省市进行该项内容的多次培训,创立护理健康教育研究学术组,为各医院护理健康教育工作的开展给予有效的指导。随着各地对健康教育的不断实践和探讨,护理健康教育理论与实践领域发展迅速,也逐渐确立护士在医院健康教育中的作用与地位,为我国护理健康教育的建立和医院全方位的开展护理健康教育奠定了坚实的基础。此外,各级卫生行政部门与医疗单位对健康教育工作也非常重视,1998 年原卫生部医政司举办"世纪健康行总动员"会议,倡导全国大型医院护士积极参与健康教育工作;1999 年,护理健康教育在原卫生部的倡导下应运而生;2007 年健康教育工作被原卫生部列为全国医院等级护理平时考核的指标之一;2010 年健康教育内容被列入全国护士执业资格考试范围。

1997 年 8 月,湖南医科大学湘雅医院在其率先总结并编写的《患者健康教育指导》一书中对各科常见疾病的知识宣教内容进行了系统的总结,提出患者健康教育的方式、方法、过程、技巧和质量控制措施。2000 年,黄津芳主编的《护理健康教育学》一书中,提出了患者的学习原理及健康教育程序,反映了在护理健康教育研究领域的进步与发展。此外,近年来出版的很多护理书籍也将健康教育作为重点内容进行阐述,各级护理期刊对护理健康教育相关文章进行大量刊登。我国的护理健康教育知识体系在不断完善与发展,标志着我国的护理健康教育工作正在向国际化水平不断迈进,为我国的护理健康教育与健康促进的全面开展奠定了坚实的基础。

## 二、护理健康教育学的研究对象、内容与任务

### (一)研究对象与内容

随着健康观念的变化以及护理学科的不断发展,护理健康教育的范围逐渐扩大,从医院逐渐向社区、家庭扩展,由单纯临床患者扩展至健康人群。因此,护理健康教育学的研究对象不仅包括患者及其家属,还应包括社区人群以及履行教育职责的护士,其研究内容如下。

1. 患者及其家属　重点研究在患病过程中,患者的健康信念、价值观和健康行为;患者的健康评估标准;患者的健康教育需求特点;患者健康教育的知-信-行模式;患者健康教育计划的制订;患者教学方法以及影响其学习的因素;疾病对家庭产生的影响;家属在患者的健康教育中的作用;促进家属参与健康教育的方法。

2. 社区人群　重点研究社区内存在的健康问题及其影响因素;社区重点人群的健康相关知识、信念、行为、健康教育需求及其影响因素;社区健康教育计划的设计、实施与评价;实施社区健康教育的手段及方法等。

3. 护士　重点研究护士对健康教育的认知;护士在患者健康教育中的地位与作用;患者健康教育的技巧以及教学工具的研制;患者健康教育效果的评价;影响护士履行健康教育职责的因素等。

### (二)研究任务

护理健康教育学是一门实践性很强的应用性学科,其研究领域较为广泛,研究任务主要包括两方面:①理论任务,即从理论层面探讨在医院特定环境下,患者健康教育的基本模式与发展规律;②实践任务,即从实践的角度探索应用学科理论指导健康教育实践的有效方法与途径。

## 三、护理健康教育学的实施原则

护理健康教育的目标是使教育对象获得健康相关知识,改变其不利于健康的行为,促使其自觉采纳有利于健康的行为。因此,在护理健康教育的实施过程中,应注意遵循以下原则。

### (一)科学性原则

科学性原则是护理健康教育开展的前提条件与根本要求。该原则要求在进行健康教育时,护士应以科学性原则作为指导,教育内容的选择应注意其科学性与实用性,教育方法应恰当、可行。护士运用个人的技能、临床经验,结合真实有效的数据资料与生活实例,根据学习者的实际需求与意愿,制订完整、科学、个体化的护理健康教育方案,以取得最佳的教育效果。

### (二)针对性原则

护理健康教育应以教育对象作为教育活动实施的主体,教育对象不同,其健康需求、学习动机、接受能力、行为习惯等也可能存在差异,因此,根据不同教育对象的特点有针对性地制订教育目标、教育内容和教育手段,更容易使受教育者接受并有利于提高其学习兴趣。注重护理健康教育的针对性原则,是实现预期教育目标,确保取得良好健康教育效果的重要条件之一。

### (三)保护性原则

实施护理健康教育措施过程中应注意对患者及其家属的身心保护。患者在门诊及住院治疗的过程中,医院及医护人员应努力为患者创造良好的诊疗环境和康复环境,尽量避免对其产生不良刺激。护士应常与患者沟通并给予关心,在护理健康教育的实施过程中,注意严格遵守保护性原则,对

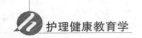 

患者的隐私保密,对于可能对患者健康产生较大影响的诊疗问题,应根据患者的心理承受能力,同医生及患者的家属共同商讨并选取适当的保护措施。

### (四) 阶段性原则

护士在实施护理健康教育措施时,应注意根据教育对象身心发展的不同阶段或疾病的发展选择合适的健康教育措施。护士在教育活动实施过程中,应注意选择合适恰当的教育时机,以确保达到良好的教育效果。如择期手术患者,手术前应注意引导患者正确地对待疾病,帮助其克服心理压力,鼓励其积极配合手术及相关治疗;患者术后的恢复阶段,则要注意指导患者进行相关康复知识的学习,并给予必要的行为指导。

### (五) 程序性原则

护理健康教育以护理程序作为核心与框架,在开展健康教育的过程中应严格贯彻护理程序流程,即通过评估、诊断、计划、实施和评价五个步骤,确保护理健康教育的科学性、规范性和有效性。

# 第二节　护理健康教育学研究方法

护理健康教育主要着眼于教育对象的行为改变,在研究与实践的过程中运用多种可帮助教育对象逐渐完成"知-信-行"转变的干预方法。因此,护理健康教育的研究方法应是多元的、综合的。

## 一、调查研究法

调查研究法是指研究者根据研究内容,事先拟好具体问题,使调查对象根据其真实意愿作答,然后对调查结果进行统计、分析、得出结论的方法,是护理健康教育最基本的工作方法,为健康教育工作计划的制订、健康教育活动和对策的确定以及健康教育效果的评价提供科学的依据。

常用的调查研究方法具体可分为两大类:定量调查研究和定性调查研究。抽样问卷调查是护理健康教育最常用的定量调查研究方法,常用于较短时间内的大范围人群资料的收集,调查问卷的问题和回答具有统一化、规范化和标准化的特点,利于确保收集资料的质量,便于进行统计分析,也较为简便、经济、可行。定性调查研究的特点是直接与教育对象接触并对其进行细致深入的了解,获得关于"怎么样""为什么"等涉及认知与情感方面的信息。常用的定性研究方法包括现场观察、深入的个人访谈、专题小组讨论、问题树等。此外,护理健康教育还可以采用文献研究或结合临床与实验室相关检查对相关资料和信息进行收集。

进行调查研究时应注意:①调查内容应具有针对性;②调查问题应具有易答性;③调查结果应具有真实性;④调查过程应具有科学性。

## 二、实验研究法

实验研究法是指应用随机、对照、重复的实验技术来检验健康教育干预措施或对策效果的方法。按照随机化原则将研究对象分成实验组和对照组,实验组采用某种干预措施,对照组则不采用该措施,用同样的方法对两组研究对象进行同时期随访观察,测量并比较两组研究对象在知识、信念、行为方面的变化,对教育效果进行评价。

应用实验研究法时应注意:①实验组与对照组内研究对象数量及入选条件应保持齐同一致;②干预措施应符合科研伦理学的要求;③观察指标应具有针对性。

## 三、教育干预法

对患者及其家属、社区群众开展健康教育的适宜手段及方法有很多,大致可分为以下几类。

（1）教育方法类：包括讲授法、演示法、小组讨论、成年人自我导向学习、同伴教育等。

（2）信息传播类：包括健康教育墙报、宣传栏、制作发放健康教育材料、利用广播、电视、网络等。

（3）行为干预类：个体或群体行为指导、技能训练、行为矫正等。

（4）组织方法类：社会动员、社区组织等。

# 第三节 护理健康教育学相关理论

护理健康教育学是一门多学科的综合性应用科学，涉及医学、护理学、教育学、传播学、预防学、行为学、人类学、人口学和社会学等相关的学科领域。在以上诸多学科当中，行为科学、传播学、预防医学和教育学为护理健康教育学的主要基础理论学科。

## 一、行为科学理论

行为科学（behavior sciences）是健康教育基础理论的主体，是运用实验与观察的方法研究在一定物质和社会环境下人的行为规律的科学，其主要包含心理学、社会学和人类学等学科。

护理健康教育学是培养健康行为的科学，主要利用生物医学、行为科学和保健知识等技术进行健康维护和疾病预防。健康教育着眼于人们的知识、态度以及行为的改变，实现该目标的过程中，健康教育者在关注人们获得知识、转变态度、改变行为过程的同时，也需了解影响以上变化的各种因素。健康教育者应具备充实的行为理论基础，清楚如何解释行为的存在，明确如何改变个体、群体和社会的行为，能够正确应用行为理论对教育对象的行为进行诊断与分析，确定影响行为的倾向因素、促成因素及强化因素，为教育目标和行为目标的确立、计划的实施与评价提供依据。

## 二、传播学理论

传播学（communication）是研究人类一切传播活动，研究人与人之间分享信息的关系的一门科学。其研究对象是人的传播行为，传播的过程包括5个因素，即传播者、信息、媒介、受众和效果。健康传播学（health communication）是运用传播学的方法研究人类健康信息传播现象及其规律的一门科学。健康传播贯穿于护理健康教育的始终，任何护理健康教育活动中都渗透着健康信息的传递、交流、接受和采纳。

健康教育传播具有明确的目的性，其传播效果可分为知道健康信息、健康信念认同、健康信念转变和采纳健康行为共4个层次，对健康教育程序的实施具有重要的指导意义。

## 三、预防医学理论

预防医学（preventive medicine）是一门综合性医学科学，其涉及的内容非常丰富，疾病预防方面的三级预防模式对人类的健康以及健康教育至关重要。三级预防是指根据预防为主的指导思想，在疾病自然史的不同阶段采取相应的预防措施，以消除或减少健康危险因素，预防疾病，促进康复，保护和促进健康。健康教育贯穿于三级预防的始终。

第一级预防，又称病因预防，其主要任务是防止疾病的发生，"自我保健"是其中重要的预防措施之一，即通过健康教育进行健康知识的普及，提高人群的自我保健意识和自我保健能力，进而实施自我保健行为。

第二级预防，又称"三早"预防，是指在疾病发生的临床前期，做好早期发现、早期诊断和早期治疗的"三早"预防工作。"三早"首先要开展好群众性健康教育，促使其在疾病症状出现时能够及早求医进行相关诊治，防止延误诊断而导致疾病的进一步发展。

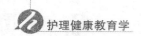

第三级预防,又称临床预防或疾病管理,其重点是通过合理的诊疗与护理,预防病情的进一步恶化,有效预防并发症和伤残的发生,促进康复。在第三级预防中,康复护理和护理健康教育显得尤为重要。

### 四、教育学理论

教育学(education)是研究教育现象和教育问题,揭示教学规律的科学。护理健康教育学将护理学与健康教育进行有机结合,人们从获得健康信息到发生行为改变,其本质上就是教育、教学的过程,是促进教育对象身心发展的过程。掌握教学过程的规律有助于阐明教学的基本原理,指导护理健康教育者进行科学有效的教学活动,提高教学效率与教学质量。护理健康教育者根据教育对象的需求以及文化背景,有针对性地设计教育课程,选择教育内容,运用不同的教育方法,实施因材施教,并对教育效果进行及时有效的评价,以取得良好的教育效果。

## 第四节 护士在健康教育中的职能与作用

### 一、护士的义务和职责

早在 20 世纪 70 年代,美国护理学家就提出了"护理是一种教育手段"的观点,认为作为现代护士应具备为患者提供保持健康生活方式、良好功能状态以及心理健康方法的能力。如今,部分发达国家的护理法规中也明确规定:"护士有教育患者的责任和义务""患者有接受健康教育的权利"等。我国原卫生部 1993 年 3 月颁发的《中华人民共和国护士管理办法》第 22 条中也明确地规定"护士有承担预防保健工作、宣传防病治病知识、进行康复指导、开展健康教育、提供卫生咨询的义务"。我国于 1997 年颁布的第一部《护士注册法》中也明确规定了健康教育是护士应尽的义务。

无论是在发达国家还是在发展中国家,人们在卫生服务需求的内容与层次上可能会存在些许差别,但是人们对健康的渴求、接受健康教育的权利是相同的,护士对其应履行的责任与义务是相同的。护士只有提高履行健康教育义务的责任意识,学习并掌握护理健康教育学的基本理论与技能,才能承担并顺利完成现代护理学赋予的根本任务,真正在护理健康教育过程中发挥其应有的作用。

### 二、护士在护理健康教育中的地位与作用

#### (一)护士在护理健康教育中的地位

护士在护理健康教育中处于主导地位,是护理健康教育的主力军。主要原因有以下几方面。

1. **护士接触的人群广泛,实施教育的机会较多** 护士分布于医疗卫生系统的各专业领域,护士的工作性质决定了在所有专业的医务人员之中,护士具有与患者及社会人群最广泛、密切及长时间接触的机会。高频次接待入院与出院,多次反复的治疗与护理操作,面对面地严密监护,走进社区进行巡诊与家庭访视等,都为护士履行护理健康教育义务提供了机会。

2. **护士数量多、分布广泛、教育人力资源较为丰富** 截至 2016 年底,全国注册护士总数为 350.7 万人,占全国卫生计生专业技术人员总数的 42%。在医院,护士约占医务人员总数的 1/2,几乎遍布于医院的所有科室与部门。丰富的教育人力资源是护理健康教育得以顺利实施的重要保障,与此同时,护士本身具有丰富的临床护理知识与经验,加之护理健康教育培训与技能训练,必将使其在开展护理健康教育活动时更具优势。

3. **护士为具备开展健康教育条件的职业群体** 护士的职业特点决定了我国目前绝大部分的临

床护士均为女性,女性细致、耐心、体贴的心理特点加之认真负责的工作态度使得患者及社区群众愿意与她们进行沟通,更容易接受她们的教育与指导。其次,通过系统有效的专业培训以及大量的临床实践,护士积累了丰富的疾病护理、社区护理的经验,尤其是近年来护理教育制度的改革使大量高学历护士充实临床,为护理健康教育的实施提供了大量人才。最后,在整体护理理论的指导下,护士的教育职能已成为临床护理职能不可或缺的一部分。

### (二)护士在护理健康教育中的作用

护士在护理健康教育中扮演教育者、组织者和联络者的角色,其作用主要有以下几方面。

1. 桥梁作用 健康教育是一种特殊的教学活动,护士作为教育者不同于一般意义上的教师,护士关心如何为学习对象提供教育服务,其职责包括知识的传授及对学习对象行为的关注。健康教育的目的是帮助学习者建立健康的行为,因此,护士的作用是在知-信-行模式的指导下,在不利于健康行为与健康行为之间架起传授知识与矫正态度的桥梁。护士的桥梁作用要求其必须将教学的重点落在帮助学习者建立健康行为之上。

2. 组织作用 护士是护理健康教育的组织与实施者,负责策划和决定健康教育计划的制订、教育内容及教育方法的选择、教学进度的控制。通过护士合理有效地组织,进而实现有目的、有计划、有评价的教育活动,因此,护士组织教学能力的强弱直接影响护理健康教育的效果,护士必须掌握健康教育的基本原则与技能,才能更好地完成护理健康教育的教学组织工作。

3. 联络协调作用 整个护理健康教育的实施过程,需要各类人员与部门的密切配合与协作,护士作为联络者应起到与医生、专职教育人员、营养师、物理治疗师等之间的协调作用,以满足学习者的教育需求。

## 三、护士应具备的健康教育能力

护士在开展护理健康教育前,应充分了解并掌握基本健康教育理论及技术,开展护理健康教育的护理人员应具备以下能力。

1. 评估个人和社区对健康需求的能力 护理健康教育人员应具备在不同环境与社会条件下,能够利用不同的评估方法对教育对象的健康需求进行有效的评估与分析,进而确定需要进行改变的与疾病和健康相关的行为问题。

2. 对患者或社区群众开展健康教育活动的能力 护士在开展健康教育活动过程中主要通过面对面的人际传播,科学、准确、通俗易懂地向学习者传授健康知识,能够进行有效的心理咨询与疏导以及健康相关行为干预是护士必须掌握的基本技能。

3. 设计、执行和评价护理健康教育计划的能力 开展护理健康教育时,根据教育对象的特点和需求,确定计划达到的目标、教育的内容与方法;根据护理健康教育计划实施健康教育活动,并对实施过程及实施后效果进行评价。

4. 组织与协调能力 在整个健康教育过程中,护理健康教育人员既是教育活动的组织者同时也是参与者,在积极争取各级领导的重视与支持的同时,还需善于与医生以及其他各部门、相关专业人员密切合作,构建健康教育团队。尤其是在社区,只有充分利用社区的现有资源,如人力、物力、财力等,发动基层骨干及群众积极共同参与,才能把健康教育活动深入、持久地开展起来。由此可见,护理健康教育人员应具有较强的亲和力,善于沟通、富于热情、具有协作精神。

5. 熟练掌握护理专业知识与技能 为能更好地胜任护理健康教育工作,护士应熟练掌握护理专业的基本知识与技术,具有丰富的实践经验,以便随时、随地帮助教育对象处理和解决其所面临的各种问题。

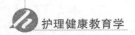

━━━━━ 复 习 题 ━━━━━

## 【A 型题】

**1.** 以下关于护理健康教育学研究对象的说法**错误**的是： （　　）
    A. 从医院逐渐向社区、家庭扩展　　　　B. 由单纯临床患者扩展至健康的人群
    C. 包括患者及其家属　　　　　　　　　D. 包括社区人群
    E. 不包括履行教育职责的护士

**2.** 护理健康教育学的实施原则**不包括**： （　　）
    A. 主导性原则　　　　　　　　　　　　B. 针对性原则
    C. 保护性原则　　　　　　　　　　　　D. 阶段性原则
    E. 程序性原则

**3.** 以下哪项**不属于**调查研究时应注意的事项？ （　　）
    A. 调查内容应具有针对性　　　　　　　B. 调查问题应具有易答性
    C. 调查结果应具有真实性　　　　　　　D. 调查过程应具有科学性
    E. 调查形式应具有专一性

**4.** 以下教育干预法中属于教育方法类的是： （　　）
    A. 行为矫正　　　　　　　　　　　　　B. 社区组织
    C. 同伴教育　　　　　　　　　　　　　D. 健康教育墙报
    E. 制作发放健康教育材料

**5.** 以下关于三级预防的说法正确的是： （　　）
    A. 第一级预防，又称"三早"预防
    B. 第二级预防，又称病因预防
    C. 第三级预防，又称临床预防或疾病管理
    D. "自我保健"是第二级预防的重要措施之一
    E. "三早"首先要开展好医务人员的健康教育

**6.** 护士在护理健康教育中的作用**不包括**： （　　）
    A. 桥梁作用　　　　　　　　　　　　　B. 组织作用
    C. 联络作用　　　　　　　　　　　　　D. 协调作用
    E. 考察作用

**7.** 以下关于护士应具备的健康教育能力，内容**错误**的是： （　　）
    A. 评估个人和社区对健康需求的能力
    B. 对患者或社区群众开展健康教育活动的能力
    C. 设计、执行和评价护理健康教育计划的能力
    D. 观察与考核能力
    E. 熟练掌握护理专业知识与技能

## 【填空题】

**1.** 护理健康教育学的研究任务主要包括两方面：_____与_____。
**2.** 常用的调查研究方法具体可分为两大类：_____调查研究和_____调查研究。
**3.** 实验研究法是指应用_____、_____、_____的实验技术来检验健康教育干预措施或对策效果的方法。

**4.** 健康传播贯穿于护理健康教育的始终,任何护理健康教育活动中都渗透着_____的传递、交流、接受和采纳。

**5.** 一级预防,又称病因预防,其主要任务是_____。

**6.** 二级预防,又称"三早"预防,是指在疾病发生的临床前期,做好_____、_____和_____的"三早"预防工作。

**7.** 教育学是研究教育现象和教育问题,揭示_____的科学。

**8.** 护士在护理健康教育中处于主导地位,是护理健康教育的_____。

**9.** 健康教育是一种特殊的教学活动,护士作为教育者不同于一般意义上的教师,其职责包括_____及对学习对象行为的关注。

**10.** 护士组织教学能力的强弱直接影响_____。

**11.** 健康教育的目的是帮助学习者建立健康的行为,护士的作用是在_____模式的指导下,在不利于健康行为与健康行为之间架起传授知识与矫正态度的桥梁。

**12.** 传播的过程包括5个因素,即传播者、_____、媒介、_____和效果。

【判断题】

**1.** 护理健康教育的研究对象不仅包括患者及其家属,还应包括社区人群以及履行教育职责的护士。 （　　）

**2.** 护理健康教育学的理论任务,是从实践的角度探索应用学科理论指导健康教育实践的有效方法与途径。 （　　）

**3.** 针对性原则是护理健康教育开展的前提条件与根本要求。 （　　）

**4.** 在护理健康教育的实施过程中,注意严格遵守保护性原则,对患者的隐私保密。 （　　）

**5.** 护理健康教育以护理程序作为核心与框架。 （　　）

**6.** 抽样问卷调查是护理健康教育最常用的定量调查研究方法,常用于较长时间内的小范围人群资料的收集。 （　　）

**7.** 护士有教育患者的责任和义务。 （　　）

**8.** 健康教育的目的是帮助学习者建立健康的行为。 （　　）

**9.** 护士在护理健康教育中扮演教育者、组织者和联络者的角色。 （　　）

**10.** 护理健康教育学是培养健康行为的科学。 （　　）

**11.** 护士在护理健康教育中处于主导地位,是护理健康教育的主力军。 （　　）

【名词解释】

**1.** 护理健康教育 **2.** 行为科学 **3.** 教育学 **4.** 一级预防 **5.** 二级预防 **6.** 三级预防

【问答题】

**1.** 简述护理健康教育学的研究对象。

**2.** 简述护理健康教育的实施原则。

**3.** 简述护理健康教育学的研究方法。

**4.** 简述护士在护理健康教育中处于主导地位的原因。

**5.** 简述护士在护理健康教育中的作用。

**6.** 简述护士应具备的健康教育能力。

# 第二章

# 护理健康教育基本概念

导 学

**内容及要求**

护理健康教育基本概念包括健康与疾病、健康教育与健康促进、医院健康教育、患者健康教育4个部分的内容。

健康与疾病部分主要介绍健康与疾病的相关概念和影响健康的因素以及健康与疾病的关系,在学习中,应掌握健康与疾病的关系,熟悉健康与疾病的相关概念,了解影响健康的因素。

健康教育与健康促进部分主要介绍了健康教育的概念及发展概况、健康教育的功能、特点及在护理中的应用;健康促进的概念、健康教育、健康促进与卫生宣教以及健康教育模式。在学习中,应重点掌握健康教育的功能和特点以及健康教育在护理中的应用;熟悉健康教育、健康促进与卫生宣教之间的关系;了解健康教育以及健康促进的概念。

医院健康教育部分主要介绍了医院健康教育的概念、医院健康教育的工作内容、医院健康教育的对象与实施内容。在学习中,应重点掌握医院健康教育的工作内容;熟悉医院健康教育的对象与实施内容;了解医院健康教育的概念。

患者健康教育部分主要介绍了患者健康教育的意义、患者健康教育的基本形式、患者健康教育的主要方法。在学习中,应重点掌握患者健康教育的基本形式及主要方法;了解患者健康教育的概念。

**重点、难点**

本章的重点是健康教育的功能、特点以及在护理中的应用。其难点是通过健康教育内容的学习,能够理解护理人员在健康教育中的角色,从而对患者进行健康教育,进而达到预防疾病、健康促进的目的。

**专科生的要求**

专科层次的学生对健康教育的功能特点做一般了解即可;并且能够熟悉患者健康教育的基本形式和主要方法。

# 第一节 健康与疾病

## 一、健康

### (一)基本概念

健康(health)是一个复杂、多维和不断演变的概念,人们在不同时期对健康的认识有着不同的观点。直到 1948 年,世界卫生组织(World Health Organization,WHO)将健康定义为:"健康不仅是没有疾病和身体缺陷,而是身体、心理和社会适应的完好状态。"1989 年,WHO 又完善了健康新概念,即"健康不仅是没有疾病,而且包括躯体健康、心理健康、社会适应良好和道德健康",首次将"道德健康"纳入健康的内容,形成四维健康观。健康内涵包括:①躯体健康:即身体结构完整和功能状态良好,躯体没有疾病和残疾。②心理健康:指个体能够正确认识自己,情绪稳定、积极乐观和自尊自爱等。③社会健康:指能有效适应不同的环境,个体能够胜任社会生活中承担的各种角色。④道德健康:指能按照社会道德规范约束自己的行为,履行对社会及他人的义务。

### (二)影响健康的因素

人类处于复杂多变的社会环境与自然环境中,影响健康的因素有很多,从生物-心理-社会医学模式角度出发,主要包括以下 5 个方面。

1. **生物因素(biological factors)** 人的生物属性决定了生物因素是影响人类健康的主要因素。

(1)生物性致病因素:即由病原微生物引起的传染病、寄生虫病和感染性疾病。随着医学技术的发展,可以通过预防接种、杀菌灭虫、合理应用抗生素等措施,有效地控制和治疗由病原微生物引起的传染病。但病原微生物的危害依然存在,肝炎、结核和艾滋病等传染性疾病依然是危害我国人民健康的主要因素。而且病毒、细菌对抗生素的耐药性也已经成为世界性难题。

(2)生物遗传因素:健康的基本决定因素是人体的基本生物学特征,不同个体的健康状况和疾病问题受遗传因素影响。即由生物遗传因素导致的人体发育畸形、代谢障碍、内分泌失调及免疫功能异常等。某些疾病如甲型血友病、糖尿病、高血压有比较大的家族遗传倾向。而有一些疾病则是遗传因素和其他因素综合作用的结果,例如乳腺癌就是遗传因素和环境因素共同作用的结果。目前研究已经发现十余种乳腺癌易感基因,这些基因可以从父母遗传给后代,导致乳腺癌的发病风险增高。因此,要促进人们的健康,要了解心理和社会因素对健康的影响,也要重视生物遗传危险因素的作用。另外随着基因技术及诊疗水平的不断提高,人类在遗传性疾病的早期筛查和早期干预方面取得了一定的进展。

(3)个体生物学特征:人的年龄、种族及性别等特征,也是影响健康的因素。例如骨质疏松症老年人较比年轻人多发;皮肤癌白种人较比其他人种多发;自闭症和精神分裂症男性较比女性多发。

2. **心理因素(psychological factors)** 心理因素是影响人类健康不可忽视的因素。情绪对于健康的影响包括正反两个方面:积极的情绪能够减缓衰老,促进健康;消极的情绪能够损害健康,导致疾病,即心理因素可以治病,亦可以致病。大量的临床实践证明,人的情绪不稳定甚至心理失衡引起焦虑、抑郁等负面情绪可以引起人体各系统的功能失调,最终降低生存质量或引发疾病。

3. **环境因素(environmental factors)** 环境是人类赖以生存和发展的重要条件和基础,环境包括自然、社会和政治环境。尽管人类依赖环境而生存,但是几乎所有的疾病或健康问题都与环境因素有关。

(1)自然环境:包括阳光、空气、水、食物、土壤、气候、动植物及卫生设施等,这些都是人类赖以生存和发展的重要物质基础。然而目前自然环境中存在许多不利于人类健康的因素,包括生物性、物理性和化学性危险因素。生物性危险因素包括细菌、真菌、病毒、寄生虫、生物毒物等,是各类感染的直接致病源;物理性危险因素指自然环境中的振动、噪声、电离或电磁辐射等;化学性危险因素指农药、粉尘、生产性毒物、汽车尾气等;物理性、化学性危险因素是工业化、现代化带来的次生危险因素,越来越严重地影响着人们的健康。

(2) 社会环境:社会环境因素包含着多种因素,并且与人们的健康有着密切的关系,包括宗教信仰、风俗习惯、经济状况、家庭状况、生存压力、居住条件、受教育程度、价值观念、文化背景和科技发展等。例如文化背景会影响人们的健康素养以及对健康和疾病的认知,从而影响就医行为的及时性和健康教育的接受程度等。伴随着人类社会现代化、网络化和信息化的急速发展,人类健康受社会环境因素的影响也越来越大,不同国家、地区及群体间的健康差距也在逐渐加大。

(3) 政治环境:政治制度可以影响物理环境,还会影响社会环境的质与量,医疗政策的制定和落实均取决于政府的决策,而这些制度和决策都可以间接地影响到人们的身心健康和安全感。

**4. 行为与生活方式**(behavior and lifestyles) 是指受一定家庭、文化因素、社会经济、社会规范因素的影响,人们为了满足生存和发展的需要而形成的生活意识、生活习惯的统称。良好的行为与生活方式可以促进健康、防治疾病;不良的行为与生活方式危害健康,可以直接或间接导致多种慢性非传染性疾病,2002 年 WHO 报告的全球十大健康危险因素包括高血压、吸烟、酗酒、高胆固醇、不安全性行为、不安全饮用水及不良卫生设施和卫生习惯、铁缺乏、室内烟尘污染、营养不良和肥胖,这些都是诱发各种疾病的行为危险因素。行为危险因素诱发的慢性疾病逐渐成为人类健康的主要威胁,我国目前排在死亡原因前三位的恶性肿瘤、心脏病和脑血管病,均与不良行为密切相关。

**5. 卫生保健服务体系**(health care system) 卫生保健服务是防治疾病和健康促进的有效手段,卫生保健服务的工作状况对人群健康水平有直接的影响。医疗卫生服务的内容、范围和质量以及医疗资源的分配与人的健康密切相关。医疗保健制度不完善、医疗资源分配不合理、诱导过度和不必要的医疗消费、院内感染、滥用抗生素、误诊、漏诊和医疗事故、初级卫生保健网络不健全、城乡卫生专业人员配置悬殊等诸多问题,都会直接危害人们的健康。

### (三) 健康危险因素

**1. 健康危险因素的概念** 健康危险因素(health risk factor)是指存在于机体内外环境中的与疾病发生、发展及死亡有关的诱发因素,即加重不良健康后果发生概率的因素,包括环境、生物、社会、心理和行为等因素。认识健康危险因素并积极采取早期干预措施,对于预防和控制健康不良后果的发生起到极其重要的作用。

**2. 健康危险因素的特点**

(1) 潜伏期长:健康危险因素长期反复作用于机体才会诱发疾病,潜伏期一般较长,难以确定。例如吸烟是导致肺癌的重要危险因素,患者吸烟史可达十几年甚至是几十年;长期高盐高脂的不良饮食习惯是导致高血压的重要危险因素。疾病与健康危险因素间的关系难以确定,健康危险因素的作用机理复杂,潜伏期长,增加了疾病预防和治疗的难度,但同时也为采取有效措施消除健康危险因素,预防疾病发生提供了时间与机会。

(2) 特异性弱:危险因素与疾病之间的联系缺乏特异性,可出现一种危险因素与多种疾病有关,也可出现一种慢性疾病的发生与多种危险因素相关。由于疾病与危险因素间的特异性弱,并且不同个体间存在差异,因此人们容易忽略危险因素对健康的影响。

(3) 联合作用强:若多种危险因素的共同作用可产生叠加效应从而提高其致病力,加速疾病的发生发展。例如吸烟、肥胖、高血压、高胆固醇均是冠心病的危险因素,如果两种因素同时作用即可大大增加冠心病的发病风险。

（4）广泛存在：危险因素经常广泛地存在于生产生活环境中，又往往未引起重视。如果不健康的行为已经成为人们的一种生活习惯时，对危险因素的干预将变得极其困难。因此制订有效的危险因素干预措施，加强健康教育和健康促进具有极其重要的意义。

## 二、疾病

疾病（disease）在人的生命过程中是不可避免的现象，是自然的动态过程。随着人们对疾病认识在不同层面的不断深入，也将疾病的预防贯穿于疾病的发生、发展和转归。护士的职责是预防疾病、维持和促进健康。因此，护士要正确地认识和诠释疾病，不只要在分子、细胞、组织、器官、系统和个体等层面了解疾病，还要在家庭、社区和社会等层面上认识疾病对人的生理、心理、社会及精神等方面造成的影响，充分发挥卫生保健三级预防的作用，帮助人们预防、治疗疾病从而恢复健康。疾病概念的演变大致分为以下 3 个阶段。

1. **古代疾病观**　远古时代人们根据日常生活的积累，产生了由经验所获得的医学技术与药物。早期的原始医学，内容虽比较贫乏、幼稚，基本上还是根据朴素的自然观来看待疾病的。进入奴隶社会后，生产力有了一定的发展，文字形成，医学也有了萌芽，对疾病的认知有了很大的进步。人们通过对人和动物疾病及患病过程的观察，由朴素的自然观加主观的观察，能够对疾病做出各种各样的解释。如古希腊医学家希波克拉底（Hippocrates，公元前 460—前 370）创立了"体液学说"，认为人体是由 4 种体液（血液、黏液、黑胆汁、黄胆汁）决定的，疾病正是由于这 4 种体液的不平衡引起的，而体液的失衡又是外界因素影响的结果。我国古代提出的阴阳五行学说，将人体分为阴阳两部分，古代医学家根据这一观点认为阴阳协调则健康，阴阳失调则患病。治疗任务就是恢复阴阳平衡。这种疾病观虽带有一定的主观猜测性，但对机体"失衡"状态的认识，对医学的形成和发展产生一定的影响。

2. **近代疾病观**　随着组织学和微生物学的发展，人们逐渐从细胞学的角度开始认识疾病，指出疾病是由于致病因素损伤了机体特定细胞导致的结果，从而使疾病有了比较科学的定位。此后人们对疾病本质的认识趋于成熟。概括起来比较具代表性的有以下几种。

（1）疾病是不适、痛苦与疼痛：把疾病与不适、痛苦与疼痛联系起来，对于区分正常人与患者有一定的帮助。但因为疼痛与不适只是疾病的一种表现，并非疾病的本质和全部。因此这种认识显然是片面的，不利于疾病的早期诊断和疾病的预防。

（2）疾病是社会行为特别是劳动能力的丧失或改变：此定义是根据疾病带来的社会后果，期望可以从社会学角度唤醒人们努力消除疾病，战胜疾病的意识。

（3）疾病是机体功能、结构、形态的异常：这是生物医学模式指导下具有影响力的疾病定义，揭示了许多疾病的本质，但该定义过分强调患病部位的结构、功能及形态的改变，从而忽视了人整体功能状态的变化。

（4）疾病是机体内稳态的紊乱：这是在整体观指导下对疾病作出的解释，指出所有生命都以维持内环境的平衡为目的，体内生理过程都是维持内稳态平衡。指出疾病过程是内稳态紊乱所致。

3. **现代疾病观**

（1）疾病是发生在人体一定部位、一定层次的整体反应过程，是生命现象中与健康相对立的一种特殊征象。

（2）疾病是人体正常活动的偏离或破坏，是功能、代谢、形态结构及其相互关系的异常以及由此而产生的机体内部各系统之间和机体与外界环境之间的协调发展障碍。

（3）疾病不仅是体内的病理过程，并且是内外环境适应的失调，是内外因同时作用于机体并引起损伤的客观过程。

（4）疾病不仅是躯体上的疾病，还包括精神和心理方面的疾病。完整的疾病过程，常常是身心

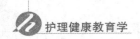

因素相互作用、相互影响的过程。

综上所述,疾病是机体(包括躯体、精神心理)在一定的内外因素作用下而引起的一定部位的机能、代谢和形态结构的变化,表现为损伤与抗损伤的病理过程,是机体内稳态调节紊乱而发生的生命活动障碍。从护理的角度上讲,疾病是一个人的生理、心理、社会和精神受损的综合表现,是多种因素作用的复杂结果。

### 三、疾病与健康的关系

健康与疾病没有清楚的分界线,随着人类对健康、疾病的认识日趋成熟,对于两者之间的关系判定,也在不断地变化,之前认为两者是相互对立、"非此即彼"的关系,目前则认为两者是连续性的观点。健康与疾病的关系可归纳为以下3点。

1. 健康与疾病是一个动态的过程　健康与疾病是一条连续的线,连线的一端是极佳健康状态,而死亡状态则在另一端(图2-1)。任何人任何时候的健康状态都在这条连线的某一点上,并且位置在不断的变化。任何人任何时期的状态都包括了健康与疾病的成分,哪方面占主导,就表现出哪方面的现象和特征。

2. 健康与疾病在一定条件下可以相互转化　健康与疾病之间没有明确的分界线,它们是相对性的关系。两者在一定条件作用下可以相互转化。例如,一个人感觉不适,可能是疲劳所致,如果经过充分休息后不适感消失,则维持健康状态。如果继续熬夜加班,机体各方面功能紊乱可能导致疾病。当然不适感也有可能是某种疾病的前驱症状,例如癌症患者最早可能没有任何明显的症状或体征,但其实疾病早已潜伏在机体内并持续地发展着。

3. 健康与疾病在同一个体上可以并存　人或许在生理、心理、社会和道德的某些方面处于低层次的健康水平甚至是疾病状态,但在其他方面是健康的,例如截肢的患者,虽然身体的某一部分残缺,但经过积极治疗和系统康复训练后,充分发挥了其他方面的功能和潜能,从而达到自身极佳的健康状态。由此可见,健康与疾病可在同一个体并存,而个体最终呈现出来的健康状态就是其生理、心理、社会和道德等方面健康状态的综合体现。

| 极佳健康 | 高度健康 | 健康良好 | 正常 | 健康不良 | 极劣健康 | 死亡 |

图2-1　健康-疾病的连续模式

# 第二节　健康教育与健康促进

健康教育是人类最早的社会活动之一。健康教育是一项以提高全民健康水平为目的的教育活动与社会活动,是健康促进的组成要素之一。明确健康教育的概念,理解健康教育的功能、原理及特点,可以提高护士对健康教育重要性的认识,增强护士的健康教育能力,更好地发挥护士在健康教育工作中的作用。

健康教育与健康促进是全民素质教育的重要内容之一,是解决社会主要公共卫生问题的重要手段之一,也是"21世纪人人享有卫生保健"目标的战略性策略。通过实施健康教育与健康促进,可以营造有益于健康的环境,从而提高广大人民群众的健康意识、自我保健能力,对于降低和消除健康危险因素;预防和控制重大疾病、突发公共卫生事件;保护和促进人民健康以及提高全民健康素质都具有重要的意义。其中护士是实行健康教育与健康促进基本的、可靠的、重要的力量。

## 一、健康教育的概念及发展概况

### （一）健康教育的概念

健康教育（health education）是通过有组织、有计划、有系统的社会教育活动，帮助个人和群体自愿采取有益于健康的行为和生活方式，其目的就是减轻或消除影响健康的危险因素、预防疾病、促进健康和提高生活质量，并对教育效果作出评价。健康教育的核心是通过卫生知识的传播和行为干预，帮助人们树立健康意识、改变人们不健康的行为和生活方式，养成良好的行为和习惯，以减轻或消除影响健康的危险因素，提高人们的健康水平。通过健康教育，帮助人们认识哪些行为是影响健康的，并能自愿采取有益于健康的行为和生活方式。

健康教育同时还侧重于研究人的心理变化和社会上诸多因素对健康的影响，从而唤醒人们对个体卫生及社会卫生的自觉性及责任感，能够积极投入到卫生保健活动中。健康教育不仅需要人们通过自我学习及相互学习过程中取得技能和经验，还需通过有计划、多部门、多学科、系统的社会实践来获取经验。因此，健康教育不仅涉及整个卫生体系，还涉及非卫生部门，例如农业、教育、大众媒介和交通等。

综上所述，健康教育是借助于多学科的理论及方法，通过卫生知识的传播和行为干预，帮助个人及群体掌握卫生保健常识，树立健康观念，自愿采取有益于健康的行为和生活方式的教育活动与过程。健康教育的关键是促使个体及群体改变不健康的生活方式，中心是行为问题，本质是教育个人及群体对自己的健康负责。

### （二）健康教育发展概况

1. 国外健康教育发展概况

（1）早期阶段的健康教育：古希腊的医药之父——希波克拉底主张在治疗上注意患者的个性特征、环境因素、生活方式对疾病的影响，重视卫生饮食治疗，也不忽视药物治疗。这种整体观直到今天仍在指导着卫生保健实践，这也是健康教育及健康促进的关键。19世纪后期，整个西欧和美国的三次运动推动了西方社会对健康教育及健康促进的需求。第一次运动：提高公众健康意识的运动；第二次运动：医学模式从单一的疾病治疗向疾病预防的转变；第三次运动：南丁格尔的护理实践专业化运动，南丁格尔在1859年出版的《护理日记》一书中强调疾病是由于卫生知识缺乏和不关注健康而造成的，对患者和家庭实施健康教育不仅仅是医生的责任，更是护士的职责。

（2）近代的健康教育：19世纪80年代，英、美等国家学校教育中最先设立卫生课。20世纪二三十年代，美国、苏联、英国等国家均先后成立了健康教育的组织机构，将健康教育向专业领域发展。1978年WHO《阿拉木图宣言》中强调，健康教育是各项初级卫生保健任务中的首要任务。2002年WHO西太区出台了《区域健康促进框架2002—2005》，重新界定了健康教育及健康促进的概念，明确了健康教育不能等同于健康促进，也提出了实施健康促进的三维理论：健康的场所、健康的人群、健康的生活方式。

2. 我国健康教育发展概况

（1）我国古代的健康教育：健康教育的历史与人类本身的历史大约一样长。中国是人类文明的发源地之一，中华民族的健康教育活动追溯久远。我国最早的医学典籍《黄帝内经》中，就论述了健康教育的重要性："知之则强。知，谓知七益八损、全性保命之道也。不知则老"。甚至谈及健康教育的方法："人之情莫不恶死而乐生，告之以其败，语之以其所善，导之以其所便，开之以其所苦，虽有无道之人，恶有不听者乎"？历代的仁人志士，都有健康教育的实践，留下了许多传播防病、医药、健体、养生知识的论述。但是在漫长的封建社会时期，健康知识的传播只是少数人散在自发的活动，对人们健康影响不大。

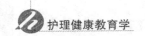

（2）新中国建立前的健康教育：太平天国运动的领袖洪秀全曾亲自从事健康教育活动。他写下一段民歌劝群众戒烟、戒酒、戒毒："他若自驱陷阱者，炼食洋烟最癫狂；如今多少英雄汉，多被烟枪自打伤。即如好酒亦非正，成家宜戒败家汤；请观桀纣君天下，铁桶江山为酒亡"。

20世纪初期，随着西方现代医学在我国逐渐深入传播，健康教育活动也在科学基础上开始活跃起来了。1915年"中华医学会"成立，其宗旨之一即是向民众普及现代医学卫生知识。1916年组成了"中华公共卫生教育联合会"，1922年改名为"中华卫生教育联合会"，这是我国第一个卫生教育组织，也有了专职从事健康教育的医师。1920年我国出品第一部健康教育影片《驱灭蚊蝇》。1924年我国最早的健康教育期刊《卫生》创刊。1927年北京协和医学院成立"丙寅医学社"其根本任务就是健康教育，主要成员有陈志潜、诸福棠、李振翩、朱章庚、贾魁、杨济时等。1931年中央大学教育学院设立卫生教育科且提供学士学位，陈志潜、朱章庚、徐苏恩先后担任科主任。1933年陈志潜在《中华医学杂志》发表"定县乡村健康教育实验"报告。1934年陈志潜编译出版的《健康教育原理》一书，是我国最早的健康教育论著。同年徐苏恩主编出版《学校健康教育》。1936年"中华健康教育学会"在南京成立。1937年之后由于日本帝国主义扩大侵华战争，全国陷入战火，在国民党统治区域的健康教育活动虽仍有发展，但非常困难。

中国共产党作为与人民群众血肉相连的先进政党，从建立红色根据地开始，就十分重视和保障人民群众和军队的健康，并且在极端艰难的条件下仍然积极开展疾病的防治工作和相应的健康教育工作。1929年在赣东北的红军总医院开设卫生宣传栏；1931年《健康》（《健康报》的前身）在江西瑞金创刊；1932年中华苏维埃人民委员会号召"要努力向群众做卫生宣传工作"；1933年红军总卫生部出版大众健康教育刊物《卫生讲话》；中华苏维埃人民共和国中央政府机关报《红色中华》发表社论要求"必须在广大群众中进行防疫卫生运动的宣传"。1934年在中华苏维埃人民共和国中央政府中建立常设卫生宣传管理机构，同年编辑出版《卫生常识》。1937年在延安，《新中华报》（原《红色中华》）开设《卫生突击》栏，这是中央政府机关报最早的卫生专栏。在艰苦卓绝的抗日战争和如火如荼的解放战争中，革命根据地的健康教育活动继续开展，并且为群众和子弟兵的健康、为民族的独立和人民的解放作出了贡献。1939年中华健康教育协会与中华医学会联合办了《中华健康杂志》，注重普及宣传卫生科普知识，注重心理、社会、环境的健康教育。

（3）新中国建立以后的健康教育：新中国成立之后，在1950年召开的第一届全国卫生会议上即号召开展卫生宣教，动员人民并使人民懂得向疾病和不卫生习惯作斗争。全国各省市均成立了卫生宣传教育机构，承担了全国卫生宣传业务指导及宣传材料的制作及发放工作。直到20世纪60年代初期，因国家各部门的卫生宣教机构被撤销，导致20世纪六七十年代的健康教育处于低潮，直至20世纪70年代后期才开始慢慢得以恢复。

20世纪80年代，我国的健康教育随着社会需求和大众自我保护意识的增强，得到了恢复和迅猛的发展。1984年我国政府部门正式引用"健康教育"一词，同年9月成立"中国卫生宣传教育协会"，1990年更名为"中国健康教育协会"。1986年成立"中国健康教育研究所"，标志着一个比较完整的健康教育组织体系的形成。并同年在各省（自治区、直辖市）和70多个大中城市设立了健康教育专业机构。2008年"中国健康教育研究所"更名为"中国健康教育中心"，该中心负责全国的健康教育工作技术指导。

20世纪90年代以后，我国逐渐调整健康教育及健康促进的工作目标：由以疾病为中心的卫生知识传播及对行为危险因素的干预，转变为倡导健康生活方式、健康政策及社会环境的改变。1997年1月《中共中央、国务院关于卫生改革与发展的决定》中明确指出："健康教育是公民素质教育的重要内容，要十分重视健康教育"。1999年国家医学考试专家委员会将《健康教育学》列为执业公共卫生医师资格考试科目。2008年原卫生部发布了《中国公民健康素养基本知识与技能（试行）》，这对于界定我国公民应具备的基本健康知识和技能，并推动公民健康素养监测与评价、拓展健康教育及健康促进工作内容、提高健康教育及健康促进工作水平具有重要意义。2010 年原卫生部印发《全国健康教育专业机构工作规范》,2014 年 4 月国家卫生和计划生育委员会出台了《全民健康素养促进行动规划(2014—2020 年)》作为我国近期健康教育及健康促进工作的行动纲领,为规范、有效、科学地开展健康教育及健康促进工作指明了方向。

## 二、健康教育的功能、特点及在护理中的应用

### (一)健康教育的功能

(1)帮助个体和群体掌握卫生保健常识和技能,同时树立健康观念,自愿采取有利于健康的行为及生活方式。

(2)让人们能够有效地预防、推迟和减少高血压、冠心病、糖尿病等各种慢性非传染性疾病的发生。

(3)更有效地控制传染病的传播与流行。

(4)预防和降低慢性病的发生,有效地降低医疗费用,遏制医疗费用的急剧上涨。

(5)促进全民健康素养,提高人们的自我健康管理及有效利用医疗服务的能力,满足人们日益增长的健康服务需求。

### (二)健康教育的特点

1. 科学性　健康教育内容均应具有科学依据,并充分应用新的科学研究结果,引用的数据均准确无误,举例也要实事求是。

2. 可行性　健康教育都是建立在符合社会、经济、文化、风俗习惯的基础上的,并且考虑到经济条件、社会习俗、卫生服务、文化背景、饮食习惯、居住和生活条件等制约因素的影响。

3. 针对性　健康教育根据学习者的性别、年龄、个性、嗜好、健康状况、学习能力的差别以及对卫生保健知识的不同需求,采取不同的教育方法来进行相适宜的教育。

4. 启发性　健康教育通过启发教育而不是靠强制手段,鼓励和肯定人们行为的改变,让人们认识到不健康行为的危害,并自觉形成健康意识和习惯。

5. 规律性　健康教育按照不同群体的思维、记忆、认识,逐渐深入、由简到繁、从具体到抽象地进行。

6. 通俗性　健康教育针对不同的群体应规避过多的医学术语,采用学习者容易接受的形式及通俗易懂的语言,帮助其更好的理解。

7. 直观性　健康教育将抽象的知识用灵活的手段形象直观地展现。运用影像、动画、照片、幻灯片等多种现代技术手段来展现教育内容,提高群体的学习兴趣及理解能力。

8. 合作性　健康教育需要学习者、教育者、健康服务者、社会及家庭等支持系统共同参与支持,从而帮助学习者采取并养成健康的行为生活习惯。

9. 行政性　健康教育包含在整个医疗卫生计划内,需要政府部门的领导与政策支持。

### (三)健康教育在护理中的应用

护理工作以满足患者的健康需求为导向,通过护理服务来解决患者的健康问题,帮助患者发掘自身的潜能,维持最佳健康状态;同时它还充分尊重患者的权利,并鼓励患者参与治疗和康复过程。而健康教育是要帮助群体或个人改变不良的行为和生活方式,以达到最佳的健康状态,由于两者的目标一致,因此护理与健康教育密不可分。护理健康教育是由护理人员进行的,针对患者、家属以及健康人群开展的有护理专业特色的健康教育活动。通过改变受帮助群体的行为和生活方式,学习和控制健康,提高自身生活质量的护理活动。护理人员有义务向患者及其家属提供疾病预防和治疗方面、卫生保健方面、健康促进方面的教育。护理人员在健康教育中集咨询者、教育者、组织者、管理

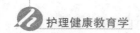 

者、协调者、研究者、代言者等众多角色于一身,角色复杂。护理人员作为健康教育者,应该能够对健康教育进行计划、实施和评价;能够评估、评价受教育对象的学习需求,规划健康教育和健康促进内容,运用并创新健康教育方法和健康教育材料,并且对健康教育内容进行评价和管控,从而构建健康促进环境、形成和传播健康信息,实施健康教育研究。

### 三、健康促进的概念

健康促进是指运用行政的或组织的手段,广泛协调社会各相关部门以及社区、家庭和个人,使其履行各自对健康的责任,共同维护和促进健康的一种社会行为和社会战略。健康促进的主要内涵有以下几点。

(1)健康促进涉及整个人群的健康和生活的各个方面,不仅仅针对某些疾病或者某些疾病的危险因素。

(2)健康促进是直接作用于影响健康的健康史及危险因素的活动。

(3)健康促进作用于卫生领域及社会各个领域,健康促进指导下的疾病控制已不是单纯的医疗卫生服务,而应采取多学科、多专业、多部门的广泛协作。

(4)健康促进特别强调个体与组织间的有效、积极参与。

### 四、健康教育、健康促进与卫生宣教

#### (一)健康教育与健康促进的关系

健康教育与健康促进两者关系密不可分。健康教育是采取一系列科学的干预措施,解决人们的行为生活问题,从而提高人们的保健知识及技能,改变不健康的生活行为、建立健康的行为生活方式。健康教育是提高全民健康素养的重要途径,通过有效地实施健康教育,可以提高全民健康素养。由此可见,健康素养可以作为反映健康教育效果的单一指标。健康促进是社会策略及社会行为,需要协调不同部门之间的行为、调配资源来计划实施,并为健康教育提供政策和环境上的支持。健康教育和健康促进的最终目标是维持健康、提高生命质量。健康促进包括健康教育,健康教育是实现健康促进的方法和服务。健康教育是健康促进的先导和基础,健康教育需要健康促进的指导和支持,健康促进需要健康教育的推动和落实。

#### (二)健康教育与健康促进的区别

1. 范畴不一 健康教育是以健康为中心的全民教育,通过全民参与,改变人们的认知态度及价值观念,使其自觉采取有益于健康的行为生活方式。健康促进是在健康教育的基础上,在组织、政治、经济、法律上提供支持性环境,对其行为改变的作用比较持久并且具有约束性。这就表明健康促进不仅是卫生部门的事业,而是全社会参与多部门协作的社会系统工程。

2. 途径不一 健康教育是改善危险行为教育,开发个体自我健康管理能力(self health care ability development),最终达到维持健康的目的;健康促进则是制定相关的法规、制度、环境建设来促进个体或群体健康,从而推动健康生活实践,最终达到促进健康的目的。

#### (三)健康教育与卫生宣教

健康教育与过去所说的"卫生宣教"既有联系又有区别。联系在于:我国当前的健康教育是在过去卫生宣教的基础上发展延伸起来的,现在健康教育的主要措施仍可称为卫生宣教。区别在于:①与过去的卫生宣教相比较,健康教育明确了工作目标——促使对象人群或个体改善健康相关行为生活方式,从而增进健康、防治疾病,而不仅仅作为一种辅助方法服务于卫生工作某一时间的中心任务。②健康教育不是简单的、单一方向的信息传播,是既有调查研究又有干预,且有计划、有组织、有评价的,涉及多层次多方面对象和内容的系统活动。③半个多世纪以来,健康教育将行为科学(社会

科学、心理学、文化人类学等)、医学科学、传播学、管理科学等学科的知识进行融合的基础上,逐渐积累了相当丰富的知识,形成了自己的理论和方法体系。

我国在20世纪时,卫生宣教和健康教育两个名词曾共存相当长的一段时期。也可以说20世纪70年代以前的卫生宣教与以上所定义的健康教育是同一事物的不同发展阶段,但目前两者已经有根本的区别了。

### 五、健康教育模式

健康教育模式是人们对健康教育的行为方式及思维方法的理论描述,也是对健康教育观念的高度哲学概括。从方法论的角度,一定的理论模式总是相对稳定的,但它所描述的对象却处于不断地发展变化之中。健康教育模式不仅受不同时期的政治、经济、文化和科技发展的影响,而且受不同时期医学模式的直接影响。

健康教育事业出现以来,随着医学模式的转变,健康教育模式也逐渐地形成和发展,大致经历了3个不同阶段,分别是宣传型、教育型和促进型3种主要模式。三者之间是递次包容的关系,而非互相排斥的取代关系。即教育型包涵了宣传型的有益方面,而促进型又包涵了教育型、宣传型的有益方面,并且每一种模式都是前一模式的提高和升华。

宣传型表现形式是以"卫生宣教"和知识传播为主,是健康教育的初始阶段;教育型表现形式注重卫生知识的传播和灌输,也注重对个体行为的改变,是由"卫生宣传"过渡到"卫生教育",是健康教育的发展过渡阶段;促进型是健康教育发展的最高级阶段,从整体的大卫生观出发,将健康教育这个相对独立的事业纳入了健康促进的总体,它的最大特点是注重知识的传播和行为的改变,也重视群体社会行为的改变。

以上3种模式在我国处于共存状态,发展也不平衡。我国少数地区的健康教育工作水平现正处于宣传阶段,也有少数地区已向促进型发展,大多数地区则是处于教育型或由宣传型向教育型过渡的阶段。目前,我国健康教育的任务是尽早尽快地脱离宣传型模式的桎梏,积极向教育型模式转化并尽快普及,同时还需努力创造条件,发展和扩大促进型模式。

# 第三节 医院健康教育

随着医学模式、健康观念的转变,以及医院服务功能的拓展,医院已成为健康教育、健康促进的重要场所。医院也从单纯治疗服务拓展到了防治结合的综合服务,从单纯生理服务拓展到生理-心理-社会的全方位的服务,从单纯院内服务延伸到院外服务。结合医院的特定环境及功能,向患者、家属和广大社区群众开展健康教育与健康促进,是提高人民群众健康意识和自我保健能力、防治疾病、提高医疗质量的重要策略,也是现代医学发展的必然趋势。

### 一、医院健康教育的概念

医院健康教育(hospital health education)泛指各级各类医疗卫生机构和人员在临床实践的过程中,伴随医疗保健活动而实施的健康教育。随着社会经济的发展及人民群众对医疗保健需求的日益增长,加之医院结构和服务功能的不断拓展,医院健康教育的内涵也由狭义向广义不断地丰富扩展。狭义的医院健康教育,又称临床健康教育(clinical health education)或患者健康教育(patient health education),指医护人员根据患者所患疾病的特点和转归情况,针对到医院接受医疗保健服务的患者个体及其家属所实施的疾病预防、治疗和康复知识的传播和教育活动。其目的是通过健康教育防治疾病,促进身心康复。广义的医院健康教育包括医院对社区居民、所属社区机关企事业单位职工、大

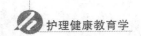

中小学生、医院职工等不同人群开展的社会健康教育工作,教育内容从疾病防治知识的传播到健康行为与生活方式,以及心理健康促进知识和技能的普及。医院健康促进(hospital health promotion)是以健康为中心,医疗卫生保健机构为基础,为改善患者及其家属、医院职工和社区成员等的健康相关行为所进行的有目的、有计划、有组织的健康教育活动。综上所述,医院健康促进不仅包括医院健康教育,还包括能促进患者或群体行为、生活方式改变的组织、经济、政策和法规等社会支持策略的综合体。

医生和护士是医院健康教育的重要组成力量,护士尤其是健康教育的主要力量。健康教育也可以由经治医生为患者选择专科医生、营养学医生、心理学医生、社会工作者等专业人员进行。

## 二、医院健康教育的工作内容

医院健康教育的内涵包括两方面:一方面是以"患者"为中心的"临床健康教育"或"患者健康教育";另一方面是以"健康"为中心的针对社区的人群所实施的健康教育活动。伴随着医院结构与功能的深刻变化,医院健康教育沿着医学社会化的发展方向,从个体服务扩展到群体服务;从治疗服务扩展到预防服务;从生理服务扩展到心理服务;从技术性服务扩展到社会性服务;从院内服务延伸到院外服务。医院健康教育的内容包括三方面:医护人员健康教育、患者健康教育和院外健康教育。

### (一)医护人员健康教育

我国医护人员如果没有经过正规的健康教育学科的教育,对健康促进及健康教育的内涵缺乏了解,就会对开展健康教育造成极大的影响。对医护人员开展健康教育应侧重于转变医务人员以及行政领导的卫生观念,掌握健康教育的基本知识与技能及健康促进计划的设计、实施及效果评价,提高健康咨询的能力与技巧。

### (二)患者健康教育

患者健康教育包括门诊教育和住院教育。门诊教育是根据门诊患者就医过程的主要问题,针对患者的共性问题实施的健康教育活动,包括候诊健康教育、随诊健康教育、健康教育处方、健康咨询等;住院教育包涵了入院健康教育、住院健康教育及出院健康教育,达到提高患者住院适应能力和自我保健能力的目的。住院患者的健康教育应根据患者及家属的需求,制订相应的健康教育计划,有组织地实施健康教育,以使患者及家属了解病情,其目的就是积极地参与治疗护理,达到促进康复、预防疾病复发。主要内容涵盖多方面,例如:入院时对患者及家属进行的环境介绍、住院规章制度及服务内容;住院期间对患者进行饮食指导、用药指导、心理指导、作息指导、行为指导及特殊指导(如术前、术中及术后指导)等;出院前向患者及其家属说明治疗效果、疾病现状预后,以及如何继续巩固治疗、预防复发和指导定期复查。随访教育是出院健康教育的延伸,主要对象人群是有复发倾向、需要接受长期健康指导的慢性病患者。

### (三)院外健康教育

随着医院服务功能的纵深发展,服务范围的逐步扩展,医院健康教育与健康促进的内涵不断丰富,既包括社区健康教育,也包括全社会性的健康传播。

1. 社区健康教育　是针对社区居民或医疗合同单位职工的需求,配合医疗卫生保健服务所实施的健康教育活动。社区健康教育是在当地健康教育机构的指导和合作下,以医院医疗保健人员为主体,发挥其人才优势,以社区人群为主体,多采取社区群众易于接受的传播方式和社团组织,例如:建立微信公众平台、开辟网站、举办科普讲座、与媒体合作开辟栏目,组织健康俱乐部等,开展丰富多彩的预防保健知识和技能的科普活动。

2. 随诊访视健康教育　指对设立家庭病床的患者及其家属进行健康教育,即在医护人员访视和诊疗过程中,在了解患者恢复状况、家庭环境、饮食起居等基础上进行比较灵活的治疗和心理、行为、生活方式的健康教育指导。

3. 社会性宣传教育　对社会进行健康宣传教育活动,是医院健康教育工作的一项重要社会责任和担当。一般指医院根据当地卫生主管部门的部署和要求及医院自身业务发展的需要,向社会人群普及健康知识的教育。一般由医院统一组织开展各种社会健康教育活动,例如:在重大疫情、突发公共卫生事件、各种健康日的情况下,组织医护人员深入社区或走上街头开展健康教育讲座和培训班等。另外利用报刊、电台、电视台等各种新闻媒介开展卫生科普,举办科普展览等。

## 三、医院健康教育的对象与实施内容

### (一)医护人员教育

医护人员健康教育培训可分2个层次。

1. 专职健康教育人员的业务培训　以脱产参加短训班或进修或在职自修、函授,全面系统学习美学、心理学、行为科学、社会医学、管理科学等与健康教育相关的科学理论和方法,掌握健康促进基本理论和必要的传播手段和沟通技巧。

2. 职前教育或在职教育　将健康教育学纳入医护人员继续教育内容,通过业务学习、专题讲座等形式,普及有关疾病健康教育的相关知识和方法技能,提高开展健康教育工作的热情,培养对健康促进计划设计、执行和评价的能力,帮助医护人员开展社区干预研究。

### (二)患者健康教育内容

1. 心理指导　住院患者基本上都或多或少存在心理问题。患者护理健康教育的首要任务就是要帮助患者克服这些心理上的问题,使其安心住院配合治疗。

2. 饮食指导　合理适当的饮食有助于疾病的康复,如冠心病患者宜低盐低脂低胆固醇饮食;发热患者宜多饮水;糖尿病患者宜无糖饮食等。饮食指导要注意指导患者养成良好的饮食习惯。

3. 作息指导　对有活动能力的患者应指导其适当的活动和休息;对需要卧床的患者也应鼓励其做力所能及的床上锻炼,并且要调整卧床休息与睡眠的关系,避免日间睡眠过多导致夜间失眠。

4. 用药指导　要叮嘱患者认真遵医嘱按时服药;还应向患者讲解药物可能出现的副作用,以及如果发生不良药物反应时应及时与医生和护士联系。

5. 特殊指导　临床上需要进行特殊治疗及护理的患者应做好相应的健康教育指导,包括术前、术中和术后指导,以及一些特殊化验检查的指导等。

6. 行为指导　护士指导患者及其家属了解一些疾病自我护理或促进健康、预防复发的行为方法和注意事项,这是护理健康教育的重要内容,如对慢阻肺患者进行腹式呼吸方法的指导、乳腺癌术后患者患肢功能恢复指导等。

7. 出院指导　患者住院基本康复后,在出院前进行的健康指导,目的是巩固住院治疗效果及保持健康教育成果,进一步恢复健康。出院指导尤其应对预防疾病复发的诱因进行防治指导。

8. 健康行为干预

(1)心理行为干预:因个人的不良心理情绪引发的行为,例如对肿瘤晚期患者因悲观、绝望心理拒绝治疗并产生自杀动机的患者进行心理咨询和疏导。

(2)生活方式干预:指导健康的生活方式,矫正个人不良的行为习惯,例如合理饮食、适当运动、戒烟限酒等的指导。

(3)技能指导:指导教育对象学习、掌握并运用新的技能,建立健康行为模式或疾病防治技能,例如指导初产妇学会如何进行母乳喂养。

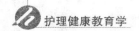

## 第四节　患者健康教育

患者健康教育是医院健康教育的重要组成部分，也是整体护理的重要内容，更是医院健康教育的重点。患者健康教育是指以医院为基地，针对患者及其家属进行有计划、有目的、有评价的教育活动过程，使患者及其家属了解增进健康的知识，改变不健康行为问题和生活方式，使患者的行为、生活方式向有利于康复的方向发展。

### 一、患者健康教育的意义

随着医学模式的转变，医院的卫生观念也发生了根本的转变，医院的服务模式由开始的单纯医疗型向集医疗、预防、护理、保健全方位型转变，在促进医院服务模式转变中，患者健康教育发挥着重要作用。

1. **患者健康教育是医院卫生工作的首要环节，是整体护理的重要内容**　原卫生部在1982年的《全国医院工作条例》中明确规定："加强对病人的宣传教育，为病人创造一个整洁、肃静、舒适、安全的医疗环境"。可见，医院担负着抢救诊疗患者的神圣职责，同时也担负着向广大人民群众传播健康知识和技能的责任。医院是医疗卫生保健工作中一个重要的基地，也是医疗卫生事业的前哨阵地。一直以来，人们普遍认为医院就是看病的地方，也只有当人们患病时才会有求于医院，而"健康人"与医院无关。但随着医学模式及健康观念的转变，那种认为"医院只是看病的地方"的传统观念已在逐渐转变，医院的职能和角色作用也在无形中发生了转变，医院现已成为向社区推行健康促进和预防医学的中心，患者健康教育也成为医院卫生工作的首要环节。同时，整体护理（holistic care）的指导思想是"以患者为中心"，通过护士耐心细致的健康教育，把疾病防治的知识和技能传授给患者及其家属，这样的患者健康教育过程也已经作为治疗的重要组成部分。护理健康教育更加充实和提高了整体护理的内涵。

2. **患者健康教育是一种治疗方法**　在医院健康教育活动中，人们逐渐认识到健康教育对各种治疗均具有增效作用，却没有认识到健康教育本身就是一种治疗方法。从临床患者的健康教育效果看，健康教育能够减轻患者心理负担，提高患者依从性，对与知识缺乏和不良卫生习惯有密切发病关系的疾病治疗作用更佳，例如与吸烟相关的肺癌、慢性支气管炎；与饮食习惯密切相关的高脂血症、高血压、冠心病等。要治疗这些疾病，除了药物治疗外，最根本的方法是戒烟、科学合理的饮食、适量的运动、调适心理等。由此可见，解决类似这些问题的方法就是科学、严谨的健康教育。

3. **患者健康教育是密切医患关系，促进医院精神文明建设，减少医疗纠纷的重要纽带**　医患关系是患者与医务人员在医疗服务的互动过程中形成的一种关系，医患双方的不同特征都会影响这种关系的性质。临床实践表明，医患关系不仅直接影响患者及其家属的心理状态，而且对疾病的防治效果也有直接的影响。医患关系是患者配合治疗的重要因素，是医疗护理过程中患者满意度的潜在因素，也是引起医疗护理纠纷增加的重要原因，患者健康教育具有减少医疗纠纷的潜在功能。回顾分析以往许多医疗纠纷都是由于医护人员沟通解释不到位，没有主动细致地向患者讲解他们所关心的医疗护理问题，造成患者及其家属的不满而引发的。通过健康教育不仅可以让患者了解治疗护理的目的、方法和意义，带给他们关爱与温暖，增强患者对医护人员的信任、依赖和安全感，而且对医护人员提供的治疗护理产生思想上的听信和行为上的服从。总之，医患纠纷是不可能完全规避的，但若通过患者健康教育，给患者更多的关怀与温暖，就能使医患纠纷相对减少，提高患者对医院的信任度、满意度、促进医院文化建设。

4. **患者健康教育是降低医疗费用、提高医疗设施利用率的有效途径**　许多国家的研究都表明，开展患者教育对节约医疗费用开支有很大的影响。美国医药协会指出：每花 1 美元用于患者教育服务上，就会有 6 美元医疗费用的节省。因此，国外的医疗保险机构，大力支持在医院中开展患者教育，这足以证明其收益是显而易见的。我国是发展中国家，要对 13 亿多人民群众的健康负责，应根据国情走出一条花费小且收益大的健康之路。目前，我国医院由于现行医疗体制及保障制度的不完善，导致大医院患者多、床位紧张、看病难的问题得不到很好的解决。如能积极有效地开展患者健康教育，就可以大大缩短住院天数，提高床位周转率，尤其是加强慢性病患者的健康教育，使他们能够掌握一定的疾病防治知识，减少慢性病患者的重复住院率。使医院在不增加设备、不增加床位的基础上，扩大服务容量，使医疗设施得到最大化的利用。

5. 患者健康教育是建设精神文明，搞好医院公共关系的重要环节　医院既是医治伤病的基地，是充分体现社会主义、人道主义的场所，也是精神文明建设的"窗口"。医护人员医德、医风、医技水平的高低，医疗环境、医疗秩序和规章制度执行的好坏，直接影响人民群众对党和政府的信任和拥护程度。开展患者健康教育，可以树立医护人员崇高的职业道德，建立良好的医院公众形象。通过开展以医院为中心的健康教育，将健康教育的工作由医院延伸到社会，让更多的人民群众获取疾病健康知识和保健常识，让更多的人民群众了解医院，增进患者对防治疾病的正确认识，启发人民群众对健康的自我责任感，提高全民的自我保健意识和能力，提升了全民的健康水平，更加促进了群众与医院之间的相互理解、相互体谅，为医院工作开展创造了良好的社会环境。

## 二、患者健康教育的基本形式

患者健康教育是针对患者个人的健康状况和疾病特点，通过健康教育实现三级预防，促进患者身心健康。对于医院患者的护理健康教育，其形式可包括以下两方面。

1. 门诊患者健康教育　是指对患者在门诊诊疗过程中进行的教育。由于患者和家属流动性大，很难针对每个人的具体需求进行系统的健康教育。因此教育更宜偏重于普遍性，根据季节、地域的特点，进行常见病、多发病的防治教育。要注意教育内容的精炼、新颖，使健康教育具有吸引力。门诊教育应伴随医疗活动开展，并且注意稳定患者的情绪，维持良好的医疗秩序，同时让患者获得知识。通常包括以下健康教育内容。

（1）候诊健康教育：指在患者候诊期间，针对候诊注意事项及该科的常见性疾病防治开展的教育，利用口头讲解、宣传栏、宣传展架、健康教育材料、广播等开展教育。有条件的医院可设闭路电视网开展教育。

（2）随诊健康教育：指医生在给患者诊治过程中根据患者所患疾病的相关问题进行简短的讲解和指导。这种教育方法具有较强的灵活性和针对性，不宜太详细，以免影响诊疗速度，造成其他候诊患者的不满。

（3）健康咨询教育：医护人员对咨询者提供有关疾病和健康问题的解答和医学指导。包括院内单科专门咨询及面向社会人群的综合性咨询。内容跨度比较大，主要是由医护人员来解答患者的提问。

（4）健康教育处方：指在诊疗过程中，以医嘱的形式对患者的行为及生活方式给予指导，例如发给患者有针对性的宣传材料，以便于患者阅读保存。

2. 住院患者健康教育　是指患者在住院治疗期间接受的针对其所患疾病的预防、治疗、康复等相关理论知识和技能的健康教育活动。由于患者住院时间较长，可以有计划、有组织地开展健康教育活动。可分为入院健康教育、住院健康教育和出院健康教育 3 个部分，每个部分的重点有所不同。

（1）入院健康教育：指在患者入院时，对患者及其家属进行的健康教育。主要内容是医院的有关规章制度，如环境介绍、探视制度、卫生制度、注意事项等。通常由护士承担，采用口头教育或宣传资料等形式，也可自制印刷小册子发放。目的在于使患者及家属尽快熟悉住院环境，稳定情绪，遵守

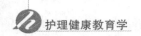 

住院规章制度,积极配合治疗。

(2)住院健康教育:指在患者住院期间进行的经常性的健康教育。住院患者健康教育是健康教育的重点。有条件的医院应在病房内设立健康咨询室,医护人员针对每位患者的病情和需求为患者及其家属提供健康教育资料,包括书籍、挂图、标本等,并对患者及家属进行系统、全面、深入的健康教育和指导。健康教育应作为病区护士的主要职责之一,例如对高血压患者进行健康教育,护士可通过讲解高血压的病因、发病机制、症状、并发症、饮食起居、锻炼、血压自测技术、依从性等一系列内容。健康教育方法也可以灵活多样,包括讲课、咨询、小组讨论、程序化学习、电视录像等。

(3)出院健康教育:指在患者病情稳定或康复出院前,医护人员针对患者及其家属说明患者的治疗效果、疾病目前康复状况、巩固疗效、预后情况、提出合理用药和定期复查等注意事项,并进行生活方式和家庭护理指导的健康教育活动。同时,还应征求患者及其家属对医院以及医护人员的意见和建议,不断改进和完善医院健康教育工作。出院健康教育是在患者出院后进一步巩固治疗效果、防止疾病复发、促进康复的重要手段。

出院后健康教育计划属于社区教育的范畴,其教育对象主要是需要接受长期健康指导或者有复发倾向的慢性病患者;是出院健康教育的延伸,也是医院开展社区卫生服务的内容。出院后(随访)健康教育不是一次性过程而是一个连续追踪的过程,随访健康教育包括走访和电话随访。

### 三、患者健康教育的主要方法

医院环境下患者健康教育以讲座与集体培训、健康咨询及健康传播、健康教育处方、同伴教育、随访教育等为主要方法。

1. 讲座与集体培训　是门诊患者健康教育的重要形式,一般以预约门诊形式定期将患有同种疾病的患者或需要接受相同卫生保健服务的人们集合起来进行有关疾病的健康知识讲座、行为指导或技能培训。讲座或培训之前,护士要广泛收集资料,做好充分准备并保证收集的资料具有科学性、趣味性和实用性。讲授时要条理清楚、逻辑清晰、重点鲜明、通俗易懂,因此对于护士的语言表达能力以及组织能力要求均较高。此类形式适用于妇幼及老年保健、慢性病患者等人群的门诊健康教育。病房健康教育时,护士可根据本病房患者疾病特点和健康教育知识需求,定期组织患者及其家属进行相关知识的讲解。

2. 健康咨询及健康传播　健康咨询指医护人员对患者及其家属提出的有关疾病护理、保健及生活中的各种与健康相关的问题进行解答,是门诊和病房健康教育的重要形式之一。健康咨询可以是医护人员的口头咨询,还可以通过健康宣传资料、健康教育宣传栏、电视、网络、微信公众平台、QQ群、微信群等方式将患者和家属想要了解的健康问题通过各种信息传播方式进行普及,既节约人力资源又具有普及性。健康教育内容要根据听众的受教育程度、职业等特点有针对性地准备,尽量做到标题醒目、内容新颖,保证针对性、科学性、通俗性和艺术性。

3. 健康教育处方　是以医嘱形式向患者提供的健康教育材料。主要是根据某种疾病的特点,对患者进行疾病的防治、用药知识及生活方式等方面的指导。是对患者口头教育内容的完善,便于患者以后保存阅读,能指导患者进行自我护理和家庭保健。

4. 同伴教育　指将患有同种疾病的患者组织起来,变被动的听为主动学的形式,医护人员启发引导患者进行健康信息的沟通及经验交流,就共同关心的话题提出建议、病友间分享健康知识及成功经验。此种方式有利于提高学习者的兴趣,增加互动性,也加深了对疾病和健康问题的认识和了解,有利于行为和生活方式的转变。

5. 随访教育　又称出院后教育,是住院教育的延伸。主要通过定期或不定期家访、电话咨询等方式对有复发倾向以及需要长期接受健康教育指导的慢性病患者开展的社区卫生服务。

--- 复 习 题 ---

【A 型题】

**1.** 从生物-心理-社会医学模式角度出发,影响健康的因素有很多。其中生物因素是影响人类健康的主要因素。它包括: （ ）

A. 物理性致病因素、生物遗传因素、感染性因素

B. 生物遗传因素、个体生物学特征、免疫性因素

C. 个体生物学特征、免疫性因素、生物性致病因素

D. 生物性致病因素、生物遗传因素、个体生物学特征

E. 生物遗传因素、生物性因素、个体生物学特征

**2.** 影响健康的环境因素包括: （ ）

A. 自然环境、社会环境、政治环境

B. 食物、土壤、风俗习惯、文化背景

C. 文化背景、科技发展、政治制度

D. 阳光、空气、水、经济状况、宗教信仰

E. 文化背景、经济状况、宗教信仰

**3.** 有关健康危险因素的特点,下列哪项是错误的? （ ）

A. 潜伏期长　　　　　　　　　B. 特异性弱

C. 致命性强　　　　　　　　　D. 联合作用强

E. 广泛存在

**4.** 依据 WHO 对健康的定义,健康的内涵除外下列哪项? （ ）

A. 躯体健康　　　　　　　　　B. 心理健康

C. 社会健康　　　　　　　　　D. 道德健康

E. 智力健康

**5.** 健康教育最根本的目的是在哪方面帮助教育对象? （ ）

A. 接受健康指导　　　　　　　B. 树立健康观念

C. 保持健康生活方式　　　　　D. 预防疾病

E. 消除健康危险因素

**6.** 健康促进活动形式主要由三方面组成,即: （ ）

A. 行为矫正、行政手段、组织行为　　B. 健康教育、系统管理、治疗措施

C. 健康教育、目标管理、明确诊疗　　D. 健康教育、环境因素、行政手段

E. 疾病预防、健康指导、系统教育

**7.** 医院健康教育的对象、范围与内容得以极大拓展,下列叙述哪项是不恰当的? （ ）

A. 从医院内到社区　　　　　　　　B. 从医院职工到患者

C. 从三级预防到人的生命全过程　　D. 从医学知识传播到政策和环境支持

E. 从患者到患者家属

**8.** 医院候诊教育,能够使患者在短时间内了解一些健康知识和就诊注意事项。作为一名导诊护士,你认为下列哪项不是候诊教育的主要形式? （ ）

A. 发放卫生科普手册　　　　　　　B. 针对性的发放健康教育处方

C. 设置宣传栏　　　　　　　　　　D. 利用广播电视

E. 演示与练习

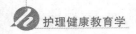

9. 出院后(随访)健康教育不是一次性过程而是一个连续追踪的过程,下列哪项是随访健康教育的主要形式? ( )

    A. 电话咨询        B. 专题讲座        C. 小组讨论        D. 网络教育

    E. 设置宣传栏

10. 患者健康教育的基本形式包括哪两大方面? ( )

    A. 门诊患者健康教育、团体患者健康教育

    B. 入院患者健康教育、出院患者健康教育

    C. 门诊患者健康教育、住院患者健康教育

    D. 候诊患者健康教育、随诊患者健康教育

    E. 门诊患者健康教育、病房患者健康教育

【填空题】

1. 近代疾病观认为疾病是不适、痛苦与_____;疾病是_____特别是劳动能力丧失或改变;疾病是机体功能、结构、_____的异常;疾病是_____的紊乱。

2. 疾病是机体(包括躯体、精神心理)在一定的内外因素作用下而引起的一定部位的机能、代谢和_____的变化,表现为_____与_____的病理过程,是_____调节紊乱而发生的生命活动障碍。

3. 从生物-心理-社会医学模式角度出发,影响健康的因素有:_____、_____、_____、_____和行为与生活方式。

4. 行为与生活方式指受一定家庭、_____、社会经济、_____因素的影响,人们为了满足生存和发展的需要从而形成的_____、生活习惯的统称。

5. 自然环境:包括阳光、空气、水、_____、土壤、_____、_____及卫生设施等,这些都是人类赖以生存和发展的重要物质基础。

6. 现代疾病观认为疾病是人体_____的偏离或破坏,是功能、代谢、形态结构及其_____的异常以及由此而产生的机体内部各系统之间和_____的协调发展障碍。

7. 健康与疾病是一个_____,健康与疾病在一定条件下可以_____,健康与疾病在同一个体上_____。

8. 健康教育是通过有组织、有计划、_____的_____活动,帮助个人和群体_____有益于健康的行为和_____,其目的就是减轻或消除影响健康的_____、预防疾病、_____和_____,并对教育效果作出评价。

9. 健康教育不仅需要人们通过自我学习及相互学习过程中取得_____,还需通过有计划、多部门、_____、系统的_____来获取经验。

10. _____是实行健康教育与健康促进基本的、可靠的、重要的力量。

11. 1986 年成立"_____",标志着一个比较完整的健康教育组织体系的形成。

12. 健康教育的特点:_____、_____、_____、_____、_____、_____、_____、_____、_____。

13. 护理与健康教育密不可分,护理健康教育是由_____进行的,针对患者、家属以及_____开展的_____的健康教育活动。

14. 在健康教育过程中,护理人员有义务向患者及其家属提供疾病预防和治疗方面、_____、_____的教育。

15. 随着医学模式、_____的转变,以及医院_____的拓展,医院已成为健康教育、_____的重要场所。

16. 医院健康教育泛指各级各类医疗卫生机构和人员在_____的过程中,伴随_____而实施的_____。

17. 门诊患者健康教育包括_____、随诊健康教育、_____、健康咨询等。

18. 住院患者健康教育包括_____、_____及_____。

19. 健康行为干预包括:_____、_____、_____。

20. 患者健康教育是指以医院为基地,针对患者及其家属进行_____、_____、_____的教育活动过程,使患者及其家属了解_____,改变不健康行为问题和生活方式,使患者的行为、生活方式向有利于康复的方向发展。

21. 医患关系是患者与医务人员在医疗服务的互动过程中形成的一种关系,_____都会影响这种关系的性质。

22. 医患关系是_____的重要因素,是医疗护理过程中_____的潜在因素,也是引起_____增加的重要原因,_____具有减少医疗纠纷的潜在功能。

23. 积极有效地开展患者健康教育,就可以大大_____,提高床位周转率,尤其是加强_____,使他们能够掌握一定的疾病防治知识,减少_____。使医院在不增加设备、不增加床位的基础上,扩大服务容量,使医疗设施得到最大化的利用。

24. 门诊患者健康教育内容包括:_____、_____、_____、_____。

25. 候诊健康教育是指在患者候诊期间,针对_____及该科的_____防治开展的教育,利用口头讲解、_____、宣传展架、_____、广播等开展教育。

26. 健康咨询教育是指医护人员对咨询者提供有关_____的解答和_____。包括_____及_____。

27. 医院环境下患者健康教育以讲座与集体培训、_____、健康教育处方、_____、_____等为主要方法。

28. 影响健康的环境因素包括:_____、_____、_____。


【判断题】

1. 健康不仅是没有疾病,而且包括躯体健康、心理健康、社会适应良好和道德健康。　　　　　( )

2. 院外教育内容包括社区健康教育、随诊访视健康教育和网络教育。　　　　( )

3. 狭义的医院健康教育,又称临床健康教育或患者健康教育,其目的是通过健康教育防治疾病,促进身心康复。　　　　( )

4. 健康促进是指运用行政的或组织的手段,广泛协调社会各相关部门以及社区、家庭和个人,使其履行各自对健康的责任,共同维护和促进健康的一种社会行为和社会战略。　　　　( )

5. 健康危险因素的特点:潜伏期长、特异性强、联合作用弱、广泛存在。　　　　( )

6. 影响健康的环境因素包括:自然环境、社会环境、经济环境。　　　　( )

7. 伴随着医院结构与功能的深刻变化,医院健康教育沿着医学社会化的发展方向,从个体服务扩展到群体服务;从治疗服务扩展到预防服务;从生理服务扩展到心理服务;从技术性服务扩展到社会性服务;从院内服务延伸到院外服务。　　　　( )

8. 我国最早的医学典籍《黄帝内经》中,就论述了健康教育的重要性:"知之则强。知,谓知七益八损、全性保命之道也。不知则老"。　　　　( )

9. 住院患者健康教育包括:入院健康教育、住院健康教育、出院健康教育三部分。　　　　( )

10. 同伴教育是指将患有同种疾病的患者组织起来,变被动的听为主动学的形式,医护人员启发引导患者进行健康信息的沟通及经验交流,就共同关心的话题提出建议、病友间分享健康知识及成功经验。　　　　( )

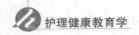

【名词解释】

**1.** 现代疾病观下的疾病概念　**2.** 健康教育　**3.** 医院健康教育　**4.** 患者健康教育
**5.** 健康促进

【问答题】

**1.** 简述影响健康的因素。

**2.** 简述健康与疾病的关系。

**3.** 简述健康教育的核心。

**4.** 健康教育的功能有哪些?

**5.** 简述护理人员在健康教育中的角色。

**6.** 简述健康教育与健康促进的关系。

**7.** 医院健康教育的内容包括哪几方面?

**8.** 医护人员健康教育内容包括哪些?

**9.** 患者健康教育内容有哪些?

**10.** 简述患者健康教育的意义。

**11.** 门诊患者健康教育包括哪些内容?

**12.** 住院患者健康教育包括哪些内容?

**13.** 简述患者健康教育的主要方法。

# 第 三 章

# 健康相关行为

**导 学**

## 内容及要求

本章主要包括4个部分的内容：行为概述、健康相关行为、健康相关行为改变的理论、健康相关行为的干预与矫正。

行为概述主要介绍了行为的概念、行为的分类、行为与健康、影响行为的因素。学习过程中，应重点掌握影响行为的因素；熟悉行为的概念、行为的分类、行为与健康。

健康相关行为主要介绍了健康行为、健康相关行为、影响健康行为的因素。学习过程中，应重点掌握影响健康行为的因素；熟悉健康行为、健康相关行为。

健康相关行为改变的理论主要介绍了知-信-行模式、健康信念模式、阶段变化理论、理性行动理论和计划行为理论。学习中应重点掌握各个理论的主要内容。

健康相关行为的干预与矫正主要介绍了行为矫正的基本概念、个体行为矫正、群体行为干预。学习过程中，应重点掌握行为矫正的基本概念、群体及个体行为干预的方法。

## 重点、难点

本章重点为第三节健康相关行为改变的理论，其难点为各个理论的理解与掌握；第四节健康相关行为的干预与矫正，其难点为群体与个体行为矫正方法的掌握。

## 专科生要求

专科层次的学生对于第三节健康相关行为改变的理论与模式做一般了解即可。

　　健康教育的目的是通过教育和干预活动，促使人们选择并坚持有利于健康的生活方式，能够做出正确的决策进而改变不利于自身健康的行为与环境，提高健康水平与生活质量。由此可见，健康教育的核心是行为改变。学习并合理运用行为理论和方法，使护理健康教育工作者能够有效地帮助人们形成并保持有利于健康的行为，改变不利于健康的行为和生活方式，进而达到消除危险因素，防治疾病，维护和促进健康的目的。

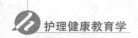

# 第一节 行为概述

## 一、行为的概念

行为(behavior)是指具有认知、思维能力并有情感、意志等心理活动的人对内外环境因素刺激所做出的能动的反应。关于人类行为,美国的心理学家 Woodworth 提出了著名的 S-O-R 行为表示式(图3-1)。人类的行为反应可以是外显的,即可被直接观察到的行为,如言谈举止与各种活动;也可为内隐的,即不可被直接观察到的行为,如心理活动。这种"反应"包括3层含义:①行为表示一种活动过程;②行为表示某人当时的状态;③行为表示此人具有的某种行为特征。

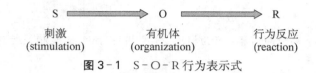

| S | O | R |
|---|---|---|
| 刺激<br>(stimulation) | 有机体<br>(organization) | 行为反应<br>(reaction) |

图3-1 S-O-R行为表示式

## 二、行为的分类

人类有别于其他生物,具有生物及社会双重属性。因此,人类行为可划分为本能行为与社会行为。

### (一)本能行为

人类的本能行为建立于机体的各项生理活动基础之上,是由其本身的生物属性决定,是人的生物遗传信息作用的结果,本能行为的原始动力为人的生理需要。公认的本能行为主要包括3种:①与基本生存有关的本能行为,如摄食行为和睡眠行为。②与种族保存有关的本能行为,其典型表现为性行为。③攻击与自我防御行为,广泛存在于低等动物以及人类,表现为对外来威胁的反抗、妥协与逃避。

### (二)社会行为

人类的社会行为是由其本身的社会属性决定的,来自社会环境的影响。人的社会性行为是个体与其周围环境相适应的行为,是通过社会化过程确立的。个体通过交往、模仿、学习、教育、工作等,形成受到社会承认、符合社会道德准则、行为规范和价值观念的人类社会行为。社会行为的涵盖面广,如职业技能、社会角色行为、娱乐行为等。

许多行为既有本能成分也有社会因素的作用。如为解除饥饿的摄食行为属本能行为,而在社交情境下的进食则属社会行为。

## 三、行为与健康

人的行为不仅反映其自身的健康状态,也同时影响其自身的健康状态。大量流行病学研究结果表明人类的行为、生活方式与绝大多数慢性非传染性疾病的关系非常密切,改善人类的行为可有效预防此类疾病的发生,有利于此类疾病的治疗与康复;感染性疾病、意外伤害以及职业危害的预防与控制也同人类的行为密切相关。此外,心理学家的相关研究数据表明,由消极情绪诱发的疾病约有上百种,发病过程中,身体的康复情况与情绪也有着非常密切的关系。影响人类健康的四大因素(行为和生活方式因素、环境因素、生物学因素和卫生服务因素)中,生活方式与行为因素对健康的影响最大。据世界卫生组织报道,人类健康与长寿,60%是依靠其自身建立的生活方式与心理行为习惯,其他有15%取决于遗传因素,17%取决于环境因素,8%取决于医疗条件。当然,健康问题不同,各类因素所发挥的作用也不尽相同。我国在20世纪80年代,行为和生活方式已占据各类健康影响因素的50%以上。因此,认清人类行为对健康的影响,强化人们的健康意识,建立以及改变人们的健康相关行为对人类健康的维护具有非常重要的意义与作用。

## 四、影响行为的因素

1. 遗传因素　大量动物实验以及人类学的研究结果表明,人类行为是具有遗传因素基础的。研究发现,基因具有相当大的稳定性与可传递性,这使人类在长期的种族进化过程中所获得的行为优势得以承袭;基因的不断突变、选择以及整合,使人类行为可以不断地丰富、发展和延伸,基因本身的复杂性,也决定了人类行为的多样性。

2. 环境因素　人类的行为是环境刺激作用于机体的产物,因此环境因素对人类行为的形成和发展可产生重要影响。人的行为环境是指围绕于个体周围的客观世界,决定人类行为的环境因素主要有:①小环境,如态度、知识、能力、技术等,对个体的影响作用直接,可控性较大。②大环境,如生态环境、风俗信仰、卫生服务、社会经济及法律制度等,对人类行为的影响为间接性、潜在性的,可控性较小,可在更大的范围内影响人群行为。人的行为环境是人类行为的基本要素之一。环境在影响人的行为的同时,人的行为也可反作用于环境。人既可利用有利于人类进步发展的环境,也可改造不利环境,降低环境对人类行为的负性影响。

3. 学习因素　学习是人类行为的形成及发展过程中不可或缺的要素之一,人类的许多行为尤其是社会行为,是通过学习形成并进一步发展的。模仿为学习的最低层次,包括无意模仿、有意模仿和强迫模仿。无意模仿常见于儿童,模仿不具有明确的目的;有意模仿则是具有主动性的,人们常常模仿其认可、钦佩、羡慕的行为;强迫模仿常见于家长、老师、上级等要求孩子、学生、下属按照规定的行为模式学习的过程。

# 第二节　健康相关行为

## 一、健康行为

健康行为(health behavior)是指个体在身体、心理、社会各方面都处于良好状态时的行为表现。对某一个体而言,健康行为可理解为某个自认为健康的人为预防疾病、维护自身健康而表现出的所有行为。

## 二、健康相关行为

健康相关行为是指个体或团体的与健康和疾病有关的行为,是日常生活活动中大量普遍存在的行为表现,为健康教育学研究的重点。以行为对行为者及他人健康状况的影响可将健康相关行为分为促进健康的行为和危害健康的行为两大类。

### (一)促进健康的行为

促进健康的行为(health-promoted behavior)是指个体或群体表现出的在客观上有利于其自身及他人健康的一组行为。

1. 促进健康行为的特点

(1)有利性:行为表现有益于自身、他人以及整个社会的健康,如不吸烟、不酗酒。

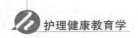

（2）规律性：行为表现保持恒常，规律有序，并非偶然行为，如定时、定量进餐。

（3）和谐性：个体行为表现出鲜明的个性，又可根据整体环境对自身行为进行调节使之和谐，如选择运动项目。

（4）一致性：个体外显行为表现与其内在的心理情绪协调一致，无矛盾、无冲突。

（5）适宜性：行为强度可理性地控制，无明显冲突表现。且强度有利于健康。

2. 促进健康的行为分类

（1）日常健康行为：指日常生活中的一系列有益于健康的基本行为，如合理营养、平衡膳食、适当运动、充足的睡眠及良好的卫生习惯等。

（2）预警行为：指预防事故发生及事故发生后的正确处置行为，如使用安全带，溺水、车祸、火灾、触电等意外事故发生后的自救与他救行为。

（3）避开环境危害行为：指主动以积极或消极方式避开自然环境与心理社会环境中有害健康的危险因素，如远离污染的环境、采取措施减轻环境污染、不接触疫水、积极应对各种心理应激的紧张生活事件等。

（4）戒除不良嗜好：指戒除日常生活中危害健康的个人偏好，如戒烟、不酗酒、不滥用药品等。

（5）合理利用卫生服务：即保健行为，是指正确、合理地利用现有的卫生保健服务，维护自身身心健康的行为。包括定期体检、预防接种、患病之后及时就诊与咨询、遵从医嘱、配合治疗与护理、积极进行康复等。

### （二）危害健康的行为

危害健康的行为（health-risky behavior）是指偏离个人、他人乃至社会健康期望的，不利于自身或他人健康的一组行为。

1. 危害健康行为的主要特点

（1）危害性：行为对人、对己、对社会健康有直接或间接的、明显或潜在的危害作用，如吸烟行为，不仅危害吸烟者的健康，也会对他人（造成被动吸烟）和社会（影响与吸烟有关的疾病的发病率、死亡率水平）健康带来不利影响。

（2）明显性和稳定性：行为并非偶然发生，具有一定的作用强度与持续时间。

（3）习得性：危害健康的行为都是个体在后天的生活经历中学会的，所以也叫做"自我制造的危险因素"。

2. 危害健康的行为分类

（1）不良生活方式与习惯：不良生活方式是指一组习以为常的、对健康有害的行为习惯，如吸烟、酗酒、不良饮食习惯（偏食、挑食、进食过快、过热、过硬等）、缺乏体育锻炼等。

（2）致病性行为模式：是导致特异性疾病发生的行为模式，国内外研究较多的是 A 型行为模式和 C 型行为模式。

A 型行为模式（type A behavioral pattern，TABP）也被称为"冠心病易发性行为"，其核心行为表现为不耐烦和敌意。行为表现为做事麻利迅速，希望能在最短时间内把事情做到最好（具有时间紧迫感），说话急速有力，喜竞争，对人怀有潜在敌意与戒心。A 型行为者的冠心病发病率、复发率和病死率均为非 A 型行为者的 2～4 倍。

C 型行为模式（type C behavioral pattern，TCBP）也被称为"肿瘤易发性行为"，其核心行为表现是情绪压抑，自我克制。C 为癌症（cancer）的第一个字母。C 型行为模式的人表面上逆来顺受、谦和忍让，内心却怨气冲天，爱生闷气。研究表明 C 型行为可促进癌前病变发生恶化，C 型行为者宫颈癌、胃癌、食管癌、结肠癌和恶性黑色素瘤的发生率为非 C 型行为者的 3 倍，且易发生癌的转移。

（3）不良疾病行为：指在个体从感知自身患病到疾病康复过程中所表现出来的不利健康的行为。不良疾病行为的常见表现有：疑病、瞒病、恐病、讳疾忌医、不及时就诊、不遵从医嘱、求神拜佛、自暴自弃等。

（4）违法违规行为：指违反法律法规、道德规范，危害健康的行为，如药物滥用、吸毒、乱性等。违规行为既直接危害行为者个人健康又严重影响社会健康及正常的社会秩序。

### 三、影响健康行为的因素

#### （一）倾向因素

倾向因素（predisposing factor）通常是先于行为，为产生某种行为的动机或愿望，或诱发产生某种行为的因素，主要包括知识、态度、信念和价值观。倾向因素一般被看作是个人偏爱，在教育过程中可在一个人或一组人的身上出现。这种偏爱要么是趋向于有利的健康行为，要么是趋向于不利的健康行为。倾向因素是行为产生的"引子"或"促动力"，即动机直接影响行为的发生、发展。促进个体或群体产生动机并自愿改变不健康的行为是健康教育的重要任务。

#### （二）促成因素

促成因素（enabling factor）是指能促使某种行为动机或愿望得以实现的因素，即实现或达到某行为所必需的技术与资源。促成因素包括保健设施、医务人员、诊所、医疗费用、诊所距离、交通工具，个人保健技术、行政重视与支持及政策法规等。在教育过程中如若不考虑促成因素，就有可能达不到行为目标。人群的健康行为与当地医疗服务资源的可得性与便利性的关系密切，因此除为目标人群提供教育外，为其提供卫生服务、创造行为改变必需的条件也十分必要。

#### （三）强化因素

强化因素（reinforcing factor）是指能够激励或减弱行为的持续或发展的因素，如通过奖励或惩罚促使某种行为的巩固或增强、淡化或消除。强化因素主要来自社会的支持、同伴的影响以及领导、亲属、保健者的劝告等。强化因素积极与否很大程度上取决于相关重要人物的态度与行为。大量研究结果表明，青少年吸烟行为、患者自我照顾行为受其密友及父母态度与行为的影响最为明显。

制订改变行为的教育计划时，应注意以上三类因素，教育者应注意发扬积极因素，克服消极因素。

# 第三节　健康相关行为改变的理论

健康教育的相关理论与模式是健康教育活动的指南，有助于对行为变化过程的理解和分析，是评估健康教育需求、实施健康教育计划、评价健康教育结果的理论框架。各国学者研究并提出了多种健康教育的理论和模式，目前应用较多且较为成熟的理论模式主要有知-信-行模式、健康信念模式、格林模式和健康促进模式等。

## 一、知-信-行模式

### （一）概述

知-信-行模式（knowledge-attitude-belief-practice，KABP/KAP）是知识、态度或信念、行为的简称，也被称为认知模式。是解释个体的知识和信念是如何影响个体自身健康行为改变的常用模式。该模式将人类的行为改变分成知识的获取、信念的产生、行为的形成三个连续的过程。在健康行为中，"知"指的是知识和学习，即对疾病相关知识的认知和理解，是建立积极正确的态度或信念进而改变健康相关行为的基础。"信"指的是正确的态度或信念，即对已获得的疾病相关知识的信任、对健

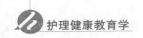 

康价值的态度,是行为改变的动力。"行"指的是行动,是在健康知识、健康信念和态度的动力作用下,产生有利于健康的行为改变(即目标)过程。该理论认为只有当人们获取了相关的健康教育知识,经过积极的思考,并具有了强烈的责任感之后,才可能逐渐形成信念。而健康教育知识只有上升为信念,人们才有可能主动积极地去改变行为,形成有益于健康的行为。描述知-信-行三者关系的理论模式见图3-2。

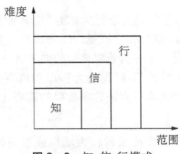

图3-2 知-信-行模式

然而,从接受知识到行为改变的转化是一个复杂且漫长的过程,往往要经历以下10个阶段:信息传播→觉察信息→引起兴趣→感到需要→认真思考→相信信息→产生动机→尝试行为态度→坚持行为→行为确立。许多因素都可能影响行为的形成或导致行为转变受阻。行为改变的两个关键步骤是信念的确立和态度的改变。知识、态度或信念、行为三者之间存在因果关系但并不存在必然联系,知识是行为转变的必要条件但并非充分条件。当认知形成并确立信念之后,若没有坚决转变的态度作为前提,则行为转变的目标将很难实现,而重大事件可以有效地促使人的行为转变。

### (二)知-信-行模式在健康教育中的应用

知-信-行模式简单明了,逻辑性强,便于理解,应用广泛。健康教育工作者以知-信-行模式为指导,首先着眼于向健康教育对象传播健康知识、培养良好的健康信念,最终促使教育对象主动采取积极的预防性措施,达到防治疾病的目的。该模式适用于信息权威性强、信息符合教育对象兴趣以及处于适合行为转变环境的人群。

此外,该模式也常用于指导根据研究对象和内容进行的知-信-行问卷设计,即了解研究对象的相关知识、信念以及行为的现状,为计划和制订相应的干预措施提供可靠的理论支持;同时,知-信-行模式亦可用于测量和评价健康教育的效果。

## 二、健康信念模式

### (一)概述

健康信念模式(health belief model,HBM)是用社会心理学方法解释健康相关行为的重要理论模式。19世纪50年代由美国社会心理学家欧文·罗森斯托克(Irwin M. Rosenstock)及戈弗雷·霍克巴姆(Godfrey M. Hochbaum)等学者在研究了人的健康行为与其健康信念之间的关系之后提出,1988年罗森斯托克等人将自我效能概念并入该模式中而完成修订。该模式以心理学为基础,由刺激理论和认知理论综合而成。该模式基于信念可以改变行为的逻辑推理,遵循认知理论原则,强调期望、信念对行为的主导作用,认为主观心理过程是人们是否采纳有益于健康行为的基础。健康信念模式包括个人感知、修正因素、行动可能性三个部分(图3-3),在健康信念模式中,健康信念的形成主要涉及以下几个方面。

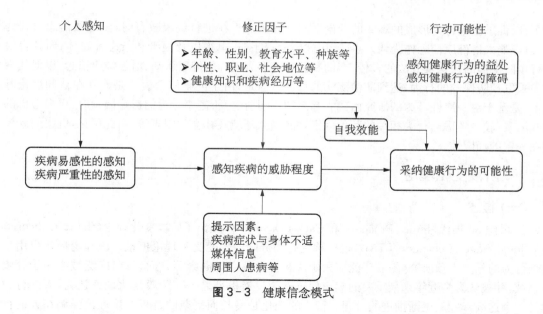

图 3-3 健康信念模式

1. 对疾病威胁的认知 指人们是如何看待健康和疾病,对疾病的严重性和易感性的认知程度。

(1) 对疾病易感性的认知(perceived susceptibility):即主观上认为可能罹患某种疾病的概率。认为患病的可能性越大,越容易采取积极的预防行为,否则反之。但有时人的认知会与实际易感性存在较大的差异,如有人认为艾滋病是非常容易传染的,与艾滋病患者握手或与其进行面对面的交谈就很可能被感染,因此会采取过度保护措施;反之,则认为不会轻易被感染而不加注意,轻视预防。

(2) 对疾病严重程度的认知(perceived severity):即对疾病可能带来的医学的与社会学的严重后果的认知程度。如认为疾病会给自己、家庭、工作带来影响,则越是相信其后果的严重性,就越可能会采取积极的健康行为。

2. 对健康行为益处和障碍的认知 个体对健康行为的益处的感知和信念越强,则其采纳健康行为的障碍就越小,其采纳健康行为的可能性就越大。

(1) 感知健康行为的益处(perceived benefits of action):即个体对采纳健康行为后可能产生的益处的主观判断,包括对于保护健康和改善健康状况的益处与其他的收益。如通过健康教育使个体认识到并相信低盐、低脂饮食可有效降低心血管疾病的发生率。

(2) 感知健康行为的障碍(perceived barriers of action):即对采取健康行为会面临的问题和困难的主观判断,包括行为的复杂性、花费的时间与经济负担等。个体感觉到的障碍越多,其采纳健康行为的阻碍性就会越大。

3. 自我效能(self-efficacy) 是指人们成功地实施和完成某个行为目标或应付某种困难情境能力的信念。自我效能越高,即自信心越强,采纳建议、主动采取健康行为的可能性就大。

4. 提示因素(cues to action) 是指促使或诱发健康行为发生的因素,如健康教育活动、疾病症状与身体不适、他人的提醒、媒体的宣传、周围人的患病等。提示因素越多,人们采纳健康行为的可能性就越大。

5. 其他因素(modifying factors) 包括人口学因素、社会心理学因素、结构性因素,如年龄、性别、种族或民族、教育水平、个性、职业、社会地位、健康知识、疾病知识等。一般教育程度较高、社会地位较高、老年人或曾经患过某病的人会更愿意、更容易采取建议的预防性行为。

**(二)健康信念模式在健康教育中的应用**

健康信念模式广泛地应用于健康教育之中,常用于解释各种健康行为的变化和维持,是指导行为干预、促进健康行为形成的重要的理论框架。临床护士在进行健康教育时，以健康信念模式为指导，以影响人群健康信念作为切入点，运用健康教育手册、电视以及报纸和杂志等媒体，向教育对象进行预防疾病的知识及方法的宣传，帮助和促进其形成正确的健康认知、增强健康信念，以促使教育对象采取预防保健的行为，达到防治疾病的目的。但是，由于健康信念模式是建立在认知理论基础之上，是基于对一次性行为的研究而建立起来的，故其在分析健康行为的影响因素时，更多考虑的是认知因素，较少考虑与行为相关的其他因素，如情感、环境及社会学因素等，由此可见，健康信念模式存在一定的局限性。

## 三、阶段变化理论

### （一）概述

20世纪80年代，James Prochask 和 Carlos Diclimente 提出了阶段变化理论（the transtheoretical model and stage of change，TTM），也被称为行为分阶段转变交叉理论模型。该理论最初应用于对戒烟行为的相关干预研究，随后广泛应用于成瘾行为及心理健康等方面，目前广泛被应用于健康教育领域，并被认为是近年来最重要的健康促进理论发展模型之一。阶段变化理论认为，人的行为变化是一个连续、动态、逐渐推进的过程。行为的变化是漫长而复杂的过程。该理论强调在人的行为变化过程中个人决策能力的影响大于社会和生物因素，强调根据个体或群体需求确定人们所处的阶段并确定行为干预策略。

1. 行为变化阶段（stage of change） 该模式的基本结构包括5个阶段：无意识阶段、有意识阶段、准备阶段、行动阶段、维持阶段（终止阶段），此5个阶段也是该理论最核心的内容。

（1）无意识阶段（precontemplation）：处于该阶段的人们，通常没有在未来6个月内改变行为的意向或没有意识到需要改变某种行为。行为特点是还没有意识到问题行为的存在，因此不曾考虑行为改变或尝试改变，抑或是因失败而丧失信心。

（2）有意识阶段（contemplation）：处于该阶段的人们，考虑到在未来6个月内要采取行动改变自己的疾病危险行为，但却一直犹豫不决，并无任何行动和准备行动的迹象。行为特点是意识到问题行为的存在，并意识到改变行为的益处、困难与障碍，但心理较为矛盾。

（3）准备阶段（preparation）：进入到该阶段的人们，计划在未来1个月内采取行动，并在过去的1年里已付诸一些行动，如进行咨询，购买资料等实施行为改变前的准备。行为特点是已决定要进行行为改变，心理上已做好尝试的准备，或已经与别人分享了一些想法，但仍处于高危险行为状态下。

（4）行动阶段（action）：进入到该阶段的人们在过去的6个月内已作出行为改变。行为特点是已经开始采取行动，即已做出了行为的改变并已经达到了一定的标准。

（5）维持阶段（maintenance）：进入该阶段的人们已坚持健康行为超过6个月，并已达到预期目的。行为特点是已保持某种新的健康行为，对避免诱惑防止旧的不健康行为复发充满信心。

2. 行为变化过程（processes of change） 描述了各行为变化阶段中的心理变化过程，该过程共包含10个认知及行为步骤，包括意识提高、痛苦解除、自我再评估、环境的再评估、自我解放、社会解放6项认知层面的变化过程，其干预策略有利于无意识阶段和有意识阶段的向前发展；强化管理、反条件作用、帮助关系、刺激控制4项行为层面的变化过程，其干预策略在准备阶段和行动阶段应用更有效，行为变化过程解释了个人的态度、目的以及行为是如何转化的，在健康教育过程中有助于了解人们的心理活动，以及清楚人们的行为发展到哪一阶段、有何需要，以便有针对性地采取措施，最终改善健康行为。

3. 自我效能（self-efficacy） 在该理论中自我效能是指人们实现特定领域行为目标所需的信心或抵御诱惑的能力。有研究证明，自我效能应用在行为转变阶段的后期，以帮助人们维持改变的行为,其效果更好。

4. 决策平衡(decisional balance)　指的是个人对改变行为的利益代价的权衡。在行为不同阶段,利益代价的权衡是不断变化的。在行为变化的早期,人们更倾向于考虑付出的代价而并非对将获利益的考虑;在行为变化的后期,人们更倾向于考虑获得的利益而并非所需付出的代价。该理论有助于健康教育者为人们的行为变化提供更好的帮助。另外有研究证明,决策平衡应用在行为转变阶段的早期效果更好,特别是帮助患者从有意识期向准备期过渡。

### (二)阶段变化理论在健康教育中的应用

在实施护理健康教育过程中应学习运用阶段变化理论,了解健康教育对象的行为变化阶段分布情况,分析其各自的不同需要,采取针对性措施帮助教育对象顺利进入下一行为变化阶段,以确保行为干预的有效性。但该理论也存在一定的局限性:对环境的影响作用考虑得较少;该理论对行为变化的解释为描述性的而非原因性的;健康教育过程中,不易明确教育对象的行为变化各阶段的划分及相互关系。

## 四、理性行动理论和计划行为理论

### (一)概述

理性行动理论(the theory of reasoned action,TRA)和计划行为理论(the theory of planned behavior,TPB)都认为行为意向(behavioral intention)是影响行为最直接的因素,也是行为发生的最佳预测值。而行为意向则是由行为态度及主观规范决定。计划行为理论是在理性行动理论基础上扩展形成的,并在 TRA 的基础上引入了感知行为控制。2000 年,Kasprzyk 和 Fishbein 等将 TRA 和 TPB 进行进一步的扩展,创建了整合行为理论(integrated behavioral model,IBM)。

1. 理性行动理论　1967 年,美国学者 Fishbein 提出了理性行动理论。该理论阐述了信念、态度、意向与行为之间的关系(图 3-4),认为行为意向是直接决定行为的重要因素,而个体的行为意向又受到实施行为的态度、与行为有关的主观规范的影响。与此同时,行为信念与行为结果评价可直接影响行为态度;规范信念与遵从动机可直接影响主观规范。理性行动理论解释行为的成功之处主要取决于行为受意志控制的程度。在该理论的发展过程中,Fishbein 将对物体与对行为的态度进行了区分,并证明了对行为的态度是行为发生的最佳预测指标。

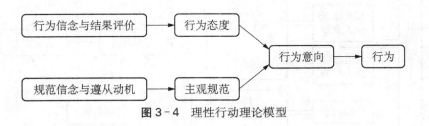

**图 3-4　理性行动理论模型**

2. 计划行为理论　1985 年,Ajzen 在理性行动理论的基础上增加感知行为控制变量,提出了计划行为理论。作为理性行动理论的延伸与拓展,计划行为理论认为行为意向是由行为态度、主观规范、感知行为控制共同决定的,感知行为控制不仅可以与行为意向共同影响行为,还可调整行为意向对行为的效果。当个体的意志控制较高,则感知行为控制降低,行为意向则成为充分的行为预测指标;当个体的意志控制较低、感知行为控制可精确评价时,感知行为控制和行为意向将会共同影响行为。此外,行为态度、主观规范、感知行为控制,均为独立的行为意向的决定变量,在不同人群及不同行为中,以上三要素的权重也不尽相同(图 3-5)。若行为态度与主观规范未发生变化,个体执行行为难易的感知将会影响个体的行为意向。

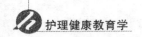

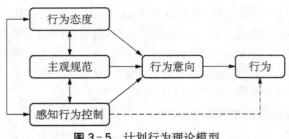

**图 3-5　计划行为理论模型**

3. **整合行为理论**　该理论是理性行动理论、计划行为理论及其他影响因素的整合与扩展(图3-6)。该理论所有的构成要素及要素之间的互相作用可用于指导健康行为干预的设计。在整合行为理论框架中,行为意向仍然是影响行为最重要的决定因素,若无动机则行为个体不会执行所建议的行为。该理论框架中影响行为意向的相关构成要素与计划行为理论较为相似,不同于计划行为理论框架的是,实施行为的知识与技能、行为特点、环境限制因素及行为习惯4个要素也可直接影响行为,以上4个要素与行为意向之间的联系是:具有较强行为意向的个体实施行为需具备知识与技能;环境的限制会使实施行为的难度增加;实施的行为应具有行为主体重要且突出的行为特点;最终实施行为的经历可促使该行为变成习惯,减弱行为意向对该行为的作用。由此可见,特定行为最可能发生于以下4种情况下。

(1) 行为主体的行为意向较强,且具备实施行为的知识与技能。

(2) 环境中不含有将会严重影响行为发生的相关制约因素。

(3) 行为是重要的和显著的。

(4) 行为主体在过去曾经实施过该行为。

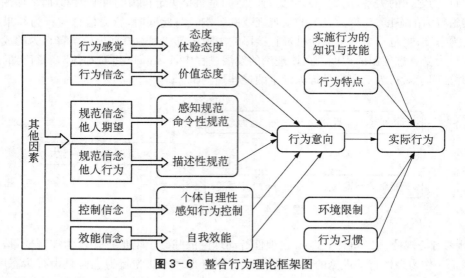

**图 3-6　整合行为理论框架图**

### (二) 理性行为理论和计划行为理论在健康教育中的应用

在个体行为健康教育理论中,计划行为理论的主要优势是通过主观规范将社会因素的影响纳入了考虑中,通过访谈以及概念模式组合探索行为的信念,并伴随理论的高度进一步发展了相关的测量方法,在理论框架构成要素的因果关系假设明确之后,则可以进行准确描述其测量与计算。其中,理性行为理论主要用于解释意志控制较高的个体的行为意向与行为,计划行为理论主要用于解释意志控制较低的个体的行为意向与行为。计划行为理论具备良好的解释力与预测力,尤其是对具体行为及特定的目标群体。同时,计划行为理论可协助确定干预对象以及识别具有说服力的劝导信息,是行为干预项目及相关科学研究的良好理论基础。但计划行为理论不可能解决行为干预过程中的所有问题,实际应用时要针对具体问题进行具体对待,灵活运用该理论并交互使用模型中的各个要素,对不同行为的干预策略应注意有所侧重。除上述理论模式之外,指导健康教育和健康促进的理论和模式还有很多,如健康促进模式(health promotion model,HPM)、自我调节理论(self-regulation theory)以及压力与适应理论(stress-adaptation theory)等,以上各模式建立于不同的学科理论及架构的基础之上,每一种模式均有各自的侧重点,从不同角度对人们行为改变规律进行解释,也均有其各自的局限性。因此,处理问题时应进行具体对待、具体分析,灵活选择和应用适合的模式对健康教育工作的开展进行合理有效的指导。

# 第四节 健康相关行为的干预与矫正

## 一、行为矫正的基本概念

行为矫正(behavior modification)是按照一定的期望,在一定条件下,采取一定的措施促使行为矫正对象改变其自身特定行为的行为干预过程。行为矫正与行为干预并无严格的区分。行为矫正并非一次性的而是一个长期的过程,因此需制订长期的行为矫正计划,适时进行评估,并监测行为矫正的全过程,直到行为矫正完全成功。

行为矫正的构成要素包括:对象、环境与过程。

1. 对象 根据行为矫正对象对行为指导的态度,可将行为矫正对象分为:①需要型,认识到自身行为的不好,有改变的意愿,并积极寻求转变的途径和方法;②冷漠型,认识到自身行为的不好,但并无转变的信心与接受行为指导的愿望;③无需要型,对自身的问题全无认识,或者根本不承认这是问题。针对不同的对象应采取不同的适合的干预方法。

2. 环境 行为矫正活动是人为的外界干预活动,须在一定的环境下进行。矫正环境包括:①指导者,指导行为矫正对象实施矫正计划,指导者既可以是健康教育者也可以是教师、医生、护士、行为矫正对象的同事或亲友等;②矫正场所,行为矫正通常是在固定的场所中进行的,如教室、办公室、病房等,目标行为只有在相对固定的场所、有特定的人物在场时才会发生;③矫正时机,行为常常在特定的时间发生,即以特定时间作为提示因素,如有些人在写作时就会想吸烟,可利用最佳时机进行行为矫正以取得最佳效果。

3. 过程 行为矫正实施过程包括:①确定行为目标,界定一个可观察可控制的外在行为或可具体描述的心理状态;②目标行为分析,确定行为发生的额度,如每天吸烟 10 支;③矫正效果评价,是否已达到预期目标。

## 二、个体行为矫正

行为矫正技术自从 20 世纪 50 年代末发展以来,常常用于矫正各种危害健康的行为,到目前为止,在健康教育领域内得到较为广泛运用的行为矫正技术主要有强化疗法、厌恶疗法、示范疗法、脱敏疗法、消除疗法等。

1. 强化疗法 一种在行为发生之后,应用正强化或负强化来矫正行为的方法。正强化是为建立一个促进健康的行为模式,给予一个好的刺激,即当矫正对象出现有益健康的行为时,给予矫正对象正强化,帮助肯定和巩固健康的行为,如口头表扬、奖状、物质、代币奖励等。相反,负强化是在矫

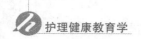 

正对象出现危害健康行为时,给予矫正对象负强化,使其为逃避负强化而主动放弃危害健康的行为,如随地吐痰给予罚款惩罚等。使用强化疗法时,专业人员要注意正确选择强化因素,安排合适的强化活动,随时收集和听取反馈信息,以确保行为矫正获得良好效果。

2. 厌恶疗法 当目标行为出现或出现该行为的欲望冲动时,立即给予引发负性心理效应的厌恶刺激。经过反复作用之后,在矫正对象的内心将建立起该行为与厌恶刺激间的条件反射,引发其厌恶感,直到该目标行为被消除。该疗法常用于矫正各种成瘾行为、强迫行为、恐惧症、异常癖好等,如吸毒、酗酒。使用时需注意:①持续性,否则将无法形成条件反射;②强度适中,强度不当会引发新的紧张刺激;③治疗原则保密,防止矫正对象产生对抗心理,以至于无法继续实施行为矫正。

3. 示范疗法 将所要形成的健康行为或要改变的不利于健康的行为分解成为不同的阶段或不同的表现,设计相应的模拟场景,让行为矫正对象扮演其中的角色或观察角色的行为,使其身临其境地模仿角色的示范,从而形成自己的行为。以现实生活中成功克服危害健康行为的人为示范典型,鼓励并帮助矫正对象改变自身的行为。

4. 脱敏疗法 以认知原理为基础,在治疗过程中有目的地、循序渐进地主动提供某一刺激因素,适时的修正个体对该刺激因素的错误认知,再通过反复的操作、强化,即可达到消除该种过于敏感行为的目的。焦虑和放松是相互拮抗的生理过程,系统脱敏法运用了交叉抑制的原理,系统地训练行为矫正对象放松,利用放松矫正其焦虑。该疗法主要用于消除个体因对某种因素过于敏感而产生的不良行为表现,如恐惧症、焦虑症、紧张症等。该疗法的成功主要依赖于矫正过程的系统性、专业人员的指导以及适宜的矫正环境。

5. 消除疗法 首先使行为矫正者真正接触之前会令其产生厌恶与逃避反应的环境,再设法逐渐中断使其反应强化的因素,使焦虑、紧张行为消失。该疗法是矫正各类焦虑和恐惧行为的有效方法之一。在行为矫正中,消除疗法可分为3步完成:①确定需消除的行为;②识别保持行为的强化物;③终止使用强化物。如当某人在办公室内吸烟时,其同事就会立即离开(强化事件消除),如此这般其在办公室内吸烟的行为就会逐渐减少,甚至因此戒烟。

## 三、群体行为干预

群体行为干预常以行政单位为基础,如社区、学校、工厂、医院等,应用行为团体干预法实施群体行为干预。个体的行为、习惯、道德、价值观多通过团体而实现,而人际关系、社会关系、社会态度的形成与改变等,也会受到社会团体的影响。由此可见,团体可显著影响和改变个人的观念与行为。

### (一)群体行为干预的优点

(1)群体行为干预为有组织的行为,其以团体决策层为核心,以组织、政策及资源为保证,全员或大多数成员均积极支持和参与。

(2)群体行为干预具有明确的目标与目的,目标与目的由团体决策层确立,且为团体内全员的行为指向。

(3)群体行为干预为有组织、有计划、有系统的教育活动,受政策支持,实施过程在严密控制之下,由专人负责,全程监测并进行信息的反馈与调节,对效果进行科学的评价。

(4)群体行为干预时,组织对其中较个别的或少量的个体会给予更多关注,因此一旦团体促进不健康行为转变获得成功,其效果将会更显著、更持久。

### (二)群体行为干预的机制

在促使某特定群体形成健康行为、改变不利于健康的行为的过程中,群体行为综合性干预为常用手段。群体行为干预的具体干预机制包括以下几点。

1. 开发领导 领导对健康相关行为干预的目的、意义的理解与支持是目标人群行为干预的重要环节之一,不仅由于领导其自身行为可成为目标人群的榜样,更重要的是领导同时具有决策倾向性。其对健康相关行为干预的理解与赞同,将促使行为干预获得组织、资源、舆论等多方面的支持。由此可见,开发领导及转变其思想观念,使其充分认识和理解健康教育与健康促进的必要性、重要性与可行性,对于在人群中开展健康教育与健康促进以及实施群体行为综合性干预而言是非常重要的。

2. **目标人群行为干预** 目标人群行为的改变是健康教育与健康促进中行为干预的落脚点,所以应用各种方法促使目标人群中的每一个个体采纳健康行为、改变危险行为是健康相关行为干预的根本所在。常采用的人群干预方法如下。

(1) 健康信息传播:利用大众媒体、培训与讲座、发放宣传材料等方法,向目标人群传播关于疾病与健康、如何改变行为等相关信息,提升目标人群健康意识,为行为转变奠定坚实基础。

(2) 心理支持与压力:群体成员间往往关系较为亲密,每个成员会具有群体归属感与集体荣誉感。在此群体环境之下,率先发生行为改变的个体有可能成为群体之中的骨干,起到示范和带动其他人一起行动的作用。此外,因存在归属感和集体荣誉感,群体内各成员受群体规范的制约,会形成群体压力。在支持与压力的联合作用下,可有效促进群体中的个体形成健康行为,改变危险行为。

(3) 竞争与评价:将竞争与评价机制引入群体之间,利用群体的凝聚力,以激发群体的强大力量,促进群体成员健康行为的形成和巩固。评价可总结成功的经验,发现存在的问题,给予行为干预效果良好的群体以激励,给予还存在差距的群体以督促,最终达到增进健康的目的。

3. **创造支持性环境** 包括物质环境条件和社会环境支持。

(1) 改善物质环境条件:环境条件的改善是行为干预中必须考虑的因素之一。若无环境条件的支持,则即便人们已做出改变行为的决定,也会因为环境条件的制约导致无法实施。例如,虽然人们知晓患病后及时就诊的意义,想要采取行动时,但医院却离家很远,非常不便于就诊,人们可能因此而选择放弃及时就诊的健康行为。

(2) 社会支持与制约:通过社会舆论的倡导,支持促进健康的行为,反对危害健康的行为。通过制定相关法规,对既不利于自身健康,又对他人健康造成损害的行为进行约束。

---

## 复 习 题

【A 型题】

1. 以下不属于人类本能行为的是: ( )

 A. 睡眠行为         B. 攻击行为

 C. 娱乐行为         D. 逃避行为

 E. 性行为

2. 以下决定人类行为的环境因素中,属于小环境的是: ( )

 A. 知识能力         B. 生态环境

 C. 风俗信仰         D. 社会经济

 E. 法律制度

3. 行为矫正环境包括: ( )

 A. 指导者、矫正场所、矫正时机    B. 教育者、学习者、学习场地

 C. 指导者、矫正对象、矫正场所    D. 教育者、矫正场所、矫正时机

 E. 指导者、学习者、矫正场所

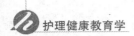

**4.** 通过给予负性心理效应帮助酗酒者矫正酗酒行为的方法为： （ ）

    A. 脱敏疗法                          B. 厌恶疗法

    C. 消除疗法                          D. 示范疗法

    E. 强化疗法

**5.** 通过罚款帮助人们克服随地吐痰的不良行为的方法为： （ ）

    A. 脱敏疗法                          B. 厌恶疗法

    C. 消除疗法                          D. 示范疗法

    E. 强化疗法

**6.** 行为矫正实施过程包括： （ ）

    A. 确定行为目标、目标行为分析、实施行为矫正

    B. 行为问题评估、行为矫正计划、矫正效果评价

    C. 确定行为目标、目标行为分析、矫正效果评价

    D. 行为问题评估、目标行为分析、矫正效果评价

    E. 确定行为目标、制订矫正计划、矫正效果评价

**7.** 以下**不属于**构成阶段变化理论的部分是： （ ）

    A. 行为变化阶段                     B. 行为变化过程

    C. 自我效能                           D. 决策平衡

    E. 效果评价

## 【填空题】

**1.** 模仿为学习的最低层次，包括无意模仿、_____和强迫模仿。

**2.** 行为改变阶段理论认为，人的行为变化是一个_____、动态、逐渐推进的过程。

**3.** 知-信-行模式是知识、_____、行为的简称，也被称为_____模式。

**4.** 行为改变的两个关键步骤是_____和态度的改变。

**5.** 健康信念模式包括个人感知、_____、行动可能性三个部分。

**6.** 感知健康行为的益处包括对于保护健康和_____的益处与其他的收益。

**7.** 阶段变化理论的核心部分为_____和行为变化过程。

**8.** 计划行为理论认为行为意向是由行为态度、主观规范、_____共同决定的。

**9.** 行为矫正的构成要素包括：对象、环境与_____。

**10.** 群体行为干预常以_____为基础，如社区、学校、工厂、医院等，应用行为团体干预法实施群体行为干预。

## 【判断题】

**1.** 许多行为既有本能成分也有社会因素的作用。 （ ）

**2.** 与种族保存有关的本能行为，其典型表现为逃避行为。 （ ）

**3.** 人的行为不仅反映其自身的健康状态，也同时影响其自身的健康状态。 （ ）

**4.** 有意模仿则常见于家长、老师、上级等要求孩子、学生、下属按照规定的行为模式学习的过程。 （ ）

**5.** 影响人类健康的四大因素(行为和生活方式因素、环境因素、生物学因素和卫生服务因素)中，生活方式与行为因素对健康的影响最大。 （ ）

**6.** 知-信-行模式亦可用于测量和评价健康教育的效果。 （ ）

**7.** 个体对健康行为的益处的感知和信念越强，则其采纳健康行为的障碍就越大。 （ ）

**8.** 感知健康行为的障碍即对采取健康行为会面临的问题和困难的客观判断。 （　　）

**9.** 计划行为理论中,行为态度、主观规范、感知行为控制,均为独立的行为意向的决定变量,在不同人群及不同行为中,以上三要素的权重也不尽相同。 （　　）

**10.** 行为矫正活动是人为的外界干预活动,须在一定的环境下进行。 （　　）

## 【名词解释】

**1.** 行为 **2.** 健康行为 **3.** 促进健康行为 **4.** 危害健康的行为 **5.** 倾向因素 **6.** 促成因素 **7.** 强化因素 **8.** 行为矫正

## 【问答题】

**1.** 简述促进健康行为的主要特点。

**2.** 简述促进健康行为的分类。

**3.** 简述危害健康行为的主要特点。

**4.** 简述危害健康行为的分类。

**5.** 简述影响健康行为的因素。

**6.** 简述矫正对象的分型。

# 第四章

# 健康促进规划设计

**内容及要求**

　　健康促进规划设计主要由健康促进的规划设计程序、规划实施与效果评价3个部分组成。

　　健康促进规划设计部分主要介绍格林模式、社会诊断与流行病学评估、干预框架的确定、制订项目计划和评价方案、项目预算等内容。在学习中,应重点掌握健康教育与健康促进规划设计的定义与原则、干预框架的制订;熟悉 PRECEDE-PROCEED 模式的两个阶段;了解社会诊断与流行病学评估、项目预算。

　　规划实施部分主要介绍规划实施的模式、制订实施时间表、组织协调与人员培训等内容。学生应重点掌握 SCOPE 模式的内容;熟悉制订实施时间表;了解如何组织与协调人员培训。

　　效果评价部分主要介绍项目规划评价的内容、项目规划评价的类型等内容。在学习中,应重点掌握项目规划评价的类型;熟悉规划评价的内容。

**重点、难点**

　　本章授课的重点是健康教育与健康促进规划设计的定义、原则;PRECEDE-PROCEED 模式的两个阶段;干预框架的制订。其难点是能运用健康教育与健康促进规划设计的程序,明确目标人群的分类,制订干预框架,并实施评价。

**专科生的要求**

　　专科层次的学生应重点掌握健康教育与健康促进规划设计的定义、原则、干预框架的制订,并熟悉项目规划的评价内容。

## 第一节　健康促进的规划设计程序

　　规划设计(planning and design)是指根据实际情况,基于目标人群目前的健康问题和特征,通过科学的分析和决策,提出解决问题的假设、目标以及为实现这些目标所采取的一系列具体方法、步骤等所有活动的全过程。健康教育与健康促进规划设计是指基于研究目标人群有关健康问题及特征,形成该问题的假设,提出解决问题的目标及实现目标采用的方法、步骤等过程。

完整的健康教育与健康促进规划主要包括设计、实施、评价 3 个阶段的全过程。设计阶段需提出问题的理论假设,明确目标,作为规划实施的基础;实施阶段需依据规划所要求的方法及步骤组织相关活动,给予干预措施;评价阶段是将所得资料及数据进行分析整理,从中得出结论,判断规定的目标是否达到以及达到的程度,并指导规划的进一步修订。健康促进规划的设计应注意以下几个原则:①目标明确:健康促进规划的设计应既要有明确的总体目标,也要有切实可行的具体目标。规划设计全过程均需要围绕目标进行,保证目标的实现。②结合实际:要根据人力、财力、物力结合实际情况制订规划。在制订规划前必须做周密细致全面的调查,如健康问题、社会问题等,要考虑社会习俗、经济状况、文化水平等因素,还要提前斟酌可能遇到的困难和障碍等。③群众参与:尽量保证社区群众与干部共同参与项目规划设计的全过程,项目规划必须是社会关注度高且与群众息息相关的内容,才能提高群众参与度。④留有余地:在制订计划时要留有余地,要尽可能预见到实施过程中可能遇到的或发生的情况,体现超前性和先进性。若没有评价及修改计划的指征时,就不能随意更改计划。⑤重点突出:规划设计的安排应注意结合目标,重点明确,体现规划设计安排的针对性,保证规划设计的效果。

## 一、格林模式

健康教育与健康促进规划设计的模式有多种,但应用最为广泛、最具生命力的要属美国著名流行病学、健康教育学者劳伦斯·格林(Lawrence Green)提出的 PRECEDE-PROCEED 模式。此模式强调必须在设计干预规划前对产生结果的重要影响因素进行诊断,以多维度的视角分析影响健康的各种因素,并从生物、心理、社会角度制订综合全面的干预措施,以保证干预效果。因此规划的设计者应把这些因素作为重点干预目标,制订多层面、多角度的规划。

PRECEDE-PROCEED 模式为健康教育与健康促进规划设计提供了全面系统、持续动态的指导。可分为两个阶段,分别是:诊断阶段(predisposing, reinforcing and enabling constructs in educational/environmental diagnosis evaluation, PRECEDE),即对需求的评估;而执行阶段(policy, regulatory and organizational constructs in educational and environmental development, PROCEED)则侧重实施的过程与评价过程。

1. PRECEDE 阶段　也称需求评估,指在教育、环境诊断和评价中应用倾向因素、促成因素及强化因素。

2. PROCEED 阶段　指执行教育、环境干预中应用政策、法规和组织的手段。

以 PRECEDE-PROCEED 模式为依据,结合我国国情,我国本土化的健康促进规划设计程序可归纳为以下几个步骤:①社区需求评估(又称社会诊断);②确定优先项目;③制订目标;④确定干预措施;⑤组织项目安排活动;⑥制订评价方案。

## 二、社会诊断与流行病学评估

在制订健康教育规划之前,应充分考虑社会的真实需求。而社区需求评估是为制订健康教育规划而提供必要的资料、数据与依据等。通过了解社区居民健康状况,存在的主要健康问题,引起这些问题的主要危险因素以及哪些危险因素可以通过健康教育干预发生改变,为开展健康教育干预和评价工作提供依据。因此进行社区需求评估便成为健康教育规划设计流程中非常重要的工作。社会需求评估主要包括社会诊断和流行病学评估两个方面。

### (一) 社会诊断

社会诊断(society diagnosis),也称需求评估,通过使用客观的科学方法对社会主要健康问题和影响因素进行确定,也包括与这些问题有关的组织结构、政策、资源现状进行评估的过程。社会诊断的目的是了解社会的特点,确定目标人群对自己健康需求和生活质量的判断。规划制订者需要

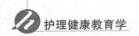 

收集众多资料,包括社区群众对生活的适应度和满意度,如收入水平、就业率、教育情况、经济水平等信息;还可以调查一些环境指标,如居住情况、空气质量等情况。从而明确影响生活和健康的主要问题,为制订切实可行和富有成效的健康促进规划设计,实施有效的管理、进行科学的评价提供依据。

1. 社会诊断的内容　社会诊断主要用于评估分析社会群众的需求,以及社会群众目前的生活质量。诊断内容主要包括主观指标和客观指标,其中,客观指标常指社会性指标和环境状况指标。社会性指标一般包括人口、卫生服务、卫生政策、就业率、失业率、教育、经济等;环境状况指标包括住房、居住密度、环境污染程度、空气质量等。而主观指标是相对于客观指标而存在的,是社区内群众对其生活质量的评价,如感受、心理状态、愿望、情绪、生活适应度及生活满意度等指标。

2. 社会诊断评估的方法

(1) 召开座谈会:通过邀请卫生行政部门领导、卫生医疗机构的专家、卫生组织代表、社区工作者以及群众代表等参加座谈讨论,汇总分析意见及社会基层群众需求,分析、研究、明确社区的主要健康问题。

(2) 德尔斐法(Delphi technique):也称专家调查法,是20世纪40年代由美国兰德公司开发出的一种专家预测方法。它通过背靠背匿名的通信方式征求专家意见,专家在提出意见后以不记名的方式反馈回来;组织者将得到的初步结果进行整理、归纳、统计,然后再匿名反馈给各专家,再次征求专家的意见;经过几轮的匿名反馈过程,专家意见基本趋向一致,得出预测结果。

(3) 分析文献资料:从卫生部门公布的报告及公开发表的文献、书籍中获取有关当地居民的健康状况,如发病率、住院率等指标,通过对相关资料的有效整理与分析,找出该地区存在的主要健康问题。

(4) 小组工作法:小组工作法(nominal group process)是指选择对该地区某事件或疾病的发生发展情况较为了解的人员,组成若干小组,每小组以5～7人为宜。由主持人提出本地区目前主要的健康问题,然后进行表决,在答案中选出他们认为最重要的事项,并按重要性进行排序。该方法简便易行,由目标人群亲自参与,所得资料真实可靠,对掌握社会或疾病问题,探讨原因均有重要作用。该方法可以获得定量和定性两种资料。

(5) 流行病学调查:当缺乏相关资料或资料缺乏代表性时,可进行现场调查,如采用快速流行病学评估法、抽样调查等。

## (二) 流行病学评估

流行病学评估(epidemiological assessment)通过确定最严重、最主要和需要优先解决的健康问题,并分析引起这些健康问题的危险因素及影响因素,特别是行为危险因素在人群中的分布情况,为制订干预计划提供科学依据。流行病学评估与社会诊断具有互补性,两者可结合进行。流行病学评估的主要任务是:①分析广泛的社会问题,找出健康问题的影响因素;②评估健康问题与社会问题的相关程度。而流行病学评估的目的是:①确定某些健康问题受累的人群、性别、年龄、种族、职业等;②确定威胁社区人群生命与健康的疾病或问题;③明确影响健康问题的因素;④可采用的干预措施;⑤可以达到的效果和效益;⑥提出完善规划目标的行为与环境问题。

1. 流行病学评估的内容

(1) 疾病分布及影响分布的原因:研究某疾病在不同地区、不同时间、不同人群中的发病率、患病率或死亡率等,并进一步寻找影响分布的原因。

(2) 研究疾病的流行因素和病因:有许多种疾病的病因或流行因素至今尚不明确,流行病学应探讨促成发病的因素及流行因素。

(3) 疾病的自然史:疾病从发生、发展到结局的整个过程,可以分为症状出现前阶段、临床症状和体征出现阶段及疾病结局等阶段。

（4）患病概率的预测：根据人群调查研究，可以估计某因素引起个人患某病的危险性，以及不患某病的概率。

（5）研究制订预防对策和措施：采用何种对策或措施可减少发病人数，或使一个地区既经济又迅速地控制或消灭某病等。

2. 流行病学评估的方法　流行病学研究方法包括观察法、试验法以及数理法。

（1）观察法

1）描述性研究：通过调查，了解疾病和健康状况在时间、空间和人群间的分布情况，为研究和控制疾病提供线索，为制定卫生政策提供参考。

2）分析性研究：通过观察和询问，对可能的疾病相关因素进行检验。分析性研究主要包括病例-对照研究和世代研究（队列研究）。

（2）试验法：将研究对象分为试验组和对照组后，在试验组实施干预措施，在对照组中不采取措施或者应用安慰剂，通过一段时间的随访后，观察各组试验结果的差异，以此评估该干预措施的效果。根据研究对象的不同，该方法分为临床试验和社区试验两种。

（3）数理法：将流行病学调查所得到的数据，建立有关的数学模型或用电子计算机仿真进行理论研究。

## 三、干预框架的确定

### （一）干预框架的概念

干预框架（intervention framework）是通过社会诊断和流行病学评估，找出社区存在的主要健康问题，继而对健康问题的影响因素作出诊断，综合健康问题和影响因素并确定优先实施项目。

### （二）干预框架和措施的制订

1. 确定目标人群　目标人群一般可分为以下3类。

（1）一级目标人群：指项目实施的直接参与者和受益者，这些人群能够对规划实施中所建议的健康行为予以自觉贯彻执行，项目规划目标最终将通过他们的健康行为变化来实现。

（2）二级目标人群：指对一级目标人群能够产生重要干预影响，并能促进、激发和强化一级目标人群健康行为和信念的人们。

（3）三级目标人群：指项目规划实施的决策者、管理者、经济资助者，以及对项目成功有重要影响的人们。

2. 确定规划目标　在真正了解目标人群所需要必须解决的问题后，必须明确项目的总目标和具体目标，从而解决目标人群发生和提出的实际问题。

（1）总目标：执行某项健康规划后预期应达到的效果，通常是一个比较笼统的效果，不需描述具体结果完成时间，也不需表述项目实现效果的程度以及如何获得结果。

（2）分目标：指在项目规划总目标框架下进行分解的具体目标，它是为了保证总目标完成，而取得的项目规划实施的具体结果。一般是明确的、具体的、可测量的指标。具体分目标越清晰，就越容易实现目标活动结果。

3. 明确干预内容　确定健康教育实际内容要符合教育目标的具体需求。行为和环境因素的改变是通过目标人群的思想意识、健康知识、健康价值、健康信念、生活习惯、参与态度、主动行为等的改变和社会的支持而实现的。目标人群行为的改变必须是自觉主动而非被迫的。所以必须通过教育的方式来提高人们的健康知识，改变其思想观念，促使其自愿主动地采纳有益于健康的行为方式。

4. 确定干预方法　目标人群的健康行为和生活方式很大程度决定了其健康状况。个人的健康

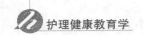

行为受到其教育程度、知识结构、思考能力、判断能力、行动能力、自控能力、社会背景、家庭环境、个人经历和遗传因素等诸多方面的影响。因此,必须开展多种健康教育活动加以改变和提高。干预的方法有很多,如社会干预、政府干预、组织干预、政策干预、法规干预、教育干预、个别指导干预、大众媒介干预等。为使目标人群的健康行为发生改变,必须进行全方位立体干预活动。各种干预方法都必须适合特定的目标人群和环境,需要系统化、多样化及科学化,不仅要考虑到受教育者的基本素质和兴趣特点,还要考虑到教育工作者的实际交流和沟通能力。

5. 教育资源和教育资料　项目执行者需分析反馈信息,选择最有效的教育方法,最大限度提升教育资源的使用效率。而常用的教育资料主要有两种,一种是视听资料,如电视、视频、讲座、录音等;另一种是阅读资料,如科普书籍、健康报告、健康论文、宣传海报等。教育资料必须具备科普性、针对性、通俗性、趣味性。教育资料的种类、内容、来源、数量和预算等,均应在项目规划设计中明确列出计划,并做好准备。

6. 健康教育队伍建设和能力培养　开展健康规划活动依靠什么队伍来具体实施,是项目成功的关键。除了专业的医务工作者、保健工作者和基层卫生骨干力量,还可以充分调动宣传机构,利用广播、电视、互联网等社会媒介进行广泛、系统的健康知识普及和健康教育促进宣传,并大力支持社区健康规划。另一方面还需依靠社会力量,如工会、妇联、共青团、红十字会及科普协会等单位发动群众、组织群众积极参与。

因为健康教育和健康促进规划的目标主要是通过受教育者的行为来实现的,所以应对项目规划实施工作人员进行培训,让其掌握具体的工作方式方法,在实际工作中影响和改变受教育者的行为。培训目的包括:①充分认识教育的目的和工作职责;②培训传播技能,提升教育和指导能力;③使工作人员学会处理与受教育者联系所遇到的实际问题;④使工作人员学会收集反馈信息、及时修改和完善教育方法。通过有效的专业培训,形成项目规划实施中的技术骨干队伍,增强项目工作人员对项目执行和管理能力。

7. 安排具体活动时间　指在项目规划实施中,对各项分目标所确定的活动内容、资料来源、完成时间、负责人、参与人员、所需经费和后勤保障等内容做出具体部署,它是规划实施的具体行动计划安排。一般行动计划以年(或季度)为单位,可以用工作表形式列出该年(季度)的具体行动计划内容。工作表中应明确列出计划的活动内容、资料来源、执行时间、负责人、参与人员和所需经费和后勤保障等内容。

8. 质量控制　建立健全各级项目职能目标、落实人员安排及培训。建立支持网络系统、完善的质量控制方式方法与科学监测体系,及时发现计划内容、时间、资料、人员、策略、服务等在实施中出现的具体问题并进行及时信息反馈,做出适当调整、完善。

## 四、制订项目计划和评价方案

### (一)项目计划设计的内容及注意事项

健康教育与健康促进计划书一般包括的内容有:项目基本信息(项目名称、单位、项目负责人、通信地址、邮编、电话号码、传真、邮箱、申请日期等)、项目摘要(包括项目实施计划的所有要点,涵盖目标、研究方法、目标人群、执行时间、收集及分析资料的方法、项目预算等内容)、前言(项目来源、目的、相关政策、国内外研究现状等)、项目背景(如目标社区的基本情况、当地地区的情况、项目执行单位情况等)、目标(包括总目标和具体分目标,确保目标的具体性、可行性、可测量性与时效性)、策略和活动(内容、方式、时间、地点)、计划项目实施(包括实施计划、具体参与人员与分工等)、技术支持、项目评价(对项目过程进行指导、督查,还有具体的评价方法、指标等)、与其他项目的联系、推广应用、预算、项目组成员(包括人数、单位数以及各级职称人数)、参考资料等。

撰写项目计划设计书时,要注意以下几点。

（1）项目计划设计书书写时，语言应简洁，表达要清晰。同时要注意避免排版、文字的错误。

（2）撰写项目计划设计书要注意条理清楚、简明易懂，最好少使用专业术语。

（3）不做无根据的猜测，应引用文献、证据及专业知识来证实假设，保证项目计划书的逻辑性及科学性。

### （二）项目规划的评价

项目规划评价是对项目规划实施内容各项活动中的实施过程及效果的系统性综合评价，它是规划设计的重要组成部分。评价应贯穿整个规划设计、执行、评价的全过程，由于各项评价内容必须在规划设计中明确列出，主要包括活动指标、时间、方法、实施效率、教育程序、实施效果等，在规划计划中应明确提出各项评价的内容、要求、目标及标准，并监察记录执行的详细内容，评价规划实施中的各种影响因素，以利于对实施过程中存在的问题做出及时的调整和完善。规划应明确规定各项活动所采用的评价是内部评价还是外部评价。

## 五、项目预算

项目预算是为项目实施所做的费用估算计划，它应详细地计划出项目实施所需要的资源和费用。在项目实施计划书概述中，应简要说明项目预算费用。具体的预算应在计划的最后部分列出，应包括系统地计算出所投入各种资源、人员和各活动执行中所发生的预计费用。

制订项目预算时应注意以下几个方面。

（1）预算应包括项目所有活动需要的费用，不能丢项。

（2）项目实施人员因最了解哪些资源应该采用，必须参与预算的制订。

（3）对不能准确计算的费用，一定要做出实事求是的估算。

（4）在总预算的经费下，对所有具体的支出费用应分类详细计算。

（5）预算经费估计要符合实际需要，预算只是一个费用计划，并不是项目完成最终所发生的实际全部费用。

项目规划实施费用预算制订时要考虑各种因素，如活动的具体内容、所需资源和人力、所需资料采集、所需材料设备、传播资料制作、后勤保障、差旅费用、活动场地等。还要考虑物价上涨因素等，尤其是时间较长的项目应该重点考虑该因素的影响。在项目规划实施的执行过程中进行评价时，经费执行率也是反映实施工作进展情况的一个主要评价指标。经费执行率＝（按期使用的经费数额／预算的经费数额）×100％。

# 第二节　规划实施与效果评价

规划实施是指按照规划书的要求进行健康教育与健康促进工作，实现规划中目标，获得实际效果的过程，是实现最终规划目标的坚实基础。在实际的工作中，再好的规划，如没有科学合理并行之有效的实施过程作保证，其规划目标也只能是空中楼阁，无的放矢，最多也只能是纸上谈兵而已，无法真正实现规划目标。由此可见，规划实施是项目执行工作的重中之重，它是关键的基础性工作，必须给予高度的重视。

效果评价是指将规划书中具体内容要求、目标要求及规划实施的具体内容等，与客观实际和预期目标之间进行科学对比和论证分析过程，它也是项目可行性论证的重要一环。规划效果评价是一个系统工作，其中包括有效的评价信息、资料收集整理、科学数据分析和论证、评价结论等。目的是确定健康教育与健康促进计划的价值和可行性，为决策提供科学依据，它是具体项目规划能否成功实现和是否科学的重要标志。在实际工作中，科学合理有效的规划效果评价对正在执行中的规划和

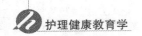

正在拟定的规划可实现进一步指导和完善,同时对专业人员技能和业务水平的提高具有十分有效的促进作用。

## 一、规划的实施

### (一)规划实施的模式(SCOPE模式)

由于健康教育与健康促进计划的实施过程较为繁杂,具体内容又很多,涉及很多相关方面,且因为规划实施工作是具体的实践性工作,所以其工作的开展必须在严谨的科学理论指导下才能进行,只有这样才能真正保证实施工作各个步骤的科学严谨性和合理性及可操作性。目前大多实际采用SCOPE模式。

所谓SCOPE模式就是对规划实施工作,在理论上进行高度归纳、提炼和总结,具体地说它是将复杂的规划实施工作归纳提炼成5个必需的环节:①实施工作时间表(schedule);②控制实施质量(control of quality);③建立实施的组织机构(organization);④组织和培训实施工作人员(person);⑤配备所需设备与健康教育材料(equipment and material)。

### (二)制订实施时间表

1. 确定实施工作时间表的重要意义  由于规划实施过程必须严格认真完整地按规划内容要求进行,一句话:"一切必须按计划进行"。为了确保按时、准确、顺利、全面地完成规划实施的各项具体内容,必须要有具体可行的科学的时间节点目标。这个时间节点目标的制订,最简洁明了的方式就是以时间表格的形式体现,所以说项目实施小组首先必须要制订一个科学合理的切实可行的时间进度表。这个时间进度表中各个时间节点所规定的内容和目标是整个规划实施的核心提纲,它是项目规划实施过程中,实现目标管理的必要和充分条件,也是项目规划实施过程中目标管理的要求和具体体现,更是确保项目规划实施成功的重要保障,所以确定时间表项目规划实施是非常重要的。具体工作中,制订时间表应该是一个时间节点与实施工作内容和完成目标的对照表,它可以用来对照协调、督促、检查、落实项目实施中各项工作的进展程度、完成内容和工作量、存在的具体问题和矛盾、急需重点解决的难题等。在项目实施过程进行评估时,时间表是一个重要依据,它可以对照实际按时完成内容项数占计划应该完成的内容项数的比例计算出执行率,计算公式如下:执行率=(实际按时完成的内容项数/计划应该完成的内容项数)×100%。

2. 时间表的内容与制订  项目实施计划时间表应在项目规划完成总的计划时间内,依据项目实施的各项具体内容所进行的进一步时间分解计划,它不仅是一个各时间节点与具体规划实施各项内容和目标要求相对应的时间计划,也是每个时间阶段与一个或多个计划完成工作内容相对应项目实施的工作计划。是以健康教育与健康促进工作的项目实施进程的时序和对应工作顺序为主轴,以时间为索引排列出项目实施中的各项工作的内容、对应的具体负责人、检测指标、经费预算、保障措施等内容的一个综合项目实施执行计划工作表(简称为时间表)。时间表的主要内容由以下几方面构成。

(1)项目实施工作内容:主要工作项目、具体的实际内容及实施工作的方式方法等。

(2)项目实施负责人员:是指项目实施中每项活动所确定的具体负责人。

(3)项目实施检测指标:是项目实施中检测该项工作是否按计划全部完成的依据。

(4)项目实施经费预算:是指对项目实施中每项活动的费用估算以及整个项目实施计划所需费用的估算。

(5)项目实施保障措施:是指项目实施中能够确保项目实施工作能够顺利进行并成功实现目标的一切保障措施。

制订时间表的重点工作是对准备实施的各项项目活动的时间进度,制订科学、合理、可行的时间计划,并对经费进行预算。各分解的时间计划,首先要确保该项目规划在总的计划时间内按时完成,需在能够充分保证总的计划按时完成的条件下,制订科学合理可行的安排和分解各项活动的时间计划。制订时间表时,在计划每项活动时均应本着实事求是的原则,需要充分考虑工作中的实际操作程序、运作过程、可能遇到的问题和困难等因素的影响,必须依据现有的实际条件,结合以往的经验制订出科学、合理、可行的时间计划,而且还要充分考虑到在实际执行工作中许多活动需平行和交叉同时进行,所以在时间安排和人员投入上经常是交叉和重叠作业的,对于这方面在制订时间表时更要引起高度重视,必须做到"科学统筹安排、合理周密计划",以避免在交叉作业时因人员安排混乱造成工作效率低下,人员力不从心,项目实施计划无法按时完成,拖延总的计划时间进度。

### (三)组织协调与人员培训

1. 组织协调　健康教育与健康促进计划的实施是一项全社会的健康工程,它需要全社会各阶层、各组织间的通力协调和参与配合,更需要各政府职能部门的全力合作和大力推进。全社会各有关组织、机构、团体能否真正主动并积极参与到计划实施工作中来,能否真正提供支持并全力配合参与计划的执行部门的统筹安排和协调行动,是关系到计划能否全面顺利实施并获得预期效果的关键因素。

2. 人员培训对象及内容

(1)选定计划实施的工作人员是健康教育与健康促进计划实施的重要保证,计划实施工作人员,需要具备一定的与其工作相适应的专业知识,并由对工作有责任感和使命感的人员担任。人员数量的确定应以各项工作有人负责和操作并能按时完成为准。

(2)人员培训方法:完成实施健康教育与健康促进计划过程的具体体现,就是工作人员经培训后,使其具备把计划内容分解并用具体的方法来表达和体现计划中各种思想的能力,并包括计划目标实施的全过程。为了确保成功地完成这一过程,工作人员需经必要的专业培训。

1)培训计划:内容主要包括确定培训的具体时间、地点、教材、课程内容、教师、培训人员概况及其需求、培训目标、评价方法、培训前后的测试问卷,以及培训所需教具、经费预算和后勤保障等。

2)培训班的组织:培训班的组织工作主要是教学培训和后勤保障两方面。在教学方面要注意采用适当的教学方法,合理地安排培训时间,以保障项目实施目标和内容与受训学员的具体情况相结合、相适应。在后勤保障方面主要是安排好受训学员的饮食和休息,择机组织文体活动,调节气氛,活跃身心,减轻学习压力。

3)教学方法:要确保健康教育与健康促进项目的培训工作达到预期目标,在培训工作中采取行之有效的教学方法是必要的。根据经验对成人的培训一般多采用参与式教学方法。参与式教学方法对教师的要求较高,要求教师能够将培训内容充分结合实际和各种事例加以充分说明讲解,以调动受训学员的参与意识和积极性,进行积极主动的个性回答、提问、交流、讨论,然后进行高度概括、总结、升华,以及进行必要的现场实习、模拟练习等。

## 二、效果的评价

### (一)项目规划评价的内容

项目评价是对项目规划实施内容、各项活动的实施过程及效果的系统综合评价。项目评价是针对项目规划实施内容、各项活动实施进展、适合程度、规划内容执行率、规划效果、规划目标、预算费用以及相关部门对项目规划的具体接受程序等作出科学合理的认真分析,确保该项目规划能够符合实际需要,并能保质、保量、高效地达到实际效果,完成项目规划目标。项目评价工作不是规划结束后才开始的,而是贯穿于整个项目规划设计工作、项目实施执行的全过程当中。当项目规划设计工作开始,项目规划实施评价工作也同时开始,因此评价工作是一项系统工程。评价是项目规划实施中不可缺少的一个重要组成部分。项目评价的目的主要有:①通过需求评估制订活动的目标、方法和具体实施方案。②评价可以衡量项目设计的效果,为改进项目设计提供依据。③评价有助于了解项目实施的具体进展情况。④评价可为项目评审提供事实依据。⑤可通过评价过程提升工作人员水平,积累评价研究经验。

评价有利于考核项目的社会效益和经济效益,有助于获得更多的资助。同时,也能向社会说明健康教育与健康促进项目的具体效果,获得进一步的支持。

项目评价的核心内容是阐明该项目实际规划活动的质量、效率、效果、规划中设定的计划目标是否真正达到以及达到的程度、存在的问题、改进意见等。它可提供项目规划实施中科学合理、有价值的信息反馈。评价结果可用于改进和完善现有的项目规划实施过程,也是决策现有项目规划实施是否终止或扩大现有规划实施内容的重要科学依据,也可为新的项目规划设计提供重要参考。项目规划评价的主要内容包括以下几个方面。

1. 健康文化评价 包括相关健康知识、健康意识、态度、动机、行为、个人保健技能和自我效能等。

2. 社会行动和影响力评价 包括社区参与情况、社区赋权状况、社区规范内容、社区医疗状况、居民健康意识和公众意见等。

3. 健康公共政策和组织改革 包括政策引导、立法规范、法规完善、条例约束、指标考核、资源分配、组织改革、文化氛围和行为指南等。

4. 健康生活方式和条件评价 包括生活习惯、饮食、睡眠、吸烟、体育活动、体检意识、食品安全、违禁药品的滥用、在自然和社会环境中对危险因素的控制比例等。

5. 有效的健康服务评价 包括提供预防性服务的传染病防控、疫苗接种、社区医疗水平、定期体检、康复中心、急症救治等,还包括健康服务的可行性、可获性以及社会健康文化的适应性等。

6. 健康环境评价 包括自然环境保护、大气污染防控、生存环境改善、生活卫生水平、为青少年和老年人提供良好的社会和生活环境、限制烟酒、控制违禁品、严控暴力和毒品等。

7. 社会结果评价 包括民众家庭成员生活质量、社会健康教育和健康促进功能的独立性情况、社会支持网络建设及运行情况、政府监管责任落实及执行力度、媒体宣传时间及水平、民众健康辨别能力、社会健康服务水平和公平等。

8. 健康结果的评价 包括降低传染病发病率、恶性病发病率、心脑血管病发病率、糖尿病发病率、肾病发病率、残疾率、可避免的死亡率和社会心理承受能力和生活技能的提升等。

9. 能力建设结果评价 包括可持续性的测量、社会支持、政府监管、环境保护、社区参与和赋权,民众健康认知等。

### (二)项目规划评价的类型

项目规划的评价是评价项目在规划设计内容和规划实施过程的效果,应作为干预规划的重要组成部分,一般项目评价应包括以下5种类型。

1. 形成评价(formative evaluation) 一般又称为诊断评价或需求评估。形成评价是指对项目规划设计中、执行前、执行初期对项目规划设计内容所作的评价,包括需求评估和资源评估,确保项目规划设计和执行所需的基础资料的科学性、合理性和可行性。

(1) 形成评价的内容:主要包括现行项目规划目标是否科学、合理、准确、可行,指标设置是否恰当;资源的种类和数量是否完备齐全;资料收集内容和方法是否科学、合理、准确、可信;目前已经采用的干预措施;执行人员能力是否具有可真正保证该项目规划实施内容的顺利执行。

(2) 形成评价的方法:主要包括文献、档案、资料的回顾对比分析论证,专家咨询、指导、论证,课题小组研讨论证,目标人群调查分析,现场观测研究及试点跟踪调研等。

（3）形成评价的指标：主要包括一般项目规划设计内容的科学性、合理性、可行性。此外还有政策支持的可行性、技术方法的可靠性、社会和公众的可支持度，目标人群对项目规划实施内容和具体活动的可接受程度等。

2. 过程评价（process evaluation）　又称为质量控制评价或规划质量保证审查，是指从健康教育与健康促进规划实施开始执行时进行评价，而且伴随项目规划实施的全过程中，包括测评投入、活动执行和效果产出的过程。过程评价的目的是保证项目能够按照规划实施内容顺利执行，确保规划目标能真正实现。过程评价可及时有效发现项目执行过程中存在的各种问题并及时反馈，针对项目执行过程及时采取有效调整、修正和完善行动。过程评价的工作重点是项目持续进行的日常操作运转情况，目的在于改善和提高团体的综合管理水平。

（1）过程评价的内容：包括对项目活动的执行情况、项目工作的覆盖面、目标人群的满意度、项目活动的质量、资源使用情况、人员工作情况等。可从3个方面进行评价：①针对个体的评价：对规划实施情况评价时注意观察并了解现场人员反应。②针对组织的评价：包括项目涉及的相关各组织业务能力管理水平、各组织间的沟通方式的制度和执行情况、信息传递反馈制度的执行情况等。③针对政策和环境的评价：包括项目涉及的政府机构支持力度、具体的参与职能部门执行情况、相关政策环境的改变措施和对项目的影响效果等。

（2）过程评价的方法包括：①采取查阅档案资料的方法，评价项目规划实施内容和活动进度情况、管理情况、目标人群的参与情况。②采取对目标人群定性或定量调查分析的方法，评价目标人群参与的效果并进行满意度调查。③采取现场观察督导的方法，评价实际干预活动执行情况，目标人群参与情况和满意度等。

3. 效果评价（effect evaluation）　主要是针对项目规划实施执行中的短期和中期的评价，它是项目规划实施评价的重要内容。评价工作的重点是项目规划实施内容或规划的某方面对参与者的健康意识、知识、态度、信念、行为的直接影响和改变情况。

（1）效果评价的内容：主要包括那些影响有关健康行为倾向的相关要素（如：思想意识、健康知识、环境保护、生活习惯、饮食选择、参与态度、健康信念、主动行为等），促进因素（资源利用、技术改进、公共措施、可持续方式）及强化因素，评估相关行为的改变情况等。

（2）效果评价的方法：常用的方法包括同一人群不同时期前后对照法、不同人群的横向调查等。

4. 结局评价（outcome evaluation）　又称远期效果评价，是对健康教育和健康促进规划目标最终是否可真正实现的终极评价。一般情况下，结局评价的内容包括以下几个方面。

（1）效果：是指评价规划对目标人群健康状况的影响和改善情况，其评价指标主要为疾病发生率（如：传染病发病率、恶性病发病率、心脑血管病发病率、糖尿病发病率、肾病发病率）、残疾率、可避免的死亡率和社会心理承受能力和生活技能提升等的变化，了解规划是否影响某病的发病和流行情况，患者存活率及存活时间有无改变等。对于营养健康教育，则按目标人群参与者的年龄、性别划分，以身高、体重的变化为指标。

（2）效益：指规划改变人群健康状况所带来的远期社会效益和经济效益。它的指标主要是人们生活质量和健康水平指标，如劳动生产率、创造能力、智力、公共卫生、医疗保健、文体兴趣、社会福利、环境改善、幸福指数、精神面貌、寿命以及降低卫生保健成本和社会成本等。

（3）成本效益与效果分析：对于项目规划实施效果评价时，一般均要进行成本效益分析（cost benefit analysis，CBA）和成本效果分析（cost effectiveness analysis，CEA），这是对项目规划实施进行科学决策的重要依据和参考内容。在实际工作中，成本效益或成本效果分析是通过对实施健康教育和健康促进规划所花费的实际资源（费用或成本）与健康收益的计算，并对计算结果进行科学分析和比较，目的是想达到该项目规划实施以最少的投入产生最大社会效益和经济效益。

5. 总结评价（summary evaluation）　指在项目规划内容已进行的各种评价内容基础上形成的

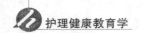

综合评价,它是在项目规划的形成评价、过程评价、效果评价、结局评价以及项目规划实施中的各方面相关资料基础上作出的总结性评价。

总结评价的内容是指对项目规划实施内容的各项活动的完成情况及成本效益和成本效果作出综合分析判断,以便对该项目规划作出是否有必要重复、扩大或终止的决定。

---

## 复 习 题

【A 型题】

1. 下列关于健康教育与健康促进规划设计所需遵循原则的说法中,**不正确**的是: （ ）
   A. 规划设计必须坚持以正确的目标为方向,所有干预活动均需围绕目标而展开
   B. 要因地制宜,结合人、财、物的实际情况而制订规划设计
   C. 引导群众参与到项目的制订及其实施的全过程中去,才能收到良好效果
   D. 在制订项目计划时,要尽量预计到实施过程中可能发生的情况,事先准备解决方案
   E. 为保证项目实施效果,计划的重点越详细越好,应尽量做到面面俱到,以防遗漏

2. 母乳是婴儿首选的食品,可以通过开展健康教育与健康促进活动来提高母乳喂养率,关于该项目,其一级目标人群是: （ ）
   A. 产妇及婴儿　　　　　　　　　　B. 产妇的丈夫
   C. 产妇的主治医生　　　　　　　　D. 该项目的资助人
   E. 产妇所在社区的工作人员

3. 在医院进行护理健康教育的主要工作人员是: （ ）
   A. 医生　　　　　　　　　　　　　B. 护士
   C. 医院管理者　　　　　　　　　　D. 护工
   E. 医院的宣传部门

4. 为提升项目工作人员的干预能力,下列说法**不正确**的是: （ ）
   A. 使工作人员充分认识健康教育的目的
   B. 需要培养工作人员的传播知识的能力
   C. 培训工作人员解决实际问题的能力
   D. 指导工作人员收集反馈意见
   E. 鼓励工作人员在受教育者情绪波动时进行干预

5. 制订项目预算是项目活动计划中的重要环节,关于制订项目预算,下列说法**不正确**的是:
   （ ）
   A. 为保证项目预算的准确,项目实施人员不应参与预算的制订
   B. 在实施项目的过程中,可用经费执行率作为一个工作进展情况的指标
   C. 项目实际经费开支与项目预算之间是允许存在一定差距的
   D. 若项目时间跨度大,制订预算时应考虑物价上涨的因素
   E. 项目预算应包括项目所有活动所需的经费

6. 在开展健康教育与健康促进活动、制订相应的项目规划设计过程中,项目的评价工作应在什么时间开始? （ ）
   A. 项目结束时　　　　　　　　　　B. 项目规划阶段
   C. 项目实施阶段　　　　　　　　　D. 项目设计前
   E. 项目规划、执行的全过程

7. 在进行营养相关健康教育干预后,超重患者体重变化情况属于评价指标中的哪种评价?（　　　）
　　A. 形成评价　　　　　　　　　　　B. 过程评价
　　C. 效果评价　　　　　　　　　　　D. 结局评价
　　E. 总结评价

8. 关于项目时间表的制订,下列说法错误的是:（　　　）
　　A. 时间表是整个计划执行的核心
　　B. 可用时间表检查工作进展程度及完成情况
　　C. 制订时间表时,活动安排不能在时间上重叠
　　D. 在制订时间表中的工作内容时,不必将实施活动分解得过于细致
　　E. 制订时间表不仅要考虑时间的计划,还要考虑人员的安排

【填空题】

1. 完整的健康教育与健康促进规划项目包括_____、_____和_____。

2. 社会需求评估主要包括_____和_____。

3. 健康促进规划评价的类型包括_____、_____、_____、_____和_____。

4. 健康教育与健康促进项目实施时间表的主要内容有_____、_____、_____、_____和_____。

【判断题】

1. PRECEDE 着重应用于诊断,是对需求的评估;而 PROCEED 则侧重实施过程与评价过程。
（　　　）

2. 在制订健康教育规划时,首先需要考虑我们主观上要解决什么问题。（　　　）

3. 社会诊断内容中,对生活的满意度是主观指标。（　　　）

4. 项目实施 1 年后,能够实现 70% 的学生每日运动时间至少 1 小时,可作为规划项目的总目标。
（　　　）

5. 为完整评价项目实施的效果,规划评价应在项目结束后进行。（　　　）

6. 制订预算时,应在总经费下,将具体的支出进行分类并详细计算。（　　　）

7. 健康教育与健康促进项目的人员培训应重视基础训练,系统地进行教学。（　　　）

【名词解释】

1. 健康教育与健康促进规划设计　　2. 规划设计　　3. 社会诊断　　4. 流行病学评估
5. 健康促进规划总目标　　6. 健康促进规划分目标　　7. 健康促进干预框架　　8. 形成评价
9. 过程评价　　10. 效果评价　　11. 结局评价　　12. 总结评价

【问答题】

1. 简述健康促进规划设计应遵循的原则。

2. 简述 PRECEDE-PROCEED 模式的两个阶段。

3. 简述我国本土化的健康促进规划设计程序。

4. 请描述健康教育与健康促进规划实施的 SCOPE 模式。

5. 简述健康教育与健康促进项目干预框架和措施的制订过程。

6. 简述健康促进项目规划评价的内容。

# 第 五 章

# 心理健康教育

## 导 学

**内容及要求**

心理健康教育包括概述、患者的心理和社会问题评估以及患者的心理健康教育要点和技巧3个部分的内容。

概述部分主要介绍心理健康和心理健康教育的概念以及心理健康教育的原则。在学习中要求掌握心理健康教育的概念和原则；熟悉心理健康的概念。

患者的心理和社会问题评估部分主要介绍了心理和社会问题评估的内容、评估方法和相关的护理诊断。在学习中，应重点掌握心理和社会问题评估的内容和评估方法；熟悉心理和社会问题的基本知识；了解心理和社会问题相关的护理诊断。

患者的心理健康教育要点和技巧部分主要介绍了心理健康教育要点和心理健康教育技巧。在学习中，应重点掌握患者的心理健康教育要点、个别教育和小组教育的技巧；熟悉心理放松训练的技巧。

**重点、难点**

本章的重点是心理健康教育相关概念、心理健康教育的原则、心理和社会问题的评估内容和方法以及心理健康教育要点和技巧。其难点是通过心理健康教育内容的学习，对患者的心理和社会问题进行全面评估，进而能够选择恰当的心理健康教育技巧以提高患者的心理健康水平。

**专科生的要求**

专科层次的学生对心理和社会问题评估的相关知识做一般了解即可；能够熟悉心理健康教育技巧。

## 第一节　心理健康教育概述

### 一、心理健康的概念

健康是人的基本权利，是个体生命续延和发展的最基本保障，也是实现人生幸福的基础。在不同的历史时期,对健康有着不同的理解,随着医学模式的转变,对健康的理解也进一步发展,世界卫生组织(WHO)1948年对健康的定义是"健康不仅仅是没有躯体疾病,而且是身体上、心理上和社会上的完好状态或完全健康。"这一定义的健康包含了躯体健康、心理健康、社会适应能力三个维度。1989年,WHO对此定义又进一步补充,提出健康是指一个人在身体健康、心理健康、社会适应健康和道德健康四个方面的健全。

心理健康(mental health)一词最早是由美国精神病学家斯惠特(Sweeter W.)提出的,又称心理卫生,指的是人内部心理和外部行为的和谐统一,并适应社会准则和职业需求的良性状态。实际上,由于不同心理学流派所站的角度不同,对心理健康的理解产生了不同的认识。一般认为,心理健康是指以积极、有效的心理活动,平稳正常的心理状态,对当前和发展着的自然、社会环境以及自我内环境的变化具有良好的适应功能,并由此不断地发展健全的人格,提高生活质量,保持旺盛的精力和愉快的情绪。

## 二、心理健康教育的概念

心理健康教育是指专业人员通过有组织、有计划、有评价的教育活动,促使人们认识心理健康与躯体健康的关系,建立有益于心理健康的防御机制和行为应对方式,掌握心理自助和心理保健方法,提高心理健康水平,预防心理疾病的发生。心理健康教育的主要任务是做好三级预防。一级预防是针对整个人群和社区的心理健康教育,其目的是通过有计划、有组织的心理教育和大众传播媒介,传授增进和维护心理健康的科学知识,影响人们对健康的观念和态度,改变对健康不利的行为,提高大众对心理问题或心理障碍的识别能力,消除产生心理精神障碍的原因。目前国内针对不同人群和不同职业开展的心理健康教育均属于一级预防的范畴,如学校心理健康教育、军人心理健康教育、社区心理健康教育、特殊职业人群心理健康教育、老年人群心理健康教育、残疾人群心理健康教育等。二级预防是针对有心理问题的个体进行的心理健康教育。二级预防的目标是早期发现问题,早期进行心理干预,使轻度的心理异常不至于进一步发展成为心理疾病。二级预防的难点是对于有心理问题的个体如何进行早期筛查和早期干预。目前,国内开展的一些针对健康或亚健康人群开设的健康体检中心,已将心理测量和心理咨询纳入健康体检范畴,对早期发现问题人群,对经历心理创伤或陷入心理危机的个体进行早期心理干预提供了途径。三级预防是针对罹患精神心理疾病和心身疾病的患者进行的心理健康教育。三级预防的重点是促进心理疾病的早日康复,减少精神疾患对个体的影响,提高其社会适应能力及恢复社会功能。

## 三、心理健康教育的原则

心理健康教育原则是教育者实施心理健康教育活动必须遵循的基本要求,患者心理健康教育原则应从心理健康教育目标出发,反映心理健康教育的基本规律。学习和贯彻心理教育原则,对护士自觉运用心理健康教育规律,掌握心理健康教育技巧,促进患者心理健康教育工作向科学化、规范化、制度化发展,提高心理健康教育效果具有重要的理论和实践意义。

1. 科学性原则　实施心理健康教育必须遵守科学性原则,教育的方法、内容、引用的例证和资料应有科学依据。在教育过程中必须坚持实事求是,客观辩证的原则,不能随意夸大心理因素对疾病转归的作用。在说明不良情绪对个体健康的危害时,应恰如其分,不能为引起患者重视而使用危言耸听的词语和例证。

2. 针对性原则　临床实践证明,许多相同的疾病可以有不同的临床表现和致病因素,不同的疾病也可能有相同的临床症状和致病因素。因此,在实施心理健康教育过程中,应根据患者的性别、年龄、职业、文化、婚姻、人格特征、病种、病情、病程、治疗、康复等特点实施有针对性的心理健康教育。

3. 专业性原则　心理健康教育是一项专业性较强的工作,要求实施者除具备疾病相关的知识

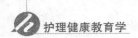

外,还要有一定的心理学基础知识,如心理评估、心理诊断和心理干预知识。教育者能熟练运用心理学技术对现存或潜在的影响患者健康的心理问题、社会问题和应对方式做出判断,对患者的人格特征、态度特征、行为特征和心理防御机制等表现形式,用心理学知识加以判断和解释。因此,要对患者实施心理健康教育,教育者必须接受心理学知识和技能的专业培训。

4. 尊重性原则　在实施心理健康教育的活动中,不可避免地会触及患者对疾病的态度、价值观和应对方式等敏感问题。因此,在实施心理健康教育过程中应始终遵循尊重性原则,尊重患者的人格和尊严,尊重患者的选择,尊重患者间的个体差异。

5. 保密性原则　在心理健康教育活动中,教育者在与患者交流中可能会获得涉及患者隐私的谈话资料,教育者必须遵守保密性原则,教育者应对患者的谈话内容在保密方面负有道义和法律的责任,特别是涉及患者的秘密、隐私、缺陷,以及由此而产生的心理和行为困扰、矛盾、冲突等不能随意泄露给他人,更不能作为谈话的笑料。患者的教育资料应妥善保管,不能让无关人员阅读。

# 第二节　患者的心理和社会问题评估

患者的心理和社会问题评估是实施患者心理健康教育的首要步骤,其目的是了解患者的心理社会问题的特点及其影响因素,为有的放矢地实施心理健康教育提供依据。本节重点介绍心理和社会评估的内容、评估方法以及心理社会方面存在的问题。

## 一、心理问题评估

心理评估是运用心理学的理论与方法,对个体的心理、行为、价值观等方面进行全面评估的过程。患者在患病后由于疾病状况、年龄、性别不同及社会角色的转变、住院后环境改变等状况产生各种特别的心理需求和反应。因此,心理问题评估的主要目的是评估患者在疾病发展过程中的心理过程,通过评估,及早发现和预测可能出现的心理或精神健康方面的问题,为患者的心理健康教育提供科学依据。心理问题评估主要从以下几方面进行评估。

### (一)自我概念的评估

1. 概述　自我概念即人对自身存在的体验,是人们通过对自己的内在、外在特征及他人反应的感知与体验形成的对自我的认识与评价,也是个体在与心理、社会、环境相互作用过程中形成的动态的、评价性的"自我肖像"。护理专业的自我概念主要由身体自我(即体像)、社会认同、自我认同和自尊四部分组成。

(1)身体自我:是自我概念的主要组成部分,是指个体对自己身体特征的感受,是个体对身体外形及身体功能的认识与评价,即"镜中我"。

(2)社会认同:是指个体对自己社会形象如年龄、性别、职业、社会团体成员资格及社会名誉、地位等的认识与估计。

(3)自我认同:是指个体对自己的智力、能力、性情、道德水平等的感受与判断。自我功能紊乱者,无法分辨自己与他人,无法把自己作为独立的个体从社会环境中区分开来。

(4)自尊:是指个体对自我概念的各个部分的综合体现,即身体自我、社会认同、自我认同的感受和评价,是个体尊重自我,维护自己尊严与人格,不容他人任意歧视、侮辱的一种心理意识和情感体验。

2. 自我概念的影响因素

(1)早期生活经历:在早期的生活经历中,如经常得到积极的、令人愉快的身心事件的反馈,建立的自我概念是良好的;反之,消极的反馈会使个体建立不良的自我概念。

（2）生长发育过程中的正常生理变化：性发育过程中的问题如第二性征出现，育龄妇女在妊娠期或衰老过程中皮肤弹性的丧失与脱发等，这些成长与发展中正常的生理变化也会影响个体的自我概念。

（3）健康状况：健康状况的改变，如疾病、手术、外伤等，可造成自我概念的改变，尤其是体像的永久改变会影响个体的自我概念。

（4）人格特征：个体在长期社会学习经历中形成的相对稳定的人格特征，影响着个体对外界事物的态度和感受。控制观可分为内控型和外控型两种类型。内控型者将事物的结果归因于个人的行动与选择，多与积极的自我概念相联系，面对疾病时会选择寻求并且重获控制感。外控型者则将事物的结果归因于命运、运气或其他外部力量，多与消极的自我概念相联系，面对疾病时易产生无助感。

（5）其他方面：包括文化、环境、人际关系、社会经济状况、职业与个人角色等，均可对自我概念产生潜移默化的影响，如在社会交往过程中，社会文化所赞许的内容对自我概念可产生积极的影响。

3. 评估方法和内容　评估自我概念的方法一般包括观察、会谈、投射法及评定量表测验法等。在临床实践中，主要用观察法和会谈法来获得主、客观的第一手资料。

（1）观察法：用于收集评估对象外表、非语言行为及与他人的互动关系等与自我概念有关的客观资料。具体观察内容包括：外表是否整洁？穿着打扮是否得体？身体哪些部位有改变？是否与评估者有目光交流？面部表情如何？是否与其主诉一致？是否有不愿照镜子、不愿与他人交往、不愿与他人讨论伤残或不愿听到这方面的谈论等行为表现？是否有"我真没用"等语言流露？是否有焦虑、哭泣、睡眠障碍、食欲减退、体重下降等抑郁表现？

（2）会谈法：可依据以下提纲进行评估。

1）身体自我，对评估对象的一般外形、非语言行为、与他人的互动关系的感受和了解，可为评估者提供重要的资料，会谈内容如下。

"对你而言，身体哪一部分最重要？为什么？"

"外表方面，你最希望自己什么地方有所改变？他人又希望你什么地方有所改变？"

对身体自我已有改变者，应询问"这些改变对你的影响有哪些？你认为这些改变使他人对你的看法有何改变？"

2）社会认同，个体对自身的社会形象的感受，会谈内容如下。

"你从事什么职业？你的家庭及工作情况如何？"

"你经常参加社会活动吗？你认为这些改变对你的社会活动的影响有多大？"

"你最引以为豪的个人成就有哪些？"

3）自我认同与自尊，会谈内容如下。

"你认为你是怎样的一个人？如何描述你自己？"

"你对你的个性特征、心理素质和社会能力满意吗？哪些方面你觉得是不满意的？"

"你处理工作和日常生活问题的能力如何？"

"你是否常有我还不错的感觉？"

"总体来说，你是否对自己满意？为什么？"

4）自我概念的现存与潜在威胁，会谈内容如下。

"目前有哪些事情让你感到担心或痛苦？"

"目前有哪些事情让你产生负性情绪（焦虑、恐惧、抑郁、绝望）？为什么？"

4. 相关护理诊断

（1）自我认同紊乱：与长期疾病等有关。

（2）体像紊乱：与身体功能缺失等有关。

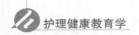

（3）有个人尊严受损的危险：与个人应对无效等有关。

（4）有孤独的危险：与长期低自尊等有关。

（5）无能为力感：与个人应对无效、支持系统缺乏等有关。

## （二）认知的评估

1. 概述　认知是人们根据自身感觉到的外界刺激和信息去推测并判断客观事物的心理过程，是在个人的经验及通过对有关线索进行分析的基础上形成的对信息的理解、分类、归纳、演绎和计算。认知活动主要由感觉、知觉、记忆、思维、注意、语言和定向力等活动组成。临床上主要从思维（过程和内容）、语言能力和定向力加以评估。

（1）思维：是人脑对客观事物间接的和概括的反映，是人们对事物本质特征及其内部规律的理性认知过程。在思维过程中抽象思维、洞察力及判断力是反映思维水平的重要指标。其中抽象思维是以记忆、注意、概念、理解、推理为主的思维；洞察力是理解客观事物真实性的能力，与精确的自我感知有关；判断力是个体比较和评价客观事物及其相互关系并做出结论的能力。

（2）语言能力：是指人们运用语言进行交往活动的能力，是人们进行思维的工具。思维的抽象与概括总是借助语言来实现，因此，思维和语言是一个密切相关的统一体，共同反映着人的认知水平。语言是人们沟通的工具，它由词语组成，影响人们对事物的感知方式。语言还可增强记忆、传递思想、观点和感情；同时，语言通过表达而促进问题的解决。

（3）定向力：是指个体对现实的感觉，对过去、现在、将来的察觉及对自我存在的意识，包括时间定向力、空间定向力及人物定向力等。

人的认知能力受年龄、教育水平、生活经历、文化背景、疾病、药物作用等多因素的影响。认知能力发展从出生到成人逐渐增强，到老年逐渐衰退。疾病等因素可导致认知功能的暂时或永久性改变。

2. 评估方法和内容　根据具体评估的内容采取不同的评估方法，主要有以下几个方面。

（1）思维能力评估：主要针对思维形式和思维内容两方面进行。推理是思维的基本形式之一，也是临床最常用的思维能力评估指标。护士可根据患者的年龄特征和认知特点提出相关问题，如让患者解释一种自然现象的形成过程。也可借用瑞文标准推理测验（Raven's standard progressive matrices，SPM）对患者的推理能力进行系统评估。

此外，也可通过询问患者"周围的人（如你的同事或家人）对你的态度如何？""有没有人对你不友好，对你暗中使坏？""外界有没有东西能影响或控制你的思维或行动？"等问题评估其思维内容是否正常。

（2）语言能力评估：通过观察、会谈等可对语言能力进行初步判断，如发现语言能力异常，应进一步明确其语言障碍的类型。可通过观察患者对问题的理解和回答是否正确，判断其有无感觉性失语。如怀疑患者有命名性失语，可取出一些常用物品，请患者说出名称。可请患者诵读短句或成段文字、自发性书写、默写或抄写一段文字等，来判断其有无失读、失写等可能。

（3）定向能力评估：可通过会谈询问"今天是星期几？"或"今年是哪一年？"评估其时间定向能力；"现在你在什么地方？"判断其地点定向能力；"我站在你的左边还是右边？""呼叫器在什么方向？"评估其空间定向能力；"你叫什么名字？"或"你知道我是谁吗？"判断其人物定向能力。

3. 相关护理诊断

（1）急性意识障碍/慢性意识障碍：与感觉器官疾病、神经精神性疾病、药物副作用等有关。

（2）有急性意识障碍的危险：与感觉器官疾病、神经精神性疾病、药物副作用等有关。

（3）记忆功能障碍：与神经精神性疾病、应激事件、注意力不集中等有关。

（4）语言沟通障碍：与思维障碍、意识障碍、言语发育障碍等有关。

（5）感知觉紊乱：与知识缺乏、疾病等有关。

（6）知识缺乏：与缺乏疾病预防与康复的相关知识有关。

### （三）情绪与情感的评估

1. 概述　情绪与情感是个体对客观事物是否满足自身需要的内心体验与反映。人的身心健康和各种心理活动都是在一定的情绪与情感的调节与控制下进行的。一般来说，自身需求的满足常会带来正性的情绪与情感；反之则会带来负性情绪与情感。

积极健康的情绪是身心健康的基本要素，健康的情绪不仅能提高脑力和体力劳动的效率，对增强机体抵抗力、有效地适应环境、减少疾病的发生有积极的作用。持续的负性情绪是影响患者康复的重要原因，甚至可引起组织器官的器质性病理改变，导致心身疾病的发生。

2. 常见的负性情绪

（1）焦虑（anxiety）：是指在自信心十分缺乏的情况下产生的一种即将面临不幸的情绪体验，是一种对自身安全可能受到威胁的担心，或是对可能的不良后果产生的不安和害怕的心境。其实这种担心并无现实客观的对象。焦虑是人类情绪中最普遍的一种，每个人在一生中的不同时期都可能承受着程度不同的焦虑。这种体验有时使人感到很痛苦，但是一定程度的焦虑是有用的，甚至是必要的。

（2）抑郁（depression）：是指一种情绪低落、闷闷不乐的消极心情，它主要是由现实丧失或预期丧失引起的。因为疾病对任何人来说都是一件不愉快的事，所以患者都会产生不同程度的抑郁情绪。个体的表现主要有心境悲观，不愿与人交往；对任何事都没有兴趣，表现呆板、迟钝，终日忧心忡忡，愁眉苦脸，有度日如年之感；自身感觉很糟糕且常有自责、自罪倾向，自我评价显著降低，睡眠及食欲障碍等。重者除以上表现更加明显外，还会出现自杀观念，甚至发生自杀行为。

（3）恐惧（fear）：是指当人们面临不利或危险处境时出现的一种情绪反应。当人们感受到恐惧时，表现为精神紧张，有攻击或逃避的行为反应，同时伴有面色苍白或涨红、心跳加快、血压升高、呼吸增快而短促、出汗、恶心呕吐、腹泻，或大小便失禁等自主神经系统的反应。还有一些患者会有突然晕厥、失眠、梦魇等情况。恐惧情绪多见于病态情况下，也可见于正常人。

（4）孤独（loneliness）：是指人处在某种陌生、封闭或特殊环境中产生的一种孤单、寂寞、不愉快的情感。如患者住院后，离开了家庭和工作单位，周围接触的都是陌生人，患者很容易产生孤独感；有些患者由于生理残疾、大小便失禁、外貌变形等原因，怕被别人拒绝，会产生强烈的孤独感。有些患者因治疗原因，如住在重症监护室、病重不能与家人进行沟通、传染病患者需与家人隔离等，更感孤独。

3. 评估方法与内容

（1）会谈法：是评估情绪与情感最常用的方法。护士可以问："你近来心情怎样？你如何描述你此时和平时的情绪？""有什么事情使你感到特别担心的（或沮丧的）？""这样的情绪存在多久了？"交谈结束后与患者的家属、同事、朋友等核实后可初步了解患者的情绪反应。

（2）观察法：观察情绪与情感的外部表现，即面部表情及身体动作，如眼神和动作变化；言语表情，即语言的音调、速度和节奏方面的表现，人在不同情绪下会有不同的语速和语调。

（3）医学监测：情绪与情感的生理特征可通过医学监测测得，主要表现为呼吸系统、循环系统、内外腺体等的变化。可观察和测量呼吸频率、心率、血压、皮肤颜色和温度、食欲及睡眠状态等变化，以获得其情绪与情感改变的客观资料。

（4）评定量表测评：是评估情绪与情感较客观的方法。Avillo 情绪与情感形容词量表，适合于不能用语言表达自己情绪与情感，或对自己的情绪与情感定位不明者；Zung 焦虑自评量表（SAS）可用于测量评估对象有无焦虑症状及其严重程度，适用于具有焦虑症状的成年人。Zung 抑郁自评量表（SDS）可用于测量评估对象有无抑郁症状及其严重程度。通过量表测评能相当直观地反映个体的主观感受。

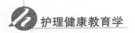

4. 相关护理诊断

(1) 焦虑：与疾病的预后不确定因素及认知障碍等有关。

(2) 无效性否认：与疾病的严重程度等有关。

(3) 恐惧及持续性悲伤：与害怕生命丧失及长期患病,社会支持系统不足等有关。

(4) 悲伤：与自我需要得不到满足等有关。

### (四) 压力与应对评估

1. 概述

(1) 压力(stress)：又称为应激,是指个体对作用于自身的内外环境刺激做出认知评价后,引起的一系列生理及心理紧张性反应状态的过程。压力源(stressor)是指能够引起个体产生压力反应的各种刺激。压力源可以是各种生活事件,常见的压力源主要有躯体、心理、社会和文化四大类。躯体性压力源是指由于直接作用于躯体而产生压力的刺激物,包括理化因素、生物因素和疾病因素等。心理性压力源是指导致个体产生焦虑、恐惧和抑郁等情绪反应的各种心理冲突和心理挫折。心理冲突是一种心理困境,其形成是由于个人同时有两种或以上动机但无法同时获得满足而引起的。心理冲突常见的形式有 3 种：①双趋式冲突：即两样东西都想要,但是两样东西又无法同时得到。②双避式冲突：即两样东西都不想要,但又必须接受其一时,即所谓"前怕狼,后怕虎"。③趋避式冲突：即对某样东西既想要,又害怕。如想吃葡萄又怕酸。心理挫折是指个体在从事有目的的活动过程中,遇到无法克服的障碍或干扰,致使个人动机无法实现、个人需要不能满足的一种情绪状态。日常生活中,人们随时都可能遭遇挫折的情境,因而产生心理挫折,如因患重病而不能工作的挫折感等。社会性压力源的范围极广,日常生活中生活事件,如家庭冲突、子女生病、亲人去世、天灾人祸等都属于此类。社会性压力源是人类生活中最为普遍的一类应激源,它与人类的许多疾病有着密切的联系。文化性压力源是指一个人从熟悉的环境到陌生环境中,由于生活方式、语言环境、风俗习惯、价值观念的变化所引起的冲突。压力反应是指由压力源导致的机体一系列的非特异性反应,包括生理、情绪、认知和行为的反应。

(2) 应对(coping)：又称应对策略,是个体对压力源及因压力源而出现的自身不平衡状态所采取的认知和行为措施。根据应对的指向性分为以问题为中心的应对和以情绪为中心的应对。以问题为中心的应对是指通过获取如何行动的信息,改变自己的行为或采取行动以改善人与环境关系的努力；以情绪为中心的应对,是指调整自己对外界的伤害、威胁引起的不良情绪。影响个体应对方式的因素有很多方面,随着生活事件属性的不同而不同,连续的负性生活事件一般使个体的应对方式倾向消极；个体认知结果直接决定个体采用问题关注应对或者情绪关注应对；社会支持在一定程度上可以改变个体的应对方式；人格特征也间接影响个体对特定事件的应对方式。

2. 压力反应　是指压力源所致机体产生的生理、情绪、认知和行为等方面的非特异性反应,通常称为压力的身心反应。压力通过各种生理和心理反应影响个体的健康水平。

(1) 生理反应：主要特点为肾上腺髓质兴奋,分泌大量儿茶酚胺,导致呼吸、心率、心肌收缩力和心排血量增加、血压升高、血糖升高、血液重新分配(脑和骨骼肌的血流量增多,皮肤和内脏血管收缩,血流量减少)、汗腺分泌增加、瞳孔扩大等,为机体适应和应对压力提供充足的能量准备。若反应有效,机体适应成功,则恢复内环境的稳定。若压力源持续存在,机体会因长期的资源耗竭,导致躯体因损伤而患病,甚至死亡。

(2) 认知反应：压力引起的认知反应包括积极的和消极的反应两个方面。适度的压力可以引起个体积极的认知反应,如警觉水平提高、注意力集中、思维活跃、记忆力、判断力、洞察力和解决问题的能力均有所增强。但如果压力水平较高或长时间处于高应激状态则会引起消极的认知反应,包括注意范围缩小、注意力涣散、记忆力下降、思维迟钝、感知混乱、判断失误、定向障碍等,发现、分析和解决问题的能力下降,同时,还可能影响人的社会认知,导致自我评价下降等。

（3）情绪反应：个体在面对压力时产生的情绪反应及其强度受多种因素的影响,差异很大。适度的应激水平使人保持适度的紧张和焦虑,从而有助于任务的完成。若应激水平过高,会引起过度焦虑和恐惧,还可出现抑郁、愤怒、敌意、过度依赖和无助感等。这些负性情绪反应可与其他心理行为活动产生相互影响,使自我意识变狭窄,注意力下降、判断能力和社会适应能力下降等。

（4）行为反应：行为是人们心理活动的外在表现,个体在压力状态下的行为可随心理活动的变化而出现相应的改变。常见的行为反应有：①逃避与回避,如拖延、闭门不出、离家出走或辞职；②退化与依赖,如哭闹、退化到儿童的反应方式；③敌对与攻击,如毁物、争吵、冲动、伤人或自杀；④无助与自怜,如不采取能够采取的行动积极应对；⑤物质滥用,如吸烟、酗酒或吸毒。这些行为改变可影响个体的社会适应性。

压力反应因人而异,并不是每个个体都会出现以上所有的反应。此外,所有的压力反应都是机体以整体方式做出的反应,这些反应相互影响,相互作用,彼此转化。

3. 评估方法与内容

（1）交谈法：重点了解患者面临的压力源、压力反应及个体的应对方式。如通过与患者或其知情人交谈,询问患者目前有哪些压力源,个体出现了哪些反应以及个体是如何应对此压力源的。

（2）自我报告法：是压力评估常用而方便的测量方法,即利用问卷或量表从评估对象处获取资料来评定压力反应的程度。由于压力经常导致焦虑和抑郁的产生,因此测量焦虑和抑郁的一些量表也成为测量压力反应的有效工具,但常用测量压力反应的量表是症状自评量表（SCL-90）。

（3）行为测量法：由于压力可以引起个体的行为反应,因此个体行为的发生或改变可以作为压力反应大小的行为指标,如研究发现,人在噪声下或噪声消失后的一段时间内,任务完成水平明显下降。问题解决能力的改变或任务完成水平的改变也可以作为压力大小的一个测量指标。

（4）生理和生化测量法：当面对压力源时,人们的交感神经被唤起,从而表现为心率加快、血压升高、皮肤导电性能变化等许多生理反应。这些指标可以通过测量生理指标获得。另外,压力的测量还可以通过神经内分泌功能和生物化学的变化来测量,但压力产生的过程和反应非常复杂,仅仅通过一种方法来测量难以保证测量的效果,因此,在允许的条件下,可采用多种测量方法相结合。

4. 相关护理诊断

（1）应对无效：与应对方式不良、支持系统不足等有关。

（2）无能为力感/有无能为力感的危险：与应对方式不良、支持系统不足有关。

（3）创伤后综合征/有创伤后综合征的危险：与创伤、应对方式不良、支持系统不足等有关。

（4）无效性否认：与应对方式不良、认知障碍等有关。

（5）有对他人/自己施暴的危险：与酒精或药物依赖、情绪不稳等有关。

（6）焦虑：与患病住院、环境改变、应对无效等有关。

（7）恐惧：与疾病预后不佳、应对无效等有关。

## 二、社会问题评估

人是具有生理、心理、社会及文化意义的人,心理及社会因素对人的生理和健康产生极其重要的影响。在护理工作中,不仅要重视对患者的生理评估和心理评估,还应对其进行社会问题评估。这样,才能获得更全面、系统和准确的健康资料,提供切实可行的护理措施,使患者得到有效的整体护理。社会问题评估的内容包括：角色与角色适应、文化、家庭和环境的评估。

### （一）角色与角色适应的评估

1. 概述　　角色（role）是指社会所规定的一系列与社会地位相对应的行为模式,以及社会对处于某一特定位置个体的行为期待。也就是指个体在特定的社会关系中的身份及由此而规定的行为规

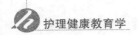

范和模式的总和。在社会生活中,角色种类繁多,不同地位、不同职业、不同行为特征都有与之相对应的角色,如医生、护士、教师、父母、子女等。每个个体都必须按自己的角色行事,如教师的角色必须符合教师的职业要求。

2. 角色适应不良与患者角色

(1)角色适应不良:是指当个体的角色表现与角色期望不协调或无法达到角色期望的要求时出现的反应。

1)角色冲突(role conflict):是指角色期望与角色表现间差距太大,使个体难以适应而发生的心理冲突与行为矛盾。常见原因有两种:①个体需同时承担≥2个在时间或精力上互相冲突的角色;②对同一角色有不同的期望标准。

2)角色模糊(role ambiguity):是指个体对角色期望不明确,不知道承担这个角色应如何行动而造成的不适应反应。导致角色模糊的原因有角色期望太复杂、角色改变太快、主角色与互补角色沟通不良等。

3)角色匹配不当(role incongruity):是指个体的自我概念、自我价值观或自我能力与其角色期望不匹配。

4)角色负荷过重(role overload):是指个体角色行为难以达到过高的角色期望。

5)角色负荷不足(role underload):是指对个体的角色期望过低而使其不能完全发挥能力。

角色适应不良会给个体带来生理及心理方面的不良反应:①生理反应,头痛、头晕、乏力、睡眠障碍、心率及心律异常、胆固醇及三酰甘油升高等;②心理反应,紧张、伤感、焦虑、自责、抑郁或绝望等不良情绪。

(2)患者角色:当个体患病后,便不可选择地进入患者角色,其原有的社会角色部分或全部被患者角色所代替,随后以患者的行为来表现自己。患者角色具有以下特征。

1)脱离或部分脱离日常生活中的其他角色,免除平时所承担的社会责任与义务。

2)对自己的病情没有直接责任,处于一种需要照顾的状态。

3)有积极配合医疗护理、恢复自身健康的义务。

4)享有健康服务、知情同意、寻求健康保健信息、要求保密的权利。

3. 患者角色适应不良 由于患者角色的不可选择性,当个体从其他角色过渡到患者角色时,常常会发生角色适应不良。常见的患者角色适应不良的类型如下。

(1)患者角色冲突:是指患者在适应患者角色过程中与其常态下的各种角色产生心理冲突和行为矛盾。当患者的求医行为与他(她)所负担的其他角色行为不能协调一致时就产生了角色冲突。

(2)患者角色缺如:是指患者患病后没有进入患者角色,不承认自己有病或对患者角色感到厌倦,即对患者角色的不接纳和否认,多见于年轻人、初次生病、初诊为癌症或其他预后不良疾病的患者。

(3)患者角色强化:是指患者已恢复健康,当需要患者角色向常态角色转化时,仍沉浸于患者角色,对自我能力怀疑、失望,对原承担的角色恐惧;表现为多疑、依赖、退缩,对恢复正常生活没有信心等。

(4)患者角色消退:是指某些原因迫使已适应患者角色的个体必须立即转入常态角色,在承担相应的义务与责任时,使已具有的患者角色行为退化,甚至消失;表现为虽有求医行为,并已成为患者角色,但可能因对病情认识不足,或因其他角色行为加强等原因使原有的患者角色行为减少。

(5)患者角色假冒:是指个体并无疾病,但为了摆脱某种社会责任、义务或获得某种利益而诈病。

(6)患者角色行为异常:是指患者角色可能因对所患疾病认识不足,或因病痛的折磨感到悲观失望,而出现较严重的抑郁、恐惧,以致产生轻生念头和自杀行为。

不同个体对患者角色的适应程度和反应不同,影响患者角色适应不良的因素多见于年龄、性别、经济状况、家庭、社会支持系统等。年轻人对患者角色相对淡漠,而老年人容易发生患者角色强化。女性患者容易发生患者角色强化、消退、冲突等适应不良反应。经济状况差的患者往往容易发生患者角色消退或缺如。此外,患者角色适应还与环境、人际关系、病室气氛等有关,融洽的护患关系、舒适的病室环境是患者适应角色的有利因素。

4. 评估方法与内容　角色与角色适应的评估包括患者角色、职业角色和性角色是否准确和适应。评估方法主要有会谈法和观察法。

(1)会谈法:重点是确认患者在家庭、工作及社会生活中所承担的角色,对角色的感知和满意度,以及有无角色适应不良。会谈的主要内容如下。

1)角色数量与任务:询问患者目前在家庭、工作及社会生活中所承担的角色与任务并进行评价。如"你从事何种职业? 担任何种职务? 目前在家庭、单位或社会中所承担的角色与任务有哪些?"

2)角色感知:询问患者对自身承担的角色数量与责任是否有适当的评价,了解其角色感知。如"你是否清楚自己所承担角色的权利与义务? 你是否觉得自己所承担的角色数量和责任合适?"

3)角色满意度:询问患者对自身角色的满意度,与自己的角色期望是否相符等,了解其有无角色适应不良。如"你对自己的角色行为是否满意? 与自己的角色期望是否相符?"

4)角色紧张:询问患者有无角色紧张的生理和心理反应,如头痛、疲乏无力、睡眠障碍、焦虑、抑郁、易激惹等角色适应不良的反应。

(2)观察法:主要观察内容为有无角色适应不良的生理及心理反应。角色适应不良的生理反应如头痛、疲乏、失眠等,角色适应不良的心理反应表现为焦虑、失望、情绪低落、愤怒等。

5. 相关护理诊断

(1)角色紊乱:与对角色的自我感知改变有关。

(2)无效性角色行为:与疾病导致对角色的认识发生改变有关。

(3)角色冲突:与疾病致使个体不能承担原有的社会角色有关。

## (二)文化的评估

1. 概述　文化(culture)是人类社会特有的现象及人们社会实践的产物。狭义的文化是指一个国家或民族的历史、地理、风土人情、传统习俗、生活方式、文学艺术、行为规范、价值观念等。广义的文化是指一个社会及其成员所特有的物质和精神财富的总和,即特定人群为适应社会环境和物质环境而共有的行为和价值模式,包括知识、艺术、价值观、信念与信仰、习俗、道德、法律与规范等。

2. 文化休克及评估

(1)文化休克的概念:是指人们生活在陌生文化环境中产生的迷惑与失落的经历。常发生于个体从熟悉环境到新环境,因沟通障碍、日常活动的改变、风俗习惯及态度、信仰的差异而产生的生理及心理适应不良等文化休克现象。

(2)文化休克的原因:常见于以下几方面。

1)不同文化背景下对沟通内容的误解:同一内容在不同的文化背景下可能会有不同的含义,脱离文化背景理解的沟通内容会产生误解。

2)适应新文化环境及模式的过程受挫:在适应新的文化环境过程中,人们常常会产生挫败感,从而引起文化休克。

3)异域文化导致的孤独与无助:在异域文化中,个体社会角色的改变及对新环境的陌生感,可造成情绪不稳定,产生焦虑和恐惧等不良情绪,以致出现文化休克。

4)适应新习俗过程中带来的困惑:不同文化背景的个体具有不同的风俗习惯,一旦文化环境改

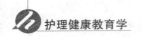

变,个体必须去适应新的风俗习惯及风土人情,以致产生困惑。

5)不同文化价值观的冲突:每个文化群体之间的态度、信仰、人生观及价值观都存在差异性,当个体的文化环境突然改变时,其长期形成的价值观与新环境的价值观会产生矛盾和冲突,以致其行为的无所适从。

(3)文化休克的分期及表现:当个体离开熟悉的环境进入陌生的文化环境时,多经历以下4期变化历程。

1)兴奋期:又称"蜜月期",指个体初到一个新环境,被新环境中的人文景观及意识形态所吸引,对一切事物都感到新奇,渴望了解新环境中的风俗习惯和语言行为等。主要表现为兴奋、情绪亢奋和高涨。

2)意识期:又称"沮丧期",此期是文化休克中表现最明显,也是最难度过的一期,一般持续数周、数月甚至更长时间。主要表现为失望、失落、烦恼和焦虑。

3)转变期:指个体在经历一段时间的迷惑和沮丧后,开始学习、适应新环境的文化模式,熟悉当地的语言及风俗习惯。主要表现为能客观、平和地看待周围环境,慢慢适应新的文化环境。

4)适应期:此期个体已完全接受新环境中的文化模式,建立起符合新文化环境要求的行为、习惯、价值观念及审美意识等。

(4)影响文化休克的因素

1)年龄:年龄越小,对新文化的适应能力越强;反之,年龄越大则对新文化适应越困难。

2)个体的健康状况:身心健康的个体在应对文化冲突过程中,应对能力强于身心衰弱者。

3)既往应对生活改变的经历:既往经历生活变化较多者比生活经历缺乏变化者在应对文化休克时容易一些,文化休克的症状较轻。

4)应对类型:对外界变化适应力较强者比适应力较弱者应对文化休克的能力要强,其异常表现较轻。

文化休克是一个学习过程、一种复杂的个人体验。在此期间,个体可能产生不舒服的感觉,尤其是对于患者因住院产生的文化休克,护士需及时评估并发现其文化休克的表现,帮助患者尽快适应环境,消除不利健康的影响因素。

3. 评估方法与内容　在进行文化评估时护士可采用会谈法和观察法获取资料,评估其人生观、价值观、健康信念与信仰、文化程度、宗教、民族习俗等文化要素。

(1)会谈法:是文化评估中较为重要的获得患者资料的方式,通过与患者沟通交流,可获取其难以直接观察到的价值观、健康信念、习俗等信息。

1)价值观:可通过询问"通常情况下,什么对你最重要?""遇到困难时你是如何看待的?""一般从何处寻求力量和帮助?"等问题获取有关个体价值观的信息。

2)健康信念:对于健康信念的评估以 Kleinman 等人提出的健康信念评估模式应用最为广泛,包括以下10个问题:①对你来说,健康指什么? 不健康又指什么? ②通常你在什么情况下才认为自己有病并就医? ③你认为导致你健康问题的原因是什么? ④你怎样、何时发现你有该健康问题的? ⑤该健康问题对你的身心造成了哪些影响? ⑥严重程度如何? 发作时持续时间长还是短? ⑦你认为你该接受何种治疗? ⑧你希望通过治疗达到哪些效果? ⑨你的疾病给你带来的主要问题有哪些? ⑩对这种疾病你最害怕什么?

3)习俗:可通过询问了解患者的饮食习惯和禁忌、沟通交流方式以及针对所患疾病常采用的治疗方法等。

此外,护士应具备跨文化护理的意识,注意结合患者的具体情况评估其有无文化休克的可能性,以及询问患者及家属对医院环境有无特殊要求等。

(2)观察法:可以通过观察日常进食情况评估患者的饮食习俗;通过观察患者与他人交流时的

表情、眼神、手势、坐姿等评估其非语言沟通方式；通过观察患者在医院期间的表现评估其有无文化休克；通过观察患者的外表、服饰、有无宗教信仰活动改变或宗教信仰改变，获取有关其文化和宗教信仰的信息。

4. 相关护理诊断

（1）社会交往障碍：与社交环境改变有关。

（2）焦虑/恐惧：与环境改变及知识缺乏有关。

（3）迁居应激综合征：与医院文化背景和背景文化有差异有关。

### （三）家庭的评估

1. 概述　家庭是社会组织的基本单位。婚姻是家庭的基础，是建立家庭的依据，也是约束夫妻关系及保证家庭稳定的基础及依据。组成家庭的成员应共同生活，以有较密切的经济、情感交往为条件。

2. 评估方法与内容

（1）会谈法：会谈的重点为患者的家庭类型、家庭生活周期及家庭结构。

1）家庭类型：通过询问家庭的人口组成，确定其家庭类型。如"你的家庭有多少人？人口组成怎样？"

2）家庭生活周期：通过询问，确定家庭所处的生活周期，如"你结婚多久了？你们有孩子吗？多大了？"。根据家庭生活周期的不同阶段，按下列提纲进行问诊：①新婚家庭："你与配偶关系如何？相处和睦吗？"②有婴幼儿家庭："初为人父/母感觉如何？在经济和照顾孩子方面有压力吗？"③有学龄前、学龄儿童家庭："孩子上幼儿园/小学了吗？孩子在家里、幼儿园/学校表现如何？"④有青少年家庭："孩子处于青春期，你们经常与孩子沟通吗？在孩子与异性交往、学习、为人处事等方面你们做了什么？怎么做的？"⑤有孩子离家创业及空巢期家庭："孩子长大离家，作为父/母亲，有什么感受？适应吗？如不适应，采取什么措施调节？"⑥退休期家庭："你退休了吗？退休几年了？习惯吗？平时都做些什么？"

3）家庭结构：主要从以下几方面进行评估：①家庭权力，重点询问家庭的决策过程。如"你家里大事小事由谁做主？"②家庭角色，重点询问家庭各成员所承担的角色，以及家庭各成员的角色行为是否符合家庭的角色期望，是否有成员存在角色适应不良的情况。③沟通类型，重点了解家庭内部沟通过程是否良好，评估时应结合对家庭成员间语言及非语言沟通行为进行观察综合分析。如"你的家庭和睦吗？"④价值体系，重点了解家庭成员日常生活规范及行为方式。如"家庭成员的主要行为方式如何？如何看待吸烟、酗酒等生活行为？"

（2）观察法：观察内容包括观察家庭沟通过程、父母的角色行为及有无家庭虐待。

1）家庭沟通过程：通过观察每个家庭成员的反应及家庭各成员的情绪，可了解家庭的内部关系，出现以下情况常提示家庭关系不良：①家庭成员交流中频繁出现敌对或伤害性语言；②家庭缺乏民主气氛，家规过于严格；③所有问题均由一人回答；④家庭成员间很少交流意见；⑤有家庭成员被忽视。

2）父母角色行为：可从以下几方面观察父母角色是否胜任：①父母的情绪状态；②父母与子女的沟通方式；③子女的表现。

3）有无家庭虐待：观察家庭成员有无被虐待的体征，如皮肤瘀血、骨折、软组织损伤等。虐待情况常提示家庭成员间存在不健康的家庭关系。

（3）量表测评法：可采用测评量表对患者家庭功能状况及从家庭中可获得的支持情况进行测评。常用的测评量表有 Procidano 和 Heller 的家庭支持量表及 Smilkstein 的家庭功能量表。

3. 相关护理诊断

（1）语言沟通障碍：与家庭成员间缺乏沟通交流有关。

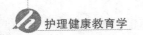 

(2) 家庭功能改变：与家庭情况改变或家庭危机有关。

(3) 无能性家庭应对：与家庭成员酗酒或缺乏解决问题的技巧有关。

(4) 持续性悲伤：与不能满足家庭成员的情感需求有关。

(5) 有孤独的危险：与情感上有失落感、社交孤立及身体隔离有关。

(6) 有亲子依附关系受损的危险：与父母患病没有能力满足自身需要，或父母与子女存在躯体障碍等有关。

(7) 父母角色冲突：与因慢性病致使子女与父母分离有关。

(8) 社交障碍：与身体活动受限、情绪障碍及环境因素等有关。

(9) 社交隔离：与心理及健康状况改变，有不能被人接受的社交行为有关。

### (四) 环境的评估

1. **概述**　环境(environment)是指人类生存或生活的空间。狭义的环境是指环绕所辖的区域，如病室、居室；广义的环境是指人类赖以生存、发展的社会与物质条件的总和。环境可进一步分为自然环境和社会环境，包括影响个体和社会的各种条件、境况和因素。

在医学中，环境被定义为影响人们生存与发展的所有外在情况和影响，并将人的环境分为内环境和外环境。人体的内环境，又称生理-心理环境，包括人体所有的组织和系统，如呼吸、循环、消化、泌尿、内分泌、神经等系统及人的内环境。人体的外环境包括物理环境和社会环境。

2. **外环境的组成**

(1) 物理环境：又称自然环境，是指一切存在于机体外环境的物理因素的总和。可分为两类，一类是指天然形成的原生环境，如空气、水和土壤等；另一类是指由于工农业生产和人群聚居等对自然施加的额外影响，引起人类生存条件的改变，称为次生环境，如耕地、种植园、鱼塘、牧场、城市和集镇等。次生环境是危害人类健康的主要环境因素。以上环境因素必须被控制在一定范围内，否则会危及人类健康和安全，引起各种疾病。

(2) 社会环境：是指人类生存及活动范围内的社会物质与精神条件的总和。广义的社会环境包括整个社会经济文化体系；狭义的社会环境是指人类生活的直接环境。社会是个庞大的系统，包括社会政治制度、法律、经济、文化、教育、人口、民族、职业、生活方式、社会关系、社会支持等诸多方面，其中以社会政治制度、职业、经济、文化、教育、生活方式、社会关系、社会支持等与健康直接相关，是社会环境评估的重点。

3. **环境对健康的影响**

(1) 物理环境对健康的影响：个体通过摄取物理环境中的有益于身体健康的物质来维持生命活动，物理环境中也存在着产生及传播危害人体健康的物质。物理环境中的危险因素主要包括以下几方面。

1) 生物因素：包括细菌、病毒、寄生虫等病原微生物。被含有病原体的粪便、垃圾和污水污染的土壤，可成为有关疾病的传播媒介，如伤寒、副伤寒、痢疾、结核病等。

2) 物理因素：如噪声、振动、电磁辐射等均会危害人的健康。长期暴露于噪声环境中会产生暂时性听阈位移。机体的有害反应包括紧张性头痛、注意力下降、焦虑、高血压和失眠等。

3) 化学因素：水和空气污染，生产毒物、粉尘和农药，以及交通工具排放的尾气等。在污染比较严重的环境中，机体会出现生理方面的各种反应，如恶心、呕吐、头痛、头晕眼花、肌肉无力、呼吸困难等。

4) 气候与地理因素：空气的相对湿度、温度、气流和气压的变化都会对人的健康造成影响。

(2) 社会环境对健康的影响：社会环境与个体健康有密切关系，积极的社会环境将促进健康，而消极的社会环境则可导致个体患病。与健康有关的社会环境如下。

1) 社会经济因素：是社会环境中对健康影响最大的因素，不同经济水平的人群，其健康状况和所患的疾病存在一定的差异,如在发达国家和地区,人群的主要死亡原因是癌症和心脑血管疾病,而在多数发展中国家和地区是传染病和呼吸系统疾病。

2)社会政治制度:社会制度决定一个国家的卫生保障措施及政府是否将公民的健康放在重要位置,是否采取积极措施以促进公众健康。

3)社会文化系统:良好的教育有助于个体认识疾病、获取健康保健信息、自觉改变不良生活方式及习惯以及提高卫生服务的有效利用率。

4)生活方式:生活方式对个体的健康状态至关重要,如不良的饮食习惯、吸烟、酗酒、吸毒、生活工作紧张、家庭结构异常等,都可能导致机体内部失调而致疾病发生(如营养不良、药物成瘾、自杀、高血压、心肌梗死、消化性溃疡等疾病)。

5)社会关系与社会支持:健全的社会关系网络和家庭社会支持系统有助于个体适应和应对生活事件,维持其良好的情绪体验和身心状况,从而有益于身心健康。

6)医疗卫生服务体系:医疗卫生服务体系中存在的各种不利于健康的因素都可直接危害人群健康,如医疗资源布局不合理、医疗用品质量低劣、误诊、漏诊、院内交叉感染等。

7)其他:社会环境易受环境空间大小的影响,如高楼林立、住宅过分拥挤等易导致人际关系疏远。此外,现代工业的高速发展使生活节奏加快,人们处于紧张状态,易导致情绪低落、易激惹、药物成瘾、酗酒等心理社会问题。

**4. 评估方法与内容**

(1)会谈法:通过会谈法了解是否存在影响患者健康的物理环境及社会环境因素。

1)物理环境:重点评估物理环境的清洁度及有无影响健康的危险因素,如家庭和工作环境是否整洁、明亮?是否存在影响健康的危险因素?是否采取防护措施?

2)社会环境:重点评估社会是否安定,医疗保健制度是否合理,居住环境有无污染等影响健康的社会因素。主要包括:①经济水平,询问个人和家庭的经济来源有哪些?②教育水平,文化程度如何?是否具备提供健康照顾所需的知识与技能?③生活方式,重点评估是否有地区性不良饮食习惯。如"你在饮食、睡眠方面有何习惯和爱好?你是否吸烟、酗酒?你的生活是否规律?"④社会关系与社会支持,"你的家庭成员间关系是否稳定?你与同事、领导的关系如何?"住院患者还应询问以下问题:"你与医生、护士及病友的关系如何?你是否获得应有的尊重与关怀?你是否获得及时有效的治疗及护理?"

(2)实地考察法:通过实地考察评估社会大环境中有无工业排放的废气、废渣、废水污染环境,有无农民盲目使用农药、化肥等导致食品中药物残留超标等危害健康的因素等。此外,通过实地考察,可以了解患者所处生活、工作或医疗环境是否存在健康危险因素,以补充会谈法的不足。

(3)量表测评法:通过跌倒风险因素评估表评估环境中有无跌倒的风险因素,采用的评估量表为摩尔斯跌倒评估量表(Morse Fall Scale, MFS),量表是由 Janice Morse 于 1989 年研制出来专门用于测量住院患者跌倒风险的量表。

**5. 相关护理诊断**

(1)有受伤害的危险:与感官视觉减退或听觉退化、环境缺乏安全设施有关。

(2)有窒息的危险:与认知或情感障碍、疾病或受伤有关。

(3)有中毒的危险:与环境中的有害气体污染有关。

# 第三节 患者的心理健康教育要点和技巧

自 1948 年 WHO 提出"健康不仅仅是没有疾病,而且是在身体上、心理上和社会上处于完好状

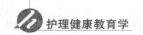

态"的"三维健康观"后,人们对疾病的概念也随之发生了改变,即疾病不仅仅指躯体疾病,而且还包括心理疾病和心身疾病。与现代医学模式相呼应的人性主义心理学(Psychology of Human essence)认为,人性是人的生物属性、精神属性和社会属性的有机统一体,疾病的形成、病程和转归必然由躯体、精神和社会三种属性决定。因此,帮助患者建立"三维健康观""三维疾病观",认识心理社会因素对疾病发生、发展、转归和康复的影响是患者心理健康教育的首要任务。

## 一、患者的心理健康教育要点

1. 帮助患者认识影响健康的心理社会因素  影响健康的心理社会因素包括外部因素和内部因素。外部因素包括生活事件、社会支持与慢性应激刺激;内部因素包括个体易感性和应对方式。教育的目的是帮助患者认清心理社会因素对健康的影响具有双向性特征,它既是影响健康的致病因素,又是促进健康的治疗因素。对因心理社会因素患病或病情加重的患者,应帮助其建立积极的心理应对机制和社会支持系统,消除心理社会因素对患者健康的消极影响。

2. 帮助患者减少生活事件的负面影响  生活事件因其性质、程度不同而对个体的影响各不相同。在心理社会评估中发现患者近期有生活事件发生时,应进一步评价事件对患者健康的影响程度。可应用"生活再适应量表(social readjustment rating scale,SRRS)"进行评估,SRRS主要用于收集个体在近一年内经历的生活事件数目,用量化方式评估其生活变化的程度,以推断个体罹病的概率。评分超过300分者,下一年患病的可能性为70%;评分在150～299分者,下一年患病的可能性为50%;评分在150分之下者,提示下一年基本健康。根据评估结果指导患者理解生活事件改变的评分越高,患病机会越大,加深对心理社会因素是致病因素的认识,减少个体易感性,减轻心理反应程度,主动消除心理社会因素对身心健康的负面影响。

3. 帮助患者建立积极的应对方式  应对方式分为积极的应对方式和消极的应对方式,采用何种应对方式与压力的性质、对压力的感知程度、以往应对压力的能力或经验、个体的人格特征及个体的支持系统有关。实施心理健康教育时应对上述影响因素进行评估,对有严重生活事件(丧偶、离婚、亲人死亡、遭受暴力袭击等)、个体反应敏感对压力感知程度高、缺乏压力处理经验和个体支持系统的患者应作为重点教育对象,帮助其建立积极的应对方式。

4. 帮助患者建立良好的社会支持系统  社会支持是来自社会各方面,包括家庭、亲属、朋友、同事、伙伴、工会等个人或组织所给予患者精神上和物质上的帮助与支持的系统。社会支持系统是患者可利用的外部资源,其功能是帮助患者调动内在的心理资源以处理情绪的问题,承担患者的各种任务或分担他们的艰辛与痛苦,为患者提供金钱、物质、技能、信息及劝告等,以帮助患者处理所面临的应激情景。社会支持系统的好坏对增加或减少疾病的危险性有重要意义,但社会支持对患者处理应激事件的作用也并非都是积极的,如果支持不当或支持过度,也可能起到消极作用。在心理健康教育中应对患者社会支持的程度和患者利用社会资源的情况进行综合评估,判断患者有无社会支持系统、支持的类型、支持的来源、支持的数量和利用度、支持的质量、患者对支持的需求和反应等。社会支持的类型包括信息支持、情感支持、实体支持和归属支持,在分析患者心理社会支持的类型时要判断患者缺乏的是来自哪方面的社会支持,以便在教育中有目的的调动和利用有效的、患者需要得到的外部资源,同时还要注意患者对外部资源的利用度。社会支持利用度是指调动社会网络,利用他人支持和帮助的程度,可利用的资源包括家庭支持、朋友支持和同事支持等。社会支持利用度受多种因素影响,如患者的社会交往能力、性格倾向、所患疾病对患者交往的限制等。在实施心理健康教育时对经历过生活事件并缺乏社会支持的患者,应向其说明社会支持对促进疾病康复的意义,调动其利用社会支持的积极性,同时向家属说明为患者提供社会支持的作用、意义和方法,共同为促进患者的康复建立起良好的社会支持系统。

## 二、患者的心理健康教育技巧

### (一)个别教育技巧

个别教育是"一对一交谈"的口头教育方式,由于这种方式有较强的隐私性和针对性,在心理健康教育中被广泛采用。在进行个别指导时应掌握以下技巧。

1. 建立良好的第一印象  以恰当的称谓称呼患者,主动向患者做自我介绍,说明此次谈话的目的、意义,消除陌生感,取得患者的信任和合作。在谈话中始终保持热情、诚恳的态度,并注意保持合理的距离、姿势、仪态及眼神接触。

2. 使用患者能接受的语言  根据谈话对象的身份、文化层次以及对疾病的了解程度,选择患者能接受的语言,使用医学术语时要将术语的概念进行通俗易懂的描述,谈话中还要注意对语音、语速、语气的控制。

3. 选择灵活的提问方式  可供选择的提问方式有3种,即开放式、封闭式和半封闭式(限制性开放式提问)。如果需要诱发患者说出自己的感觉、认识,表达态度或想法时可选用开放式提问,多使用"什么""怎么""哪些""如何"等句式;如果要澄清患者的某些问题或感受,可选用封闭式提问,即让患者做出肯定、否定或给出答案的选择性回答;如果要转换话题,引出下文,可选用半封闭式提问,如"除了你刚才说的食欲差外,你在情绪上还有哪些不愉快的体验"。

4. 适时确定谈话主题  会谈法主要用于对心理社会问题的评估和床边指导,应根据评估的需要和指导的内容适时确定谈话主题,提高谈话的时效性。如在评估时发现患者因知识缺乏造成了错误的认知,应顺便告诉患者正确的知识。有时患者也会在评估时反问一些与心理健康相关的问题,应抓住激发学习动机的有利时机进行及时引导和教育,往往会收到事半功倍的效果。

5. 进行积极的反馈  反馈是人际交流的重要技巧,积极的反馈是对患者表达出来的情感、言行和学习效果做出恰当反应或给予积极的肯定。积极反馈通常常用在健康咨询、心理训练和行为干预时,在交谈或训练时适时插入肯定性的反馈语言,如"是的""很好""你做得很对"等,这些积极的反馈可使患者获得愉快感、鼓舞感、成就感,以激励患者更积极地参与学习。

### (二)小组教育技巧

小组教育是有组织的心理健康教育方法,即将有相同心理问题、能达成共识、愿意相互交流的人群组成一个小组,由教育者针对共性问题进行讨论和交流的一种互动式的教育方法。小组教育适合于有共性问题的患者,如手术患者焦虑情绪的干预、冠心病患者A型行为的调整、肿瘤患者抑郁情绪的干预、康复患者不合理信念的调整等。小组成员一般由6~12人组成,活动时间一般为1.5~2小时。在进行小组教育时应掌握以下技巧。

1. 合理选择小组成员  小组教育是要在自愿基础上进行的,因此,在教育前应对有相同问题的患者进行评估,了解有无参加小组教育的愿望,掌握患者的年龄、文化及性格特点,以便在小组教育时发挥各自的优势。

2. 明确组织者的角色作用  在小组教育中组织者的任务是引导和帮助小组成员学习知识,掌握技能、调整心态、促进交流。其作用是以小组的共同兴趣和需要为基础,激励每一个成员积极参与教学活动,营造相互交流、相互帮助、协调合作的交流氛围。主要功能是介绍讨论题目、鼓励发言、维持讨论、控制时间、归纳结论。

3. 营造平等的交流环境  根据小组成员的多少选择适宜的空间,由于小组教育遵循的是平等的原则,因此座位的安排应以圆形或半圆形为主,让所有的人都能看到彼此,组织者与学习者均应采取坐位,以维持目光的平等。交流的空间应保持空气新鲜,事先应提示小组成员在讨论中不要吸烟。在教学互动过程中,要提示小组成员注意倾听别人的发言,表达意见时要掌握重点,言辞应简洁,并

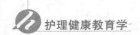

注意礼貌,不做人身攻击。交流中注意调节气氛,尽量让每个人得到相同的发言机会。

4. 促进交流过程的互动  小组教育是为患者创造相互学习和交流的机会,在交流中对共性的问题可引导成员谈其感受和自己应对的策略,对成员中有影响力的发言要给予积极的肯定和支持,并鼓励其他成员参与互动,大胆交流对同样问题的感受和处理策略。虽然讨论的结果或许可以解决一些问题,但很多时候,讨论的过程比结果更为重要。即使没有结论,在讨论过程中,小组成员学会了如何思考,如何表达意见,如何倾诉情感,如何尊重别人及如何与人互动,并因此来影响一个人的态度、观念甚至行为就是最大的收获。因此,在交流过程中,组织者应注重促进成员间积极的影响,尤其在谈到处理情绪的话题时,应注意控制交流的气氛,避免消极的影响。

### (三) 心理放松训练技巧

心理放松训练是有目的的组织患者促进心身康复的方法。当患者受到无法摆脱的紧张、焦虑、抑郁等负性情绪困扰时,单纯进行一些知识性教育活动很难改善患者的身心状态,应用心理放松训练则可使患者在活动中体会到消除负性情绪和提高患者应对疾病的心理品质的显著作用。临床上常用于患者的心理放松训练主要为情绪调节训练,如深呼吸放松训练、想象放松训练、渐进式肌肉放松训练和自我暗示训练等。训练的基本原则是因人而异,按训练程序实施,坚持经常、定期评价,检查效果。现将主要训练方法和训练技巧介绍如下。

1. 深呼吸放松训练  是最简单的放松方法,患者无论采取何种姿势,均可以应用此方法缓解紧张情绪。其基本原理是深呼吸训练可将人的注意力转移到呼吸动作上,使交感神经兴奋性降低,心率减慢,从而降低焦虑情绪。具体步骤为:取舒适体位,先进行正常呼吸,再进行深呼吸,即深深地、缓慢地吸入,完全地、慢慢地呼出,节律要均匀。深呼吸放松训练既可以是独立的情绪调节方法,又可作为其他一些情绪调节方法的基本呼吸法,如想象放松训练和渐进式放松训练等都要以深呼吸方式作为基础。具体训练方法和步骤如下。

(1) 训练要领:基本要领是告诉患者用鼻子吸气,用嘴吐气;吸气时将胸和肚子都挺起来,吐气时将嘴唇缩拢,向吹口哨一样缓慢吐气;吸气时从 1 默数到 3,吐气时从 1 默数到 6(吸呼之比为1:2),按此指导语反复练习 8~10 次。

(2) 注意事项:告诉患者选择卧、坐、站任何一种体位均可以,只是尽量让自己舒服些并尽可能解除自己身上的束缚,如松开领口、皮带等,然后闭上眼睛,体会全肺呼吸带来的轻松感,以调节紧张、焦虑、愤怒、恐惧、急躁等负性情绪带来的不适感。

2. 想象放松训练  是一种通过想象轻松愉快的景象,使心理放松进而达到身体放松的训练方法。想象放松训练需要集中注意力在自己所想象的情景上,如美丽的景象、成功的景象、愉快的景象等,并充分发挥感官作用,使人产生亲临美妙现场的感觉,这是一种"看不见胜似看见,听不见胜似听见的意境",从而达到调节情绪的目的。想象放松训练的要点是注意力的高度集中和充分发挥感觉器官的功能两个方面。训练过程中利用前面学会的全肺呼吸方式调节呼吸,进行注意力集中训练时,提示患者要充分地感受注意到的景象,如想象看到的优美画面、听到的悦耳声音、闻到的愉悦气味等。具体训练方法和步骤如下。

(1) 姿势选择:以坐或躺为主,让患者尽量坐或躺得舒服些,并尽可能解除身体上的束缚,然后闭上眼睛。

(2) 注意力集中训练:嘱患者先做 8~10 次深呼吸,然后选择一种诱导方法使患者进入注意力高度集中状态。这些诱导方法有:①数数法:把注意力集中到一个单调的数数行为上;②触觉感受法:把注意力集中在自己身体的某个部位上,如呼吸时的腹部起伏运动;③指令法:把注意力集中在所指令的内容上,指令可以通过录音机发出或自己背出;④默想法:把注意力集中在一个视觉刺激、听觉刺激或运动知觉刺激上,还可以是一副图景,如海边、草原等。

(3) 想象训练:注意力集中于头脑中想象出的景象或影像,并逐渐练习让自己在景象中能够清晰地看到、听到、闻到和触到等。如想象海边的景色时,要能够感觉到温暖的阳光照射在自己的皮肤上,感受到温暖的沙滩在自己的脚下,听到海浪轻柔地拍打海岸,闻到了海腥味。

(4)想象放松训练:在想象一些可以让自己感到轻松的情景或影像的基础上,配合呼吸放松,并注意体验每次想象带给自己的轻松感觉,这是非常重要的一个步骤。

3. 渐进式放松训练 是通过放松神经、肌肉来达到心理放松的方法,这种方法通常是先从身体上的上身肌肉开始,当某一个部位的肌肉放松后,再进行下一个部位的肌肉放松,依次进行,渐渐地使全身肌肉都放松下来。渐进式放松训练通常要在放松录音磁带的指导下实施,在训练前,施教者先逐一演示每一个部位先紧张后放松的方法,待患者掌握后再按录音带训练。每天至少练习 2 次,每次 20 分钟。具体训练步骤如下。

(1)体位选择:可选择坐位和卧位,解开衣领和皮带,使身体尽可能放松。

(2)紧张与放松的操作演示:向患者演示肌肉先紧张后放松的方法,从头至脚,一个部位一个部位的演示。演示时配合全肺呼吸,吸气时做肌肉紧张动作,呼气时做肌肉放松的动作。如让患者紧张眉头时吸气,打开眉头时呼气,然后依次做紧张或放松双眼、舌头、牙、肩、手、上臂、脚、小腿、大腿和腹部等。演示结束后让患者随录音操作,纠正不正确的动作。直到患者掌握为止。

4. 自我暗示训练 是通过自己对自己的诱导,达到身体、心理放松的方法。自我暗示训练的要点在于想象和接受诱导两个方面,在进行自我暗示训练时,要求患者把调整呼吸、进行想象和接受诱导结合起来,使自己达到放松的目的。自我暗示训练除了可以调节情绪外,对雷诺征、偏头痛、失眠症、高血压等都有一定疗效。对气喘、便秘、抽筋、消化不良、溃疡、糖尿病以及背痛等,也有不同程度的帮助。具体操作步骤如下。

(1)先决条件:要成功地进行自我暗示训练,告诉患者必须有较强的动机,要有一定程度的自我引导及自我控制的能力,还要将外界的干扰减至最低,能够将注意力集中于内心。

(2)身体姿势:自我暗示以坐位和卧位为主,卧位时平躺,两脚微开,脚板往后伸,用毛毯或枕头垫在腰部、头部,以增加舒适程度,但身体不要过度弯曲,双手微离开身体,手肘微弯,手掌向上。坐位时,如果是高椅背的凳子,可将臀部贴靠住椅背,头部、背部靠在椅子背上,使身体挺直,并支撑住头的重量。手臂、手以及手指尽量放松,手置于椅子的扶手上,或放在膝盖上,双脚略微前伸。如果是低背椅子,臀部坐在椅子前端,手臂放在大腿上,手及手指自然下垂,头部也自然下垂,双脚略前伸。

(3)自我暗示感觉与语言训练:在自我暗示想象训练前,让患者按以下 6 个步骤先体会沉重感、温暖感:①注意力放在手和脚上,体会沉重的感觉(从惯用手、惯用脚开始);②将注意力集中放在手和脚上体会温暖的感觉;③将注意力放在心脏部位体会沉重与温暖的感觉;④将注意力放在呼吸上,体会轻松的感觉;⑤将注意力放在腹部体会温暖的感觉;⑥将注意力放在额头上体会凉凉的感觉。

熟悉了以上感觉体验后,进入自我语言暗示训练:①沉重感自我语言暗示:"我的右手臂很沉重""我的左手臂很沉重""我的两只手臂都很沉重""我的右腿很沉重""我的左腿很沉重""我的两条腿都很沉重""我的手臂和腿都很沉重";②温暖感自我语言暗示:"我的右手臂很温暖""我的左手臂很温暖""我的两只手臂都很温暖""我的右腿很温暖""我的左腿很温暖""我的两条腿都很温暖""我的手臂和腿都很温暖";③心脏自我语言暗示:"我的心脏平稳而规则"(重复 4 次);④呼吸自我语言暗示:"我的呼吸是平稳而放松的""我的呼吸是顺畅的"(重复 4~5 次);⑤心窝部自我语言训练:"我的心窝是温暖的";⑥额头自我语言暗示:"我的额头凉凉的"(重复 4~5 次)。上述训练必须坚持每天进行,每天练习 1~6 次,每次 10~20 分钟,体会到上述感觉后再进行下一步训练。

(4)自我暗示想象训练:在以上训练基础上,让患者进行整合训练,让患者对自己说:"我很平静""我很放松""我的右手臂很沉重(重复 4~5 次)""我的右手臂有一些酥酥麻麻的""我的右手臂沉重而温暖""我的右手臂越来越沉重、越来越温暖""我的左手臂很沉重(重复 4~5 次)""我的左手臂

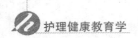 

很温暖（重复 4～5 次）""我的左手臂有一些酥酥麻麻的""我的左手臂沉重而温暖""我的左手臂越来越沉重、越来越温暖""我的两只手臂都很沉重、很温暖（重复 4～5 次）"。

然后将上面手臂练习的步骤改成腿部的练习，从脚开始。练习结束后接着做如下练习："我的心脏跳动很平稳""我的心脏很平稳很放松（重复 4～5 次）""我的呼吸很规律""我的呼吸很平稳""我的呼吸平稳而放松（重复 4～5 次）""我的呼吸很顺畅（重复 4～5 次）、我的心窝暖暖的（重复 4～5 次）""我的腹部好温暖（重复 4～5 次）""我的额头凉凉的（重复 4～5 次）""我很平静""我很放松""我好宁静"。然后，让患者结合想象训练想象一个可以放松的景象：想象自己在那儿，清楚地看到这景象，去感受它，把自己融入这个景象中。听听声音，看看颜色，这个景象使自己很放松，很平静，很宁静。然后让患者体会全身安静而沉重、温暖而放松的感觉，想着安静、沉重而温暖的身体以及这个景象。告诉自己感到安静、感到放松、感到平静。之后告诉患者现在准备离开这个景象，从 5 开始倒数、计数，每倒数一次会觉得更清醒，随着每次倒数让患者慢慢睁开眼睛。其指导语是：5——你正离开景象，你在跟景象道别；4——你回到现在的房间，你在坐（躺）着，你知道你在哪里，准备睁开双眼；3——想想你睁开眼睛后会看到什么，睁开双眼，眼睛看见房间某一个东西，做个深呼吸，看看房间中的所有东西；2——做几个深呼吸，若你准备好，就伸伸你的手、脚，现在站起来，伸伸腰，再做几次深呼吸；1——现在，你可以怀着清新而充满活力的心情去面对你的生活了。

---

## 复 习 题

【A 型题】

1. 关于患者角色的说法，以下哪项不正确？　　　　　　　　　　　　　　　　　（　　）

    A. 患者可以从其平常的社会角色中解脱出来

    B. 患者应具有力图使自己痊愈的愿望

    C. 患者享有健康服务的权利

    D. 患者应该与医护人员合作

    E. 患者对自己陷入疾病状态负有责任

2. 安于患者角色的现状，期望继续享有患者角色所获得的利益，称之为：　　　（　　）

    A. 患者角色缺如　　　　　　　　　　B. 患者角色冲突

    C. 患者角色减退　　　　　　　　　　D. 患者角色强化

    E. 患者角色异常

3. 患者角色与其他社会角色发生心理冲突，称之为：　　　　　　　　　　　　（　　）

    A. 患者角色缺如　　　　　　　　　　B. 患者角色冲突

    C. 患者角色减退　　　　　　　　　　D. 患者角色强化

    E. 患者角色异常

4. 患者否认自己有病，未能进入角色，称之为：　　　　　　　　　　　　　　（　　）

    A. 患者角色缺如　　　　　　　　　　B. 患者角色冲突

    C. 患者角色减退　　　　　　　　　　D. 患者角色强化

    E. 患者角色异常

5. 患者受病痛折磨感到悲观、失望等不良心境的影响导致行为异常，称之为：　（　　）

    A. 患者角色缺如　　　　　　　　　　B. 患者角色冲突

    C. 患者角色减退　　　　　　　　　　D. 患者角色强化

    E. 患者角色异常

6. 下列关于文化休克发展过程的描述,正确的是: （　　）
   A. 意识期主要表现为兴奋、情绪高涨等
   B. 兴奋期是文化休克表现最明显的一期
   C. 兴奋期主要表现为失望、失落、焦虑等
   D. 转变期开始学习、适应新环境的文化
   E. 意识期表现为有很强的愿望接受新的文化模式

7. 经济危机导致工厂倒闭,工人因此而下岗失业,这种压力刺激属于: （　　）
   A. 物理性压力源　　　　　　　　　　B. 心理性压力源
   C. 社会性压力源　　　　　　　　　　D. 文化性压力源
   E. 生理性压力源

8. 大学生毕业后第一次到美国留学,由于语言、风俗习惯、价值观等方面的改变对他产生的压力刺激属于: （　　）
   A. 物理性压力源　　　　　　　　　　B. 心理性压力源
   C. 社会性压力源　　　　　　　　　　D. 文化性压力源
   E. 生理性压力源

9. 文化休克的哪一期最容易出现不良情绪反应? （　　）
   A. 兴奋期　　　　　　　　　　　　　B. 意识期
   C. 蜜月期　　　　　　　　　　　　　D. 转变期
   E. 适应期

10. 下列哪项不是自我概念的组成部分? （　　）
   A. 身体自我　　　　　　　　　　　　B. 自我意识
   C. 社会认同　　　　　　　　　　　　D. 自我认同
   E. 自尊

【填空题】

1. 护理专业的自我概念主要由_____、_____、_____和_____四部分组成。
2. 心理评估的主要内容包括_____、_____、_____和_____的评估。
3. 常见的压力源主要有_____、_____、_____和_____四大类。
4. 常见心理冲突有_____、_____和_____三种形式。
5. 社会问题评估的内容包括_____、_____、_____和_____的评估。
6. 常见的患者角色适应不良的类型有_____、_____、_____、_____、_____和_____。
7. 文化休克分_____、_____、_____和_____4期变化历程。
8. 临床上常用于患者的心理放松训练方法有_____、_____、_____和_____。

【判断题】

1. "前怕狼,后怕虎"式的心理冲突属于趋避式冲突形式。 （　　）
2. "吃葡萄又怕葡萄酸"式的心理冲突属于趋避式冲突形式。 （　　）
3. 自我概念中的身体自我是指个体对自己身体特征的感受,是个体对身体外形及身体功能的认识与评价,即"镜中我"。 （　　）
4. 护士小张由呼吸内科病房轮转到急诊科,这种由于工作环境的改变对她产生的压力刺激属于社会性压力源。 （　　）

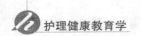

5. 护士小张由于最近孩子生病住院而产生压力,这种压力刺激属于社会性压力源。 （ ）

6. 患者被确诊为癌症后,不承认自己生病,表现为不配合治疗和护理,这种角色适应不良属于患者角色冲突。 （ ）

7. 患者的求医行为与他(她)所负担的其他角色行为不能协调一致时产生的角色适应不良属于患者角色冲突。 （ ）

8. 张奶奶因胆结石住院手术,康复出院后仍沉浸在患者角色,表现为对家人的依赖,害怕一个人在家,这种角色适应不良属于患者角色冲突。 （ ）

9. 文化休克中的兴奋期最容易出现不良的情绪反应。 （ ）

10. 意识期又称"沮丧期",是文化休克中表现最明显,也是最难度过的一期,一般持续数周、数月甚至更长时间。主要表现为失望、失落、烦恼和焦虑。 （ ）

## 【名词解释】

1. 心理健康 　 2. 心理健康教育 　 3. 心理评估 　 4. 自我概念 　 5. 压力 　 6. 压力源 　 7. 心理挫折 　 8. 应对 　 9. 压力反应 　 10. 角色适应不良 　 11. 角色冲突 　 12. 患者角色冲突 　 13. 患者角色缺如 　 14. 患者角色强化 　 15. 患者角色消退 　 16. 个别教育

## 【问答题】

1. 简述心理健康教育的原则。

2. 影响自我概念的因素有哪些?

3. 患者角色具有哪些特征?

4. 患者角色适应不良有哪些类型?

5. 试阐述文化休克的常见原因。

6. 影响文化休克的因素有哪些?

7. Kleinman 等人提出的健康信念评估模式包括哪些问题?

8. 试阐述患者的心理健康教育要点。

9. 试阐述个别心理健康教育的技巧。

10. 试阐述小组心理健康教育的技巧。

# 第 六 章

# 健康信息传播与护理健康教育

## 导 学

### 内容及要求

健康信息传播与护理健康教育包括6个部分的内容：传播的基本概念及影响因素、护患关系技巧、护患沟通技巧、知识传播技巧、行为训练技巧及特殊人群健康教育信息传播方法与技巧。

传播的基本概念及影响因素部分主要介绍健康传播的概念、传播的要素、分类、模式及影响因素。在学习中应重点掌握传播过程的5点要素；熟悉拉斯韦尔五因素传播模式和施拉姆双向传播模式；了解影响健康传播效果的因素。

护患关系技巧部分主要介绍护患关系的概念、分类、特点和建立护患关系的技巧。在学习中应重点掌握护患关系3个阶段中建立护患关系的技巧；熟悉3种护患关系分类。

护患沟通技巧部分主要介绍护患沟通的意义和技巧。在学习中应重点掌握护患沟通中的语言沟通技巧、非语言沟通技巧及倾听技巧；了解护患沟通的意义。

知识传播技巧部分主要介绍常用的知识传播技巧和知识传播教材的应用。在学习中应重点掌握知识传播技巧中的讲授法、阅读指导法和演示法；了解知识传播教材选用的原则。

行为训练技巧部分主要介绍自我护理能力训练、住院适应能力训练和康复能力训练。在学习中应重点掌握自我护理能力训练、住院适应能力训练的项目和健康教育技巧；熟悉康复能力训练的项目和健康教育技巧。

特殊人群健康教育信息传播方法与技巧部分主要介绍儿童信息传播、老年人信息传播、临终者信息传播和"性"问题信息传播。在学习中应重点掌握儿童信息传播和老年人信息传播的健康教育技巧；熟悉临终者信息传播和"性"问题信息传播健康教育技巧。

### 重点、难点

本章的重点是第一节传播的基本概念及影响因素、第三节护患沟通技巧、第四节知识传播技巧，其难点是传播的模式、护患沟通技巧的临床应用、知识传播技巧的临床应用以及行为训练指导步骤。

### 专科生的要求

专科层次的学生对知识传播教材选用的原则、特殊人群中临终者信息传播和"性"问题信息传播做一般了解即可。

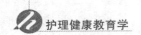

以健康信息传播为途径的健康教育和健康促进方法,在卫生保健服务各个领域的长期实践中,被广泛使用并发挥着重要的作用。护理人员通过有效地沟通和传递健康信息,能够帮助服务对象培养科学的健康观念,养成良好的健康习惯,促进快速的健康恢复。在临床护理实践中,护理人员需要应用健康信息传播的理论和技术对服务对象实施身心整体护理,满足服务对象的健康需求。因此,学习健康传播理论、患者沟通和知识传播技巧、行为训练方式及不同人群信息传播方法,对提高护理健康教育效果具有重要的作用。

# 第一节 传播的基本概念及影响因素

## 一、传播的概念及要素

### (一)传播的概念

传播(communication)一词源于拉丁文 communicare、communicatio 和 communis,意为"共有的""公共的""共享的"。其中文含义可以有多种解释,如:交往、交流、交通、通信、传播等。

美国第一代最为重要的社会学家和社会心理学家查尔斯·霍顿·库利(Charles H. Cooley,1864~1929)认为:传播是指人与人关系赖以成立和发展的机制,包含一切精神象征及其在空间中得到传递和在时间上得到保存的手段。它包括表情、态度、动作、声调、语言、文章、印刷品、铁路、电报、电话,以及人类征服空间和时间的其他任何最新成果。1988 年我国出版第一部《新闻学字典》将"传播"定义为:"传播是一种社会性传递信息的行为,是个人之间、集体之间以及集体与个人之间交换、传递新闻、事实、意见的信息过程。"传播学是研究人类制作、储存、传递和接受信息等一切传播活动,研究人们之间交流与分享信息关系一般规律的学科。我国传播学者郭庆光在 1999 年主编的《传播学教程》中提出:"传播是人类通过符号和媒介交流信息,以及发生相应变化的活动";2011 年再版中提出:"传播,即社会信息的传递或社会信息系统的运行"。上述有关传播的定义从不同角度反映了人类社会信息传播所具有的普遍性、社会性、符号性、共享性等基本特点。

### (二)健康传播的概念

健康传播(health communication),它是传播学的一个分支,指通过各种渠道,运用各种传播媒介和方法,以"人人健康"为出发点,为维护和促进人类健康而收集、制作、传播、分散、交流、分享健康信息的过程。

美国学者埃弗雷特·罗杰斯(Everett M. Rogers,1931~2004)在 1994 年提出:健康传播是一种将医学研究成果转化为大众的健康知识,并通过态度和行为的改变,以降低疾病的患病率和死亡率,有效提高一个社区或国家生活质量和健康水准为目的的行为。1996 年,该学者又在另一篇文章中对健康传播做了如下定义:凡是人类传播的类型涉及健康的内容,就是健康传播。并认为健康传播是以传播为主轴,借由 4 个不同的传递层次将健康相关的内容发散出去的行为。这 4 个层次是:自我个体传播、人际传播、组织传播和大众传播。对于健康传播的定义,我国台湾学者徐美苓也有过相关论述:"可将健康传播定义为人们寻找、处理、共享医疗资讯的过程。其关心的范围不仅在个人寻求医疗资讯的过程,或医患之间的沟通,更在整个医疗体系内信息的流动与处理"。在她的定义中,焦点在于医疗领域,包括健康传播的主体、客体与媒介等;其次,它是多层次的,有个人行为、也有系统行为。

### (三)传播的要素

一次完整的传播过程主要由以下 5 点要素构成。

1. 传播者(communicator)　又称传者或传播主体,指传播过程中信息的主动发出者。在社会传播中,传播者可以是个人,比如人际传播活动;也可以是一个群体、组织或机构,比如大众传播的电视台、广播电台、报社、网站、出版社、杂志社、影剧院、直播平台、公众号以及各级宣传部门和教育机构等,都属于传播者范畴。因此,传播者的概念不仅仅是指一个人,它实际包括了一切传播机构。

2. 信息与讯息(information and message)　信息指音讯、消息、通信系统传输和处理的对象,泛指人类社会传播的一切内容。讯息在传播学中是指由一系列有序性符号(语言、文字、图像等)组成的表达特定信息的符号系统。讯息是一种信息,是人类传播内容的具体单位,信息必须转化为讯息,成为传播过程中信源编码出来的真正实在产品,才能传播出去。

3. 受传者(audience)　又称受者、受众或传播对象,是指传播内容的接受者和反应者,是传播者的作用对象,具体包括观众、听众、读者等。受传者是传播的构成要素之一,可以是个人或群体、机构、组织等。

4. 传播媒介(communication media)　又称传播渠道、信道、传播工具等,它是传播内容的载体,也是传播信息的中间渠道。传统意义上的传播媒介是报纸、杂志、电视、广播四大类,随着社会科技的发展,按照媒体的性质又可以将其分为纸媒和电子媒体。其中,纸媒又分为信件、书籍、报纸、杂志、广告册等;电子媒体可以分为电视、广播、网络、通信等方式。

5. 传播效果(communication effect)　是指传播对人的行为和心理产生的有效结果,即受传者接收信息后,在认知、情感、态度、行为等方面发生的变化。这些影响可能是有意的或是无意的、直接的或是间接的、显在的或是潜在的,短期的或是长期的。通常意味着传播活动在一定程度上实现了传播者的意图或目的。

## 二、传播的分类

传播学是研究人类一切传播行为和传播过程发生、发展的规律以及传播与人和社会的关系的学问。传播活动形式多样,按照传播的内容,可分为政治传播、文化传播、艺术传播、教育传播、健康传播等;按照传播的符号,可分为语言传播、非语言传播;按照传播的媒介,可分为口头传播、文字传播、电子传播;按照传播的规模,可将人类传播活动分为以下5种类型。

### (一) 自我传播

自我传播(intra-personnel communication)又称人的内向传播、内在传播或人内传播,指个人接受外界信息后,在头脑内进行信息加工处理的心理过程。具体地说,是个人内部的信息处理活动,表现为"思考""自言自语""自忖"等,即所谓主我与客我的对话,以达到自我的内部平衡调节,自我传播的传播者和受传者都是同一个人,二者集于一身,这种传播通常不使用传播媒介,核心是自我管理。中国成语"心生一计""灵机一动""恍然大悟"等说的就是自我传播的过程。自我传播是人类最基本的传播活动,也是一切社会传播活动的前提。

### (二) 人际传播

人际传播(inter-personnel communication)又称亲身传播或人际交流,是指个人与个人之间(两者或两者以上之间)的信息交流。人际传播的形式可以是两个人面对面地直接传播,也可以是以媒体为中介的间接传播,如使用电话、网络、书信等进行人际交流。

### (三) 群体传播

群体传播(group communication)又称小组传播,是指群体内部成员之间的信息传递和交流活动。群体传播是指组织以外的非组织群体的传播活动,在小群体成员之间实现的一种双向性直接传播方式。群内成员有着共同的目标和观念,并通过信息交流以相互作用的方式达到他们的目标,是介于人际传播和组织传播之间的一个信息交流层次。

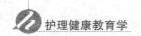

### （四）组织传播

组织传播（organizational communication）是以组织为主体的信息传播活动，即组织成员之间、组织内部机构之间的信息交流和沟通，包括组织内部个人与个人、团体与团体、部与部门、组织与其成员的传播活动以及组织与相关的外部环境之间的交流沟通活动。组织传播有利于保障组织内部正常运行的信息传递，也是组织与外部环境保持信息互动的桥梁和纽带。

### （五）大众传播

大众传播（mass communication）是指专业化的传播机构或人员通过运用报纸、杂志、网络、书籍、广播、电视等大众传播媒介，以社会大众为传播对象公开进行的大规模的信息生产和传播活动。大众传播的传播者是职业传播机构或其中的个人，传播媒介为纸媒介或电子媒介，传播的信息是公开的、面向公众的，属于单向性很强的传播活动。

## 三、传播的模式

传播模式（communication model）具有构造功能，是传播学者为了研究传播现象，采用简化而具体的文字和图解模式来对复杂的传播现象进行描述、分析和解释，以揭示传播结构内各因素的次序及其相互关系。这里将介绍具有代表意义的拉斯韦尔五因素传播模式和施拉姆双向传播模式。

### （一）拉斯韦尔五因素传播模式

美国著名的社会学家、政治学家哈罗德·拉斯韦尔（Harold D. Lasswell，1902～1977）在1948年发表的《社会传播的结构与功能》一文中，明确提出了传播过程及其5个基本构成要素，即：①谁（who）；②说了什么（says what）；③通过什么渠道（in which channel）；④对谁（to whom）；⑤取得了什么效果（with what effect）。这就是著名的"5W"传播模式，这个模式简明而清晰，是传播过程模式中的经典文字模式。

拉斯韦尔的"5W"模式界定了传播学的研究范围和基本内容。该模式是线性的，即信息的流动是直线的、单向的，它把人类传播活动明确概括为由5个环节和要素构成的过程，是传播研究史上的一大创举，为后来研究大众传播过程的结构和特性提供了具体的出发点。但此传播模式没能注意到信息反馈这个要素，忽视了传播的双向性。

### （二）施拉姆双向传播模式

美国著名的传播学者威尔伯·施拉姆（Wilbur Schram，1907～1988）在1954年提出双向传播模式，该模式将人际传播过程描述为一种信息双向循环往复的交流过程，对人际传播研究做出了杰出的贡献。这一双向传播模式强调传播双方都是传播的主体，构成传播过程的传播者与受传者之间存在着传达与反馈的关系。并且在传播过程中，传受双方的角色并不是固定不变的，一个人在发出信息时是传播者，而在接受信息时则又在扮演受传者的角色。

施拉姆双向传播模式与拉斯韦尔五因素传播模式的单向线性传播模式相比，强调了信息传播的双向性，在一定程度上揭示了社会传播过程的相互连接性和交织性。信息在传播过程中会得到再加工，受传者在接到讯息后会对传播者产生反馈，并且初步具备了系统模式的特点，但该模式忽略了外部条件和外部环境的制约和影响。

## 四、影响健康传播效果的因素

根据"知—信—行"的健康相关行为模式理论，健康传播产生效果是由于受传者产生认知，而后发生信念和态度的变化，最终通过改变行为提高健康水平。研究影响健康传播效果的因素，探索影响因素产生的原因，防止和排除影响因素的干扰，是健康传播学应用层面上的重要内容。

### (一) 传播者因素

健康传播者是健康传播的主体,需要具备必要的医学知识和传播、教育技巧,还需具有收集、加工制作与发送健康信息,处理反馈信息、评价传播效果等多项能力。因此,健康传播者的素质将对传播效果造成直接影响。

### (二) 信息因素

健康信息是健康传播的信号,在传播过程中,传播者用健康信息的刺激来激发受传者的健康需求、动机和行为。科学性是健康信息的生命,是达到传播效果的根本保障。同时,健康信息要有针对性地发送到适用人群,保证内容准确、通俗、易于理解。根据传播目的,受传者需要科学地设计健康信息,适当地取舍信息内容,对传播内容加以指导、劝说、重复、强调,是取得良好传播效果的重要环节。

### (三) 媒介因素

传播媒介是健康传播中多样性的体现,在健康传播活动中,传播者应充分利用媒介资源的选择与整合,使用多种传播媒介多管齐下地传播信息,达到优势互补,以确保传播效果。在开展健康教育活动中,常采用的传播手段是:①以大众传播为主时,采用电视、广播、网络等传播媒介;②以群体传播或人际传播为主时,采用手册,挂图,录像,手机信息推送等传播媒介。

### (四) 受传者因素

健康传播的受众是社会人群,传播对象存在着各种个人差异和群体特征,有着多样性的健康信息需求。不同性别、年龄、文化程度、职业、收入、居住地等个人属性,会影响受传者对健康信息刺激后的选择,也随后会对信息的寻求、使用行为和心理发展过程造成影响。因此,根据传播对象的个体和群体特点及需求制订健康传播策略,是提高健康传播效果的重要途径。

### (五) 环境因素

传播活动开展的自然环境和社会环境是影响健康传播效果的重要因素。自然环境包括:①自然条件,如时间、天气、地点、距离等;②人为控制环境条件,如场所的选择、环境布置、座位排列等。社会环境包括:①宏观社会环境,如受众所处的政治环境、经济环境、文化环境、政策法规、社区支持力度等;②微观社会环境,如家庭、朋友、同事对其态度和行为的影响等。在设计、制订健康传播计划和实施前,要事先深入研究受传者的环境因素,对营造交流氛围,扩大传播活动的范围,有着积极的影响。

# 第二节 护患关系技巧

健康教育过程中涉及多方面的人际关系,但其中最基本、最重要的是护理人员与服务对象之间的人际关系,即护患关系。护患关系贯穿于医疗护理过程的始终,对健康传播效果和护理工作质量有直接影响,而且良好的护患关系是促进患者身心健康的重要条件之一。因此,建立良好的护患关系是健康教育的必要前提。

## 一、护患关系的基本概念

### (一) 护患关系的定义

护患关系(nurse-patient relationship)是指护理人员与患者双方在相互尊重并接受彼此民族文化差异的基础上,以治疗或健康为目的而建立起的一种特殊的人际关系。护患关系有广义和狭义之

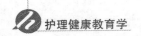 

分。广义的护患关系是指围绕服务对象的治疗和护理所形成的各种人际关系,包括护理人员与服务对象、家属、陪护人、监护人及其他人员之间的关系;狭义的护患关系是指护理人员与服务对象之间在特定环境及时间段内互动所形成的一种特殊的人际关系。

### (二) 护患关系分类

1. **主动—被动型关系**  又称为支配服从型模式,是最传统的护患关系模式。此模式以传统生物医学模式为指导,以护士为主体,扮演"照顾者""保护者"的角色,行为模式为"护士为患者做什么",模式原型为"父母—婴儿"。患者被视为简单的生物体,处于被动接受照顾的服从地位,忽视了患者的心理、社会属性,将治疗疾病的重点置于药物治疗和手术治疗。此模式强调护士的权威性,忽略了患者的主动性,因而不能取得患者的主动配合,此关系适用于不能表达主观意愿、不能与护士进行沟通交流的患者,如神志不清、休克、痴呆、昏迷患者、新生儿以及某些精神病患者。

2. **指导—合作型关系**  是近年来在护理实践中发展起来的一种模式,也是目前护患关系的主要模式。此模式是以"生物—心理—社会医学"模式为指导,将患者视为具有生物、心理、社会属性的有机整体,以护患双方互动为前提的护患关系。护士扮演"指导者""协助者"的角色,行为模式为"护士教会患者做什么",模式原型为"父母—儿童";患者以主动配合护士治疗为前提。此模式下,护士需要根据患者病情决定护理方案和措施,并对患者进行健康教育和指导,此关系适用于有交际能力的患者,如外科手术后恢复期的患者。

3. **共同参与型关系**  是一种双向性护患关系模式。此模式是以"生物医学—社会心理"模式为指导,以护患间平等合作为基础,强调护患双方具有平等权利,共同参与决策和治疗护理过程,是深层次、高质量的现代护患关系模式。护士扮演"同盟者"的角色,行为模式为"护士帮助患者自己学会做什么",模式原型为"成人—成人"。在此模式下,护理人员为患者提供合理的建议和方案,促进患者主动配合治疗护理,积极参与护理活动,共享护理成果。在临床护理工作中,此模式主要适用于具有一定文化知识的慢性疾病患者。

以上 3 种护患关系模式在临床护理实践中不是固定不变的,护士应根据患者的具体情况、患病的不同阶段,选择适宜的护患关系模式,以达到满足患者需要、提高护理水平、确保护理服务质量的目的。

## 二、护患关系的特点

### (一) 专业性关系

护患关系是以解决患者在患病期间所遇到的生理、心理、社会、精神文化等方面的问题,满足患者需要为主要目的的一种专业性的人际关系。这种关系中的所有活动是以专业活动为中心,以保证患者的健康为目的。

### (二) 工作性关系

与其他的人际关系不同,护患关系是出于护理工作的需要,护理人员与患者之间的人际交往是一种职业行为。不管面对何种身份、性别、年龄、职业、素质的患者,不管护理人员与患者之间有无相互的人际吸引基础,出于工作的需要,护理人员都应与患者建立并保持良好的护患关系。因此,要求护理人员对所有的患者应一视同仁,并真诚地给予帮助,以满足患者的健康需要。

### (三) 治疗性关系

护理工作本身是以治疗疾病、促进健康为目的的职业,良好的护患关系能有效地消除或减轻患者来自于疾病、诊疗护理、环境及人际关系等多方面的压力,有利于促进患者的康复,因此护患关系本身具有治疗性质。

### （四）互动性关系

护患关系是一种双向性关系，护患关系的好坏受护患双方行为的影响。任何一方积极的行为都会促进护患关系向积极的方向发展；反之，任何一方消极的行为都会阻碍护患关系向健康的方向发展。这就要求护患双方都应为其双方良好关系的建立、维系和发展做出各自的努力。此外，由于护理人员在护患关系中发挥着主导性作用，因此，护理人员良好的行为更容易引发患者相应的反馈而有利于护患关系的进一步发展。

### （五）短暂性关系

护患关系是患者在接受护理服务过程中存在的一种特殊人际关系，一旦护理服务结束，这种人际关系一般就会随之结束。

## 三、建立护患关系的技巧

护患关系是由于护理人员出于工作的需要，服务对象出于需要接受护理而建立起来的一种工作性的帮助关系。因此，护患关系的建立既遵循一般的人际关系建立的规律，又与一般的人际关系的建立及发展过程有一定的区别。在健康教育中，护患关系的建立和发展一般分为以下 3 个阶段。

### （一）观察熟悉期

观察熟悉期指患者入院的初期，是服务对象与护理人员初期的接触阶段。这个阶段的任务主要是护患双方彼此熟悉并建立初步的信任关系。其技巧有以下几种。

1. 建立第一印象　护患双方在自我介绍的基础上从陌生到认识，从认识到熟悉。良好的第一印象可以快速建立沟通渠道，缩短建立信任关系的时间。

2. 消除环境陌生感　护士在此阶段需要向服务对象介绍病区的环境及设施、医院的各种规章制度、与治疗及护理有关的人员等，这对于患者适应新环境、消除陌生和紧张的心理是很有必要的。

3. 建立信任感　护士需要全面收集资料，了解服务对象的病情、家庭和社会环境等。在沟通中，护理人员要表现出爱心、热心、耐心、细心、责任心和同情心，让服务对象了解自己，信任自己，为开展护理工作奠定较好的基础。

### （二）合作信任期

合作信任期指开始建立健康教育计划到患者出院之前，也是护患关系最重要的阶段。此期的任务主要是应用护理程序解决服务对象的各种身心问题，满足服务对象的需要。其技巧有以下几种。

1. 建立互动关系　护理人员需要与服务对象共同协商制订护理计划，与服务对象及有关人员合作完成护理计划，并根据服务对象的具体情况修订及完善护理计划。

2. 维持治疗性关系　护理人员需要通过高尚的医德、精湛的护理技术、热情耐心的服务态度帮助患者达到健康教育效果。在护理过程中，护理人员要始终保持关注、真诚和尊重的态度，维护服务对象的权利，保护服务对象的隐私，鼓励服务对象充分参与自己的康复及护理活动，使服务对象获得有关的健康知识，逐渐达到自理及康复。

3. 提高沟通效率　在健康教育过程中，护理人员需要判断患者的接受和掌握能力，善用倾听等非语言沟通的交流技巧，鼓励患者主动提问、大胆探讨，在有效时间内传递更多的健康信息。

### （三）终止评价期

终止评价期指患者出院或护患关系终止时期，此期的患者病情好转或基本恢复，达到预期目标，该期任务主要是护患共同评价护理目标的实现程度及预测终止期可能会面临的问题。其技巧有以下几种。

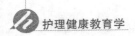

1. 消除患者的顾虑  护理人员需要预计护患关系结束后服务对象可能面临的新问题,协助服务对象制订对策以解决这些问题,同时妥善处理护患双方已经建立的情感和情绪,顺利结束关系。护理人员要提前做好出院前的准备,包括巩固疗效、观察各种生理体征、做好出院前指导、评价整个护患关系发展过程、了解服务对象对自己目前健康状况的满意程度和接受程度。

2. 增强患者的独立性  护理人员需要观察和评估患者的心理及生理健康状况,引导患者勇敢、乐观地接受离院康复,并逐渐恢复社会角色。

3. 提高患者满意度  在服务对象离开前,及时评价健康教育和沟通效果,积极收集患者的反馈意见,使患者以满意的态度接受护患关系终止的现实。

# 第三节  护患沟通技巧

在日常的护理工作中,护理人员需要与患者进行有效的沟通,来取得患者的信任,从而获得患者全面的健康信息,并以此为依据为患者制订个体化的护理计划,解决患者的健康问题,满足患者生理、社会、心理、精神及文化等多方面的需要,使患者尽早获得健康的最佳状态。因此,护患沟通是护理实践中的重要内容,也是护理人员需要掌握的最重要的技能之一。

## 一、护患沟通的基本概念

### (一)护患沟通的定义

沟通(communication)是指信息发送者凭借一定的途径,将信息发送给既定对象并寻求反馈,以达到相互理解的过程。人际沟通(interpersonal communication)又称人际交往,是指个体利用语言符号或借助动作、表情、手势等非语言符号传递信息和交流思想、感情和意见等的过程。

护患沟通(nurse-patient communication)是指护理人员与患者之间的信息交流和相互作用的过程。所交流的内容是与患者的护理及康复直接或间接相关的信息,同时也包括双方的思想、感情、愿望及要求等方面的沟通。护患沟通的目的是为了收集服务对象生理、心理、社会、精神及文化等多个层面的健康资料,以了解患者或其他人群的疾病、健康状况,为治疗和护理患者提供有效的依据,并帮助患者促进和维护健康水平。

### (二)护患沟通的意义

1. 收集信息  护患沟通包括正式的和非正式的两种。通过正式的沟通,护理人员可以系统收集有关患者健康的信息,全面了解患者的情况,为患者的护理提供充分的依据,促进患者的康复。通过平日里的非正式沟通,护理人员可以运用沟通技巧了解患者的感受和想法等,为评价护理措施实施的效果以及补充、修订护理计划提供客观依据。

2. 证实信息  护患沟通可以证实护理人员所接收到的患者信息是否准确,即证实护理人员所理解的患者的语言信息、非语言信息,与患者实际想要表达的意思是否一致。进行健康教育时,作为信息传播者的护理人员可以通过接收反馈的方法来证实信息内容是否被患者全面、准确地接收。

3. 分享信息  通过护患沟通,护士能够与患者解释和讨论护理目标及护理措施,取得患者合作,鼓励患者参与,以达到健康教育目的。传递的健康信息可以帮助患者了解病情、预防并发症、提高患者的自我护理能力,同时促进患者的身心健康及全面康复。

4. 建立信任  护患关系建立在彼此相互信任、尊重和体谅的基础上。所以,良好的沟通有助于建立一个相互信任、宽容的护患关系,为实施护理措施奠定良好的人际工作环境基础。

## 二、护患沟通的技巧

### （一）语言沟通技巧

1. **选择合适的词语（vocabulary）**　在医院环境中，护理人员会使用许多医学术语，如果护士在与患者沟通时经常使用这些专业词汇，患者会难以理解他们要传递的信息。如果信息受传者不能够明白信息传播者发送的信息涵义，这次沟通就是无效的。所以，护理人员应选择通俗易懂的、符合患者文化背景的词语与患者进行沟通，避免使用医学术语或省略语（如 NS、GS 液体、bid 注射等）。

2. **选择合适的语速（pacing）**　人们在传播或沟通具有意义的词汇时，如果能以适当的速度表达信息内容，就更容易获得成功，语速也是人类语言特有的特征。护理人员应该用能够清晰阐明信息内容的速度与服务对象交谈。过快的语速、尴尬的停顿或者缓慢且过于审慎的交谈，可能会使服务对象对信息传播人或传递的健康信息无法充分了解，或产生抵触情绪。

3. **选择合适的语调和声调（intonation）**　护理人员的语调和声调可以影响信息的涵义，从而影响沟通的效果。即使是一个简单的问题或陈述，凭借语调都可以表达热情、关心、愤怒、牵挂或漠不关心。甚至是同样的词，如果采用不同的语调和声调，沟通的效果也可能截然不同。患者会通过护士说话的语调来感受或猜测说话者的情绪，因此，护理人员在与患者沟通时必须要留意自己的语调和声调，避免由于情绪不佳而影响说话的语调，发出非目的性的信息，从而对患者造成不应有的心理伤害。

4. **保证语言的清晰和简洁（brevity）**　有效的沟通应该是简洁的、直接的。使用简练的词语能够易于理解、便于记忆、避免混淆。此外，反复重复信息的重要部分也可以保证沟通的清晰度，例如，"您哪儿疼"要比"我希望你能向我描述一下你疼痛的位置"好得多。

5. **适时使用幽默（humor）**　幽默是一种才华，幽默的人常会给人带来欢乐，其特点主要表现为机智、自嘲，调侃、风趣等。幽默运用在护患沟通中，有助于消除患者顾虑，缓解护患摩擦，防止护患矛盾升级，还能激励患者战胜疾病的士气，提高护理工作效率。

### （二）非语言沟通技巧

1. **姿势和步态（posture and gait）**　身体的姿势和步态是一种表达自我的形式。人们坐、站和移动可以反映其态度、情绪、自我概念和健康状况。例如，直立的、快速的和有目的的步态可以传达一种健康良好以及有信心的感觉；萎靡不振的身体姿势以及缓慢、拖曳的步态可能显示情绪抑郁或身体不适；身体向前倾斜或朝向某人可以表示关注；身体以一种过于放松的方式向后倾斜可能说明缺乏兴趣或过于随意不尊重。护理人员可以通过观察患者的身体姿势和步态来收集他们有用的信息。特殊的疾病可以引起特征性的步态，例如拖曳步态见于震颤麻痹。有些因素可以使步态发生改变，如疼痛、药物治疗、骨折和情绪抑郁等。患者也可以通过护理人员的身姿和步态来感受医务工作者的工作情绪和责任感等。

2. **面部表情（facial expression）**　面部表情是以面部肌肉来表达情感状态或对信息的反应。面部表情是一种共同语言，来自不同国家和不同文化的人们的面部表情所表达的感受和态度是相似的。通过面部表情，可以传递惊奇、害怕、生气、厌恶、快乐以及悲伤的情感。许多面部表情传递相同的意义，微笑表示快乐，嘴角下撇、头向后倾斜以及眼睛直接朝向鼻子下传递的是轻视。同时，面部表情也是多样的、复杂的，可以是对真实情感的展现，也可以是与真实的情感相矛盾，比如"笑里藏刀"。在护患沟通过程中，患者时常会仔细观察护理人员的面部表情，尝试猜测医疗信息。因此，护理人员应意识到自己展示在患者面前的表情，并且尽可能去控制一些消极的非语言的面部表情，如不喜欢、厌恶、敌意等，并用真诚的微笑面对患者。

3. **目光的接触（eye contact）**　目光接触通常发出的是希望沟通的信号。人感觉印象的 77％来

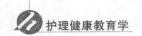

自眼睛,14％来自耳朵,视觉印象在头脑中保持时间超过其他器官。可见,目光是传递信息十分有效的途径和方式。在交谈期间保持目光的接触可以表示尊重对方以及希望去听对方的讲述。目光的接触同样使人们可以彼此密切地观察。缺乏目光的接触可能显示焦虑、防御、不适或缺乏在沟通中的信心。此外,目光接触的水平会对沟通产生影响。沟通时目光接触的理想水平是护理人员坐在患者的对面,并保持眼睛和患者的眼睛在同一水平,这样既可以体现护患间的平等关系,同时也能表示出护理人员对患者的尊重。护理人员应避免向下看患者,那样会使患者产生被控制感。

4. **手势**(hand gesture) 手势是指手、手臂和手指头的移动,用来描述和加强语气。人们常常不注意自己的手势,但它们却在表达思想和感情方面起了重要的作用。手势可以用来强调、加强或澄清语言信息。俗话说:"心有所思,手有所指。"手势的沟通能力并不亚于眼睛。有时手势和其他非语言行为结合起来使用可以替代语言信息,例如当一个患者面部呈现痛苦状,并且用手抓住他的胸口,护理人员可以根据这两种非语言信息判断患者正处于疼痛状态中。

5. **触摸**(touch) 触摸是人际沟通时最亲密的动作。触摸是一种无声的安慰,它是一种很有效的沟通方式。触摸可以交流关心、牵挂、体贴、理解、安慰、支持等情感。触摸与心理护理密切相关,皮肤刺激通过神经末梢传导可作用于机体,可以减轻因焦虑和紧张等引起的疼痛,产生良好的心理和精神安慰。所以当一个人有忧伤、生病、害怕等情形时,会特别需要通过他人的触摸以获得温暖和关怀。与此同时,触摸是一种非常个体化的行为,对不同文化背景的人具有不同的涵义。触摸受性别、年龄、文化及社会因素的影响,它是一种易于被误解的非语言表达方式。因此,护理人员在应用触摸时,应注意患者的文化及社会背景,清楚自己触摸的护理意义,渐进性地对患者进行治疗性的触摸,并严格限制触摸部位。

### (三) 倾听的技巧

倾听(listening)是信息接收者集中注意力将信息发出者所传递的所有信息(包括语言和非语言信息)进行分类、整理、评价以及证实,以使信息接收者能够较好地了解信息发出者所说的话的真正涵义。有效的人际沟通,往往从倾听开始。所以护理人员要学会倾听,且能在护患沟通过程中,很好地使用倾听的技巧来获取信息、解决问题以及传达同情和关爱等情感。

# 第四节　知识传播技巧

知识传播是健康教育最为重要的步骤,对患者形成健康行为十分重要。患者能否接收到有效的健康信息,取决于护理人员是否选择了有针对性的健康传播资料、是否应用了恰当的知识传播方式,以及是否配备了必要的教学用具。护士在实施健康教育之前,应熟练掌握知识传播技巧,达到事半功倍的效果。

## 一、常用的知识传播技巧

### (一) 讲授法

讲授法是教育传播者通过口头表达的方式向健康信息受传者传授健康知识的教育方法,在临床护理健康教育实践中应用最广泛,且在使用其他教育方法时常常要与讲授法结合。讲授法可以帮助学习者清晰地理解和认识健康问题,在短时间内获得大量的健康知识,现阐述如下。

(1) 了解受传者。讲授的目的是说服受传者(学习者)接受、理解并会实施健康教育内容。因此,护士必先了解和评估学习者的认知能力、文化水平、方言习俗等,以判断其对健康知识的学习能力,从而有针对性地设计健康教育方案。护理人员还需提前了解学习者的人数,以选择合适的讲授方式,如讲述、讲演等。

（2）护士需认真准备并熟练掌握健康教育内容,对讲授的健康知识要点、演示步骤、注意事项等做到心中有数、条理清晰、表达流畅,在讲解时给患者传递恢复健康的信心,同时要注意学习者的反馈。

（3）健康教育的语言要通俗易懂,用词简要,吐字清晰,音调适中,速度及轻重音适宜;要避免出现"那个""嗯""啊"等口头禅,态度自然大方、和蔼笃定;要做到"讲中有导,讲中有练",不能一味地"注入式"讲解,也不能照本宣科。

（4）讲授过程中可以结合健康教育图册和用具,使讲授内容形象化、具体化。讲述时间一般为15～20分钟,过长的讲授时间不利于集中学习者的注意力。

## （二）阅读指导法

阅读指导法是护士指导学习者通过自学有关健康资料,如图集、手册、板报、网站、参考书等,获得健康知识或巩固健康知识的方法,对培养学习者的健康习惯有重要作用。学习者健康知识的获得,有赖于护士的讲授技巧,同时为了更好地领会、消化、练习、实践、巩固和扩充健康知识,学习者还需要去阅读资料,获得更好的教育效果。读书指导法的具体实践技巧总结如下。

1. 因材施教　即帮助学习者选择适合自己的阅读资料和阅读方式。如学习者文化水平较低或年龄较小,可以选用以图片为主或图文并茂的教育板报、图册等一目了然、便于理解的健康教育资料;如学习者文化水平较高,可以指导其阅读文字量较大的参考书籍,以获得比其他方法更专业的教育效果。

2. 择善而从　即采纳正确的建议或选择好的方法或好的健康资料加以学习。医护人员选取的阅读内容应科学准确、短小精悍,不能将不确切的或正在研究中的医学或护理问题抛给学习者,也不能发放一些可能引起读者误会、反感的内容。如学习者有较强的求知欲望和读书习惯,他们会主动地上网查阅最新健康资讯,护士需指导学习者在阅读中注意甄别网络上"微健康"中的"伪健康"资讯,不轻信花样繁多的营销手段,信任主治医生和责任护士组成的专业健康教育团队,才能获得正确的健康指导。

3. 循序渐进　指阅读材料是按照一定的步骤逐渐深入并获得提高。护士在指导学习者阅读时,应先对学习者说明为什么要选择这本书、这本书有哪些特点、阅读时应注意什么、阅读后要做到哪些。同时,还要嘱咐学习者注意读书时要循序渐进、不要急于求成,要根据自己的身体状况制订学习计划。

4. 学问思辨　指学习者应对健康资料充分地理解、反复地推敲、缜密地思考、明晰地分辨。遇到不理解的部分要及时询问,不要主观猜测。护士要及时检查学习者的读书效果、为学习者答疑解惑。阅读指导法,不是把书交给学习者就完事,其间不仅有阅读,还必须有指导。这样,才能让患者系统掌握自我保健知识,提高自我健康防护能力。

## （三）演示法

演示法是指导者通过展示各种实物、教具,进行示范性实验,或通过现代化教学手段,使学习者获取健康知识的教学方法。演示法能够提高学习者的学习兴趣、给学习者准确、直观的第一印象,减少学习中的认知和理解困难。演示还是一种综合教学的技巧,它不但需要健康教育者示范操作,而且还要配合说明和讲解。常用演示的基本步骤如下。

（1）演示者先确定健康教育人群,有些操作需要指导患者本人,如有效咳嗽训练、床上排便训练;有些操作需要指导患者或其家属,如测量血压训练等,提前通知必要的学习者到场。

（2）演示者说明操作目的及重要性,引起学习者重视。

（3）演示者解释操作的全过程,并示范一遍。

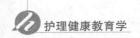

（4）演示者重新、逐步地示范并解释每个操作环节、原则、方法及这个步骤与其他步骤的关联。

（5）演示者再重新示范全部的步骤，让学习者跟着做。

（6）请学习者叙述每个步骤，在演示者的指导下，将每个步骤连贯起来，完成整个操作。

（7）学习者独立完成整个操作，明确其操作顺序及原则。

（8）演示者总结健康教育效果，提醒操作者注意事项并做好教育指导记录，最后需留下联系方式，如学习者在操作中遇到困难可及时问询。

## 二、知识传播教材的应用

健康教育教材是知识传播的基本工具。合适的教材能在最低的发放成本下，激发学习者的兴趣、易于学习者的理解、解决患者的健康问题、节省指导者的教学时间。选择教材要遵循以下的原则。

1. 针对性原则　针对性是指在健康教育过程中，根据学习者的健康需求、个人特点以及地域文化、经济水平等客观条件，合理地确定教材内容，使之符合实际学习者的健康需要。尤其随着"精准医学"时代的到来，个人基因、环境与生活习惯差异都会影响健康教育方案的设计。同一疾病的患者会由于病例分型不同、康复阶段不同、用药方案不同，获取到不同的教材和健康教育方式，如乳腺癌改良根治术后康复指导中，术后1个月、3个月、6个月、1年或2年的患者会选用不同的健康教育手册。因此，在选择教材时应对教材分类发放，避免"不分畛域""拿来主义"。

2. 实用性原则　实用性是指健康教育时应使用易于理解、便于获取和操作的教材和教具，以方便学习者独立学习和操作。实用的教学材料能够产生积极效果，是获得教学效果的"门槛"，是医护人员在探索健康教育过程中所积累的经验或认识。要避免教学选材"曲高和寡"，即教育内容不通俗，能了解的人很少，或可行性低。

3. 多样性原则　多样性是指在健康教育过程中，应选择灵活多样的教学形式（教材和教具等），以引起学习者的学习兴趣，达到教学目的。指导者应善于选择多种教学资源，体现教学的特色，这不是雷同重复的"多本化"，而是质的创新。如孕妇妊娠期的健康宣教，可采用阅读图册、记录妊娠日记、发放孕检日历、观看分娩指导视频、模拟新生儿护理训练等多种多样的教学形式，通过多样化的教材、教具选择，帮助学习者更快、更容易地掌握教学内容，更愿意参与学习。

# 第五节　行为训练技巧

健康教育的方式主要有知识传播和行为干预两个方面。其中，行为干预主要是通过行为训练的方式，使服务对象改变其原来习惯性行为，通过教育和训练，提高学习者对教育内容的认同度，并学习新的健康行为模式，形成新的适应性健康行为的一种训练方法。

## 一、自我护理能力训练

### （一）自测血压训练

1. 训练目的　指导患者及家属出院后进行血压监测。

（1）教会患者家属掌握水银血压计测量方法。

（2）教会患者本人掌握上臂式全自动电子血压计测量方法。

2. 适应人群　包括：①原发性高血压患者；②继发性高血压患者；③低血压患者；④血压不稳定者。

3. 训练方法

（1）向患者和家属介绍测量血压的意义，以取得其配合。

（2）介绍水银和电子血压计构造、各零部件作用及优缺点。

（3）护士做测血压的动作示范，边做边讲解，具体步骤如下。

1）水银血压计：①检查血压计，开水银开关；②摆体位；③触及肱动脉，扎袖带；④戴听诊器；⑤放置听诊器头，用手固定；⑥捏气囊打气；⑦缓慢放气，同时听搏动、看水银下降，计血压值；⑧水银回位，关水银开关；⑨整理血压计。

2）上臂式全自动电子血压计：①检查血压计，按开关；②摆体位；③触及肱动脉，扎袖带；④戴听诊器；⑤放置听诊器头，用手固定；⑥按充气按钮；⑦静等缓慢放气，读取血压值；⑧整理血压计。

（4）按以上步骤，让患者及家属重复练习测量，并检查测量结果。

4. 注意事项

（1）练习时不可对同一人的同一部位连续测量，需相隔 3 分钟以上。

（2）在听搏动、看水银柱时，让学习者先说出测量值，再与护士测量结果对照。

（3）告知患者及家属，测量前 30 分钟不能进行剧烈运动，避免抽烟、喝酒、咖啡、茶等，平静休息 5～10 分钟后测血压。

（4）告知患者及家属血压值的正常范围，并提示在家测量血压时需注意"四定"，即定时间、定部位、定体位、定血压计；对每次测量结果都要记录，并与以往测量结果进行对照，出现明显变化时应及时就医。

（5）教学使用的血压计应与出院后家用血压计型号相同，可让患者家属将家中血压计携带至医院，由护理人员检查设备质量并用作示教。

## （二）自行记录 24 小时尿量训练

1. 训练目的　指导患者及家属掌握记录 24 小时尿量的正确方法。

2. 适应人群　尿毒症、尿崩症、心力衰竭及某种原因（如肝腹水）应用利尿药的患者。

3. 训练方法

（1）告知患者及家属准确记录 24 小时尿量的重要性，尿量可以反映出患者病情的变化，医生需根据尿量、尿的性状、气味、颜色等作为诊疗依据，对症用药。评估患者记录尿量的能力，必要时指导家属记录。

（2）明确规定 24 小时尿量的起始和结束时间（如早上 6：00 至次日早上 5：59）。

（3）准备一个能容纳 1 500～2 000 ml 尿液的量杯或带刻度的容器，告诉患者一定要将全部尿液排在容器内。男性患者直接收集，女性患者排尿后将便器的尿液倒入量杯。

（4）将盛尿的量杯放在与视线水平的位置，指导患者或家属正确读出量杯上的刻度。

（5）准确及时地将每次排出的尿量记在一个固定的记录本上，每 24 小时累计记录总尿量。

（6）在倾倒量杯前需再次确认是否做好记录。

（7）如陪护人员更换频繁，需将患者排尿量做好交接和记录。

4. 注意事项

（1）告知患者和家属正常和异常尿量。

（2）教会患者和家属观察尿的性状、颜色、气味等。

（3）告知患者或家属如出现异常排尿、泌尿系统感染、或皮肤湿疹、压疮须立即就诊，以免延误病情。

# 二、住院适应能力训练

## （一）有效咳嗽训练

1. 训练目的　清除呼吸道分泌物，保持呼吸道通畅，改善通气，促进肺扩张，预防肺部并发症。

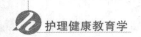

2. **适应人群**　各种原因导致的肺内感染、无力咳痰而引起的痰液淤积的患者、术后肺不张的患者。

3. **训练方法**

（1）嘱患者取坐位、半坐位或直立位,上身坐直,双手环抱一个枕头。

（2）进行深而缓慢的腹式呼吸,深吸气屏气 3～5 秒,然后缩唇(嘬嘴),缓慢呼气。

（3）做第 2 次深呼吸,屏住气,然后嘱患者发"啊、哈"的声音,用力地自肺的深部将痰咳出来。咳嗽时收缩腹肌,或用自己的手按压上腹部,帮助咳嗽。

（4）如无痰者,做 2 次短而有力的咳嗽后休息。每次咳嗽次数不宜过多,要根据患者的体力状况,一般每次咳嗽 2～3 下,每天 4～5 次。

4. **注意事项**

（1）告知患者有效咳嗽的重要性。若是为术后咳嗽训练做健康教育,护士在手术前就应指导患者学会有效咳嗽训练,以免患者在术后伤口疼痛不愿或不敢咳嗽;术后患者在练习前可应用止痛剂,以免因咳嗽而加重疼痛,也可在咳嗽时用软枕或手护住伤口,以减少咳嗽引起的伤口震动和撕裂。

（2）咳嗽前要听诊患者的肺呼吸音,咳痰后确认患者的痰鸣音减轻或消失。

（3）咳嗽练习的次数可逐渐增加,以患者不出现疲劳感和呼吸困难为宜。

## （二）床上排便训练

1. **训练目的**　指导卧床患者定时排便,以解除或预防便秘。

2. **适应人群**　由于疾病卧床不起、遵医嘱需卧床、大手术后需卧床且不习惯床上排便的患者。

3. **训练方法**

（1）告知患者和家属便秘的危害、强行下床排便的危险及床上排便训练的重要性。询问患者平日排便的习惯、形态、次数和排便量,评估患者是否有便秘的危险。

（2）排除外界因素对患者床上排便的影响,如需要增设关闭门窗、遮挡屏风、请无关人员回避等内容。

（3）在患者同意和病情允许的情况下,抬高床头,协助患者坐在便器上。

（4）排便时,嘱患者双腿屈膝协助用力,病情较重者勿使用蛮力排便;排便时深呼吸,家属密切观察,以防病情突变。

（5）记录排便次数、性质、颜色。

4. **注意事项**

（1）手术前的排便训练重点是教会患者使用大便器,演示放置和取出的方法。

（2）如直肠有粪便硬块,应用润滑剂通便;无效时,可采用人工通便或遵医嘱清洁灌肠的方法。

（3）注意肛周、臀部皮肤的清洁与保护,如出现皮疹,可在清洁后局部涂抹鱼肝油药膏。

（4）排便后开门窗通风,驱散异味。

# 三、康复能力训练

## （一）膝关节主动肢体功能训练

1. **训练目的**　指导患者最大限度恢复膝关节运动功能。

2. **适应人群**　由于各种原因所致的膝关节活动受限、经过治疗进入康复期,且不能达到原来关节运动范围的患者。

3. **训练方法**

（1）告知患者和家属膝关节功能训练的重要性,以及训练不足或不当对生活质量的影响。

（2）跟臀训练:患者俯卧于床上,上身保持平直,屈曲膝关节,使足跟尽量和臀部接触,以增加膝关节的屈膝范围。

（3）悬空蹬车训练：患者仰卧位，下肢悬空，如蹬自行车样交替向上蹬空放松。

（4）股四头肌收缩训练：仰卧床上，膝伸直，将股四头肌自动等长收缩，片刻后放松，如此反复20~30次。

（5）压腿训练：站立，两腿稍分开，在股四头肌不收缩的前提下，尽量将膝关节置于伸直位，然后上身前倾，两上肢伸直，尽量用双手去摸足趾，如此反复。

4. 注意事项

（1）对膝关节、股四头肌功能锻炼可增强股四头肌力量，从而可以增加膝关节的稳定性，改善膝关节功能，缓解因关节不稳定而造成的关节疼痛。

（2）记录患者每次训练的耐受时间和程度，逐渐增加训练强度，不可操之过急。

（3）训练初期可由陪护者辅助完成，而后逐渐脱离辅助自行练习，以达到训练的预期目标。

### （二）语言矫正训练

1. 训练目的　治疗失语症，通过语言训练最大限度地改善患者的语言交流能力，使之回归家庭或社会。

2. 适应人群　运动性失语症、感觉性失语症、混合性失语症的患者。

3. 训练方法

（1）对患者失语症严重程度分级，依据失语症评价的结果，结合患者的预期目标等条件制订训练目标和计划。

（2）构音肌的训练：嘱患者发出"啊"的音，或用嘴吹灭火柴、吹动纸片或咳嗽来诱导发音，唇音是失语症患者最易恢复的功能。

（3）对镜发音练习：让失语症患者对镜站立或坐好，在视觉的帮助下，跟随、模仿护士发出的声音或词汇，而后自己发音，对镜观察和矫正构音的位置和口型；患者照镜子可以看见自己的口腔动作是不是与护士做的各种口腔动作一样，以便反复模仿；模仿护士发音，包括汉语拼音的声母、韵母和四声。还可以画出或展示口型图，告诉患者用舌的位置、唇和齿的位置以及气流的方向和大小。

（4）衔接性练习：先由护士说出常用句的前半句，再让失语症患者连接说出后半句；从最简单的数字、诗词、儿歌或歌曲开始让患者自动的、机械地从嘴里发出。因为这些是记忆深刻且能部分保留的部分。

（5）复杂性练习：由患者复述单词、词汇、句子或文章。由短到长，由简到繁；或做词句的完成练习，可以用反义词、关联词、惯用词的方法鼓励患者进行口语表达；或做听语指图或指字训练，令失语症患者执行口令指出有关图片或文字，并鼓励其发音和解释。

4. 注意事项

（1）有明显意识障碍、情感行为异常和精神病患者不适合此项训练。

（2）一般训练时间和训练效果成正比，所以要重视自主训练和家庭训练。

（3）患者状态不佳时不能勉强训练。

（4）患者错答后，可适当复述刺激词；词句的长度循序渐进。

（5）感觉模式的相结合，尤其听觉和视觉相结合同时刺激时，训练效果最佳。

# 第六节　特殊人群健康教育信息传播方法与技巧

特殊人群的界定在国际上一直处于模糊状态，随着社会的不断发展，特殊人群的外延不断扩大。最初"特殊人群"几乎等同于弱势群体，随着社会学的不断发展，特殊人群逐渐转化为弱势群体、优抚

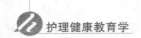

对象、边缘人群三类人群的统一。特殊人群是一个相对的概念,在健康教育人群中,如儿童、老年人、临终患者等都属于特殊人群范畴。在特殊人群中积极开展健康教育工作,是护理健康教育的难点。

## 一、儿童信息传播

儿童在生长发育过程中,生理、心理、行为等方面的发育尚不成熟,认识和分析问题的能力尚未开发,语言表达能力也未成熟,因此,小儿的信息传播有其独特性。儿童期处于人格形成的重要阶段,对保健、疾病、住院及生命的认识与其自身、父母、家庭、医疗经历均有密切联系。因此,护理人员需运用传播技巧与小儿建立有效互动,才可能帮助儿童顺利接收和理解健康信息,达到传播效果。与儿童沟通和传播健康教育信息的基本方法和技巧如下。

### (一)主动介绍

初次接触儿童及其家长时,护理人员应主动介绍自己,亲切询问小儿的乳名、年龄、学校或幼儿园等其熟悉的生活和事情,以缩短与儿童和家长之间的距离。同时为了提高小儿主动合作的积极性,应鼓励儿童作自我介绍或主动提问,并非将所有的问题只向家长询问,由家长全部代替表达。在谈话中护理人员应保持良好的情绪,语气亲切、和蔼。除特殊需要,交谈时一般不戴口罩,以便让小儿经常可以看到护理人员的微笑,以缩短双方的距离。

### (二)耐心倾听

只要小儿具有一定的词汇量和社会化活动能力,就应耐心、主动倾听小儿的语言表达。了解小儿的真正需求和价值观是建立成功护患沟通的核心。主动倾听应从仔细观察小儿游戏、进行其他活动时或小儿与父母交谈的表现开始,护理人员应以适合于小儿生长发育特征的方式对小儿进行健康教育,为他们提供能理解的健康信息。

### (三)精心布置

儿童健康教育场所应有相对独立的区域,布置温馨、儿童化,设施上要充分考虑到儿童安全与防护。环境的设计要符合欢乐的特点,室内采光明亮,墙壁彩绘宜采用暖色调,配以有趣的壁画和儿童熟悉喜爱的卡通人物。室内不要摆放会让儿童恐慌的设备和器材,如针头、输液瓶、氧气瓶等。

### (四)恰当沟通

护理人员应了解不同年龄阶段小儿的语言理解能力和表达能力差异,尽量不用"是不是""要不要"等模棱两可的语言,如"你要不要打针",也不应提出答案为否定的问题,如"你想打针吗";应该用开放式问题,以获得更多资料,例如可用"小刚现在吃的是什么""吃了小药片后的反应怎么样";同时,应避免用"不要""不可以"等命令性词语,来争取小儿的合作,例如发现小刚在啃铅笔头时,应对他说"铅笔是用来写字的",而不要说"不可以啃铅笔头"等。

## 二、老年人信息传播

进入老年期,由于生理上的变化和外界环境的改变,人在思想上、情绪上、生活习惯上和人际关系等方面,往往不能迅速适应而不同程度地产生种种心理上的变化。同时由于身体衰弱和精力不足,易产生没落感和低自尊,甚至担心患病或旧病复发或加重而产生恐惧感。因此,全面、准确地了解老年人的心理状态及需要,并运用恰当的沟通技巧向老年人传递健康信息是护理人员必备的能力。与老年人沟通和传播健康教育信息的基本方法和技巧如下。

### (一)尊重

与老年人谈话时,要用尊敬的语言及称呼,使老人感到亲切。为激发老人的谈话兴趣,不妨先请他谈谈他以前令他得意的事情,避免与他争论,应多加称赞;或请他传授知识,谈他不平凡的身世,谈他的成功经验,称颂他的学识渊博,这样很容易建立起一个融洽的谈话氛围。护理人员还应在谈话中尊重每一个老年患者的风俗、习惯、文化、信仰和人格。对老人在生活中多年养成的习惯,如吸烟、饮酒、打牌等,引导其减量到不构成对健康造成严重危害程度即可。同时,年长的患者会出现听力减退的现象,交谈时宜适当提高音量、放慢语速,重复句子中重要的部分,但严禁大声呼喝或责备。

### (二) 重视

与老年人交谈时,护理人员要重视反馈信息,应集中注意力倾听对方所谈内容,甚至要听出谈话的弦外音。如果护理人员心不在焉地似听非听、随意插话、或自行中断谈话进程都是不礼貌的。在谈话过程中,护理人员应将所理解的内容及时反馈给患者,例如适时地答"嗯""对",表示护理人员在仔细听,也听懂了,已理解了患者的表达。同样,护理人员在向患者传递信息时,可采用目光接触或发问等方式,探测患者是否有兴趣听及是否理解接收到的讯息,以决定是否继续健康宣教。

### (三) 安慰

护理人员对老年患者在病痛之中的安慰,可以缓解老年人焦虑的心情,给予其沁人心脾的温暖,所以护理人员应当学会传递安慰性语言。例如,"许多像你一样的患者,他们都康复出院了,让我们一起配合医生的治疗吧""您按照康复指导进行功能锻炼的,很快就会站起来的""您昨晚睡得很好吧?看您今天气色不错"等。这些话语虽然简短,但患者听后感到亲切愉快,会传递给患者力量,有助于让患者配合治疗。护理人员每天与患者频繁接触,如果能注意发挥语言的积极作用,将有益于患者的身心健康,大大提高护理水平。

## 三、临终者信息传播

临终者在我国的标准为预期存活期为 3 个月以内的患者;在美国的标准是已无治疗意义,估计存活 6 个月以内的患者;日本以住院治疗到死亡平均 17.5 日为标准。临终关怀是近年来形成和发展起来的一门新兴学科,它是一项特殊的人类健康服务,是由多学科、多方面的相关人员组成的团队,为当时医疗条件下无法治愈的临终患者及其家人提供全方位的舒缓护理,以舒缓临终患者的病痛,维护临终患者的尊严,使其舒适安宁地度过人生的最后阶段。与临终患者进行沟通,主要任务就是为患者提供良好而有效的心理支持、减轻患者的痛苦和不适、让患者能够享受人间的温暖。因此,护理人员需要掌握与临终患者的沟通技巧,才能够有针对性地传递信息。与临终者沟通和传播健康教育信息的基本方法和技巧如下。

### (一) 避免伤害

由于患者处于生命的最后阶段,他们的心理承受能力相对较弱,容易受到伤害。在沟通中,护理人员要谨慎运用语言和情感,避免经常谈及患者的病情、或对疾病进行解释和判断。这时候如果护理人员还是以传递健康知识和技能作为既定目标,无疑将给沟通带来阻碍。

### (二) 怀旧治疗

怀旧治疗也可以称作生命回顾、记忆治疗、生命回忆等。通过启发和帮助临终患者做生命的回忆,叙述曾经经历的人和事,以此调节心理平衡。临终患者往往会一面回顾走过的人生之路,一面思考对未来死亡的应对。这种回忆不仅可以分散患者对死亡的注意力、填补空虚的精神世界,而且可以使临终患者获得心理上的满足。

### (三) 子女亲情

在临终阶段,人会更需要亲情、回忆亲情、谈论亲情、寻找亲情。在临床实践中也会发现,临终患者大都有两种心愿,一是要见亲人、二是要见好友,三是要回家。由此可见,亲情对临终患者是相当

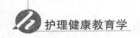

重要的。护理人员可以帮助临终患者实现他的愿望,还可以与患者一起谈论子女的工作和成就,家庭的幸福和睦,分享患者家人和朋友的照片,共同分享患者的亲情和友情。同时护士应将关照临终者家属作为临终健康教育的一部分,让家人接受亲人即将离世的现实。

## 四、"性"问题信息传播

"性"的问题是护士在健康教育过程中不可回避的问题,相对于其他健康教育内容来说,"性"比较涉及个人隐私的特点,因此要给予患者个性化护理,建立良好的护患关系,取得信任,以实现健康教育的目的。通过健康教育,护理人员应使患者正确认识疾病,能积极实施有利于健康的行为,促进健康的恢复并维护健康。在沟通和传播健康教育信息时的基本方法和技巧如下。

### (一)尊重隐私,打消顾虑

建立护患之间相互信任的良好关系,是使健康教育顺利实施的有效保证及前提。护士必须具备丰富的专业理论知识、人文知识和沟通技巧。当患者提出疑问时给予恰当的解答,通过语言、行为使患者感到被重视,被理解,而没有被歧视从而得到安全感,从心底认识到护士是可信的,是真心实意提供帮助的。这样有利于消除患者的恐惧、焦虑心理,使患者积极对待疾病,配合治疗,促进健康的恢复。同时,对患者健康教育的内容要建立独立的档案,不可随意翻阅,以保护患者隐私。

### (二)善用媒介,避免尴尬

由于中国的文化习俗,护患之间关于"性"问题的交流,会有一定的难度和障碍。护士在进行健康教育时,可以借助发放健康教育宣传手册、光盘、利用科室的微信平台推送健康消息等传播媒介,从而避免在与患者讨论或演示时,患者由于尴尬出现不适、无法接收有效信息。

---

## 复 习 题

---

**【A 型题】**

1. 在沟通过程中,信息传播者与受传者之间的角色不断转换,信息沟通与信息反馈多次往复,这种沟通方式属于: ( )
   A. 直接沟通      B. 间接沟通
   C. 单项沟通      D. 双向沟通
   E. 非语言沟通

2. 护患沟通的意义不包括以下哪一项? ( )
   A. 收集信息      B. 证实信息
   C. 分享信息      D. 建立信任
   E. 协调关系

3. 在向临终患者传递信息时,以下哪项内容不宜讨论? ( )
   A. 患者的病情      B. 曾经的经历
   C. 子女的成就      D. 家庭的和睦
   E. 友情的可贵

4. 中国成语"灵机一动""恍然大悟"说的是哪种传播的类型? ( )
   A. 自我传播      B. 人际传播
   C. 群体传播      D. 组织传播
   E. 大众传播

5. 传播机构或人员通过运用报纸、杂志、网络、书籍、广播、电视等传播媒介，以社会大众为传播对象公开进行的大规模的信息生产和传播活动，属于哪种传播类型？（　　）
   A. 自我传播　　　　　　　　　　　　B. 人际传播
   C. 群体传播　　　　　　　　　　　　D. 组织传播
   E. 大众传播

6. 护士需要具备必要的医学知识和信息传播技巧，才能够胜任健康教育者的工作，否则将对传播效果造成直接影响，这是因为护士属于以下哪种影响传播效果的因素？（　　）
   A. 信息因素　　　　　　　　　　　　B. 传播者因素
   C. 媒介因素　　　　　　　　　　　　D. 受传者因素
   E. 环境因素

7. "主动—被动型"护患关系模式的原型是：（　　）
   A. 父母—儿童　　　　　　　　　　　B. 成人—成人
   C. 父母—婴儿　　　　　　　　　　　D. 儿童—儿童
   E. 父母—成人

8. "指导—合作型"护患关系的行为模式是：（　　）
   A. 护士为患者做什么　　　　　　　　B. 护士教会患者做什么
   C. 护士帮助患者自己学会做什么　　　D. 护士自己做什么
   E. 患者愿意做什么

9. 护士不管面对何种身份、性别、年龄、职业、素质的患者，不管护理人员与患者之间有无相互的人际吸引基础，出于工作的需要，护理人员都应与患者建立并保持良好的护患关系。这是由于护患关系特点中的：（　　）
   A. 专业性关系　　　　　　　　　　　B. 互动性关系
   C. 治疗性关系　　　　　　　　　　　D. 工作性关系
   E. 短暂性关系

10. 护士指导学习者通过自学有关健康资料，如图集、手册、壁报、网站、参考书等，获得健康知识或巩固健康知识的方法，称为：（　　）
    A. 讲授法　　　　　　　　　　　　　B. 座谈法
    C. 咨询法　　　　　　　　　　　　　D. 阅读指导法
    E. 演示法

【填空题】

1. 人类传播活动可分为以下5种类型，即自我传播、_____、群体传播、_____、_____。

2. 护患关系可分为主动—被动型关系、_____、共同参与型关系三种类型。

3. 选择知识传播教材要遵循的原则是_____、实用性原则、多样性原则。

4. 告知患者及家属血压值的正常范围，并提示在家测量血压时需注意"四定"，即定时间、_____、定体位、_____。

5. 影响健康传播效果的因素包括：传播者因素、_____、媒介因素、受传者因素、_____。

6. 人际沟通，是指个体利用语言符号或借助动作、表情、手势等_____传递信息和交流思想、感情和意见等的过程。

7. 护患沟通的意义包括收集信息、_____、_____、建立信任。

8. 患者自测血压时，不可对同一人的同一部位连续测量，需相隔_____分钟以上。

9. 护士在健康教育过程中可以结合健康教育图册和用具，使讲授内容形象化、具体化，讲述时间一

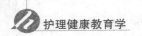

般为_____分钟。

10. 有效咳嗽的健康教育中,护士可指导术后患者在咳嗽时用_____或手护住伤口,以减少咳嗽引起的伤口震动和撕裂。

【判断题】

1. 拉斯韦尔的"5W"传播模式把人类传播活动明确概括为由 5 个环节和要素构成的过程,此模式是线性的、双向的。 （　　）

2. 个人内部的信息处理活动,如"思考""自言自语""自忖"等,是人际传播的范畴。 （　　）

3. 传播者的概念是指一个人,它不能包括传播机构。 （　　）

4. 传播过程要素中的信息与讯息,其含义是不同的。 （　　）

5. 受传者是传播的构成要素之一,可以是个人或群体、机构、组织等。 （　　）

6. 传播效果只能是有意的、直接的、显在的和长期的。 （　　）

7. 团体与团体、部门与部门直接的信息传播是群体传播。 （　　）

8. 施拉姆双向传播模式忽略了外部条件和外部环境的制约和影响。 （　　）

9. 在护患沟通过程中,为了节省时间,简明扼要,可以使用医学术语、省略语。 （　　）

10. 在护患沟通时,护理人员目光高于患者,易于观察到患者全部面部表情。 （　　）

【名词解释】

1. 健康传播　　2. 护患关系　　3. 护患沟通　　4. 受传者　　5. 传播模式　　6. 传播效果

【问答题】

1. 简述拉斯韦尔五因素传播模式的五个基本构成要素。

2. 一次完整的传播过程由哪些要素构成？请举例说明。

3. 举例说明护患关系不同类型在临床的应用。

4. 在护患关系的观察熟悉期,护士可以运用哪些技巧来建立良好的护患关系？

# 第七章

# 护理健康教育程序

## 导 学

### 内容及要求

护理健康教育程序包括概述、健康教育评估、健康教育诊断、健康教育计划、健康教育实施、健康教育评价6个部分的内容。

概述部分主要介绍了健康教育程序的概念、含义及与护理程序之间的关系。在学习中要求掌握健康教育程序的概念,理解其含义,了解其与护理程序之间的关系。

健康教育评估部分主要介绍了评估的原则、内容、方法及注意事项。在学习中要求掌握评估的内容和方法,熟悉评估的原则和注意事项。

健康教育诊断部分主要介绍了其与护理诊断之间的关系、陈述方法、优先排序方法及注意事项。在学习中要求掌握健康教育诊断的陈述方法、优先排序方法,熟悉其注意事项,了解其与护理诊断之间的关系。

健康教育计划部分主要介绍了健康教育计划的类型和目标、健康教育的内容、教学方法和制订健康教育计划的注意事项。在学习中要求掌握健康教育的内容和教育方法,熟悉健康教育计划的类型和目标及注意事项。

健康教育实施部分主要介绍了实施的概述、准备、管理及注意事项。在学习中要求掌握实施的准备及管理,熟悉实施的注意事项。

健康教育评价部分主要介绍了评价的内容、类型、方法及注意事项。在学习过程中要求掌握评价的内容、类型和方法,熟悉评价的注意事项。

### 重点、难点

本章的重点是健康教育程序相关步骤的内容和方法。其难点是利用本章的内容,对患者的健康教育进行系统和针对性的评估、诊断、计划、实施和评价。

### 专科生的要求

专科层次的学生要求掌握健康教育程序的概念、健康教育程序计划和实施的内容和方法,熟悉健康教育评估、诊断和评价的内容及方法,对每个步骤的注意事项了解即可。

患者健康教育是发生在护士与患者之间的一种特殊的教育活动。在这一过程中,护士扮演教师

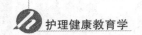

的角色,患者则扮演学生的角色。要使护士与患者在健康教育过程中实现改变学习者行为的教育目标,就必须采取一套行之有效的教育措施,而这些措施就构成了患者健康教育的基本程序。护理健康教育程序是以科学的思维方法和工作方法为患者解决健康问题,激励患者积极行动促进健康的护理过程。它的建立是患者健康教育走向科学化、系统化和规范化的一个标志。本章将重点介绍有关健康教育程序具体步骤的概念和实施内容。

# 第一节　概　述

## 一、健康教育程序的概念

健康教育程序(the process of health education)是一种有计划、有目标、有评价的教育过程。这一系统的教育过程由评估、诊断、计划、实施、评价 5 个步骤组成。通过教育活动,可帮助人们形成正确的观念和行为,促进人们生理、心理、社会、文化和精神全方位的健康。患者健康教育程序包含以下 3 层含义。

1. **系统性**　患者健康教育活动必须通过一个系统的过程,按照一定顺序实施,每一个步骤都要与目标和要求协调一致。如果离开了系统性,教育活动的效果就不能得到根本保证。

2. **目标性**　健康教育的目标是帮助患者形成正确的健康行为和生活方式。应用健康教育程序的一个最终任务是使患者、家属和社区人群的行为都趋向于健康行为,从而实现疾病的预防和康复,提高健康水平。例如,乳腺癌术后患者患侧肢体的功能锻炼缺失,通过系统的健康教育后,患者表现为能够用正确的方法坚持功能锻炼,达到行为改变的目的。

3. **更新观念**　通过对患者进行健康教育,纠正患者片面甚至错误的健康观念。例如,老年糖尿病患者认为水果含糖量高,可使血糖升高,拒绝食用。经系统健康教育后,患者改正了片面的观念,在血糖控制良好的前提下,两餐之间可食用适量含糖较低的水果。

## 二、患者健康教育程序与护理程序的关系

患者健康教育程序是在护理程序的基础上产生的,两者步骤相同、相互关联。健康教育程序和护理程序都是用科学的思维和工作方法为患者解决健康问题。两者侧重点不同,护理程序侧重于解决患者对健康问题的反应;健康教育程序侧重于调动患者维护健康潜能,激励患者参与健康促进和康复的过程。在教学过程中,护士不仅对患者进行知识的灌输,更重要的是通过个体化指导和行为干预使患者把所学的知识转化为自我保健和自我护理的行为和能力。教育程序的评估、诊断和计划都可以是护理程序中所对应步骤的一部分。两者中的实施可以同步进行,也可单独进行。教育程序和护理程序中的评价都是根据相应的目标进行评价。

# 第二节　健康教育评估

健康教育评估(assessment of health education)是指通过有目的、有计划、系统地收集患者主、客观资料,对患者学习需求做出初步估计的过程。

## 一、评估的原则

1. **资料的真实性**　真实性代表所收集到的资料的准确性。真实性对健康教育诊断起着至关重

要的作用。例如,护士评估一位糖尿病患者一周进行多长时间有氧运动,患者主诉一周 3 次,每次 20 分钟,事后护士发现患者并不明白何为有氧运动(锻炼强度计算指标:运动时最大心率+年龄= 170 或 180)。这种资料的错误影响确立患者的健康教育诊断,需要通过检验、对比等方法,对资料的 真实性做出判断。

2. 资料的可靠性 可靠性代表所收集到的资料的稳定程度,即在同样情况下对患者进行二次 评估,所得到的资料的相同程度。例如,两次询问乳腺癌术后患者是否掌握了患侧肢体的功能康复 锻炼技巧,得到的都是"没有"或"掌握一部分"的回答,这种资料具有可靠性。

3. 资料的区别性 必须把能收集到的资料与没能收集到的资料区别开来,以了解患者对健康 知识的掌握程度。例如,对糖尿病患者营养均衡知识了解的评估,从评估中能反映出患者知晓高糖、 高脂食物不宜多食,并知晓日常生活中哪些食物为高糖食物,但并不知道患者是否知晓每日热量摄 入值及如何计算食物中的热量,应该继续收集该方面的资料。

4. 资料的实用性 是指所收集的资料对确定患者健康教育诊断是否具有实用价值。例如,在 为糖尿病患者做健康教育评估时,患者谈论的生活经历与所需要了解的饮食、运动习惯等资料不相 关,需要及时引上正题。

## 二、评估的内容

### (一)学习能力评估

学习能力评估是指对患者的感知、神志状态、睡眠状态、疼痛状态等的评估,以了解患者有无学 习能力,指导制订诊断和学习计划。

1. 感知 通常指患者的听、说、视、读的能力。包括能否听清一般说话声音、有无语言交流障 碍、有无视力障碍、阅读能力和记忆力等。例如有视听障碍的老人接受教育能力差,在很大程度上影 响了学习效果。护士在评估时,要注意是否能有效交流,感知缺陷的范围、程度以及可以替代的方法。

2. 神志状态 患者刚入院对周围环境不熟悉,可能存在某种程度的定向力问题,或由于疾病 (如肝性脑病)、使用某些药物(如镇静药物)等原因出现意识障碍。这类患者往往不能立即接受 教育。

3. 疼痛和睡眠状态 轻微的疼痛也会引起注意力的分散,使学习效果下降。剧烈的疼痛可能 伴有睡眠缺乏,睡眠缺乏也会引起记忆力降低和注意力分散,导致学习效果不佳。

### (二)心理状态评估

心理状态评估是指评估患者对疾病的心理适应度和情绪状态。

1. 心理适应度(psychological adaptation degree) 了解患者的心理适应度对健康教育的有效进 行十分重要。患者的心理适应度通常分为 6 期:否认期、怀疑期、调整期、转变期、适应期和成功期。 不同时期会有不同的学习效果。例如,如果一位女士得知被诊断为"胃癌",首先表现的是否认状态, 即进入否认期;她认为通过胃镜、血化验等检查,会排除该诊断,即进入怀疑期;等到所有检查结果均 出来,证实她患"胃癌"时,开始询问自己的疾病情况、严重程度,即进入调整期;在住院期间,她主动 向医生、护士谈论自己的疾病和心理感受,即进入转变期;然后她多方面、多角度地咨询治疗方案,配 合接受治疗,即进入适应期;最后积极配合手术或化疗,寻找相关的治疗手段,调整生活方式,即进入 了成功期。

2. 情绪评估 患者由于所患疾病缘故,常产生焦虑、恐惧情绪和对护士的不信任感。由疾病所 致的焦虑可转变为患者积极寻求解决问题的动力。患者由于焦虑渴望获得相关健康知识,产生强烈 的学习意愿。但过分焦虑和强烈的恐惧情绪会造成心理上的压力,阻碍学习进展和学习效果。另 外,患者对护士的不信任也会影响教育效果。这种不信任通常是由以往生病或住院不愉快的经历所

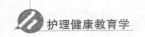

致,可在教育前、教育中或教育后出现。对患者情绪的评估要贯穿健康教育的整个过程,一旦发现患者有相关问题,需要首先帮助患者解除心理问题,再进行健康指导。

### (三) 学习需求评估

学习需求评估是对患者的学习需求作出个性化的判断。患者的学习需求受个人经历、疾病特征、学习能力、以往学习经历和治疗因素等多方面的影响,是动态多变的。相同疾病的患者可能有不同的学习需求,不同的疾病也可能有相同的学习需求。了解患者学习需求最直接的方法是向患者提问,如"您最想学习哪些健康知识?"这种提问可使护士对患者的学习需求作出清晰、准确的判断。对知识缺乏和表达能力差的患者,需要护士通过观察和反提问的方式,获取间接的评估资料,如"你知道糖尿病患者为什么要进行有氧锻炼吗?"通过患者回答,判断患者知识缺乏程度,对患者的学习需求作出个性的判断。护士可根据患者入院时、手术前、手术后、特殊检查前、出院前的不同时期,以及患者治疗、护理和康复的要求确定患者的学习需求,合理选择教育内容。

### (四) 学习态度评估

态度是一种个体比较持久的、无法直接观察到的内在情绪,但可以从语言、行为以及其他方面表现出来。学习态度的评估主要指其强度和方向的评估,如患者有无学习愿望;对健康教育是接受还是反对;通过教育是否产生行为改变的效果等。护士可以通过对患者直接提问和行为观察判断患者的学习态度,及时发现和纠正。

患者的学习态度也受到其精神信仰、健康观念的影响。患者的精神信仰可影响其对疾病的态度,进而影响患者的学习意愿。在进行健康教育时既要尊重患者的精神信仰,又要善于用科学的解释改变患者的错误思想;患者的健康观念决定了对疾病的认识和态度,从而影响患者的学习态度。当患者意识到疾病会严重影响他的生活和工作时,其学习的意愿也相应增强。另外,以往学习经历也会影响患者的学习态度,患者以往住院是否接受过健康教育及效果如何、对个体健康行为的影响是积极还是消极的,都需在评估时注意了解。

### (五) 社会背景评估

社会背景在健康教育中构成社会支持系统,给患者提供援助。评估内容包括以下几个方面。

1. **社会关系**　主要评估家庭成员和其他社会成员,了解可以提供最大支持的人员。可引导患者说出更多的社会关系,并且观察患者是否会向他们寻求帮助和获取精神支持,是否能听取建议和接受观点。同时还要特别注意不利社会关系对患者健康的影响,如社会债务负担、同事或亲友间的矛盾等,这些因素可能给患者带来更大的精神压力,不利于患者的健康教育。

2. **社会经济状态**　评估包括职业、经济状况、医疗保险、居住条件、健康对工作与经济的影响程度等。通过评估,护士可有针对性地进行健康教育,让患者知晓通过健康教育,可缩短康复时间,早日返回工作岗位,并可减少住院费用,激发患者学习的积极性。

3. **生活方式评估**　主要了解患者的嗜好、生活习惯、运动情况、性生活等内容。如评估生活习惯后,护士可针对性的指导患者的营养饮食,使患者摄取足够营养,促进疾病康复。

4. **家属的评估**　家属是患者最大的社会支持者,特别是婴幼儿、老年人、慢性病患者及临终患者。不管在医院、社区或者家庭,患者都迫切需要家属的支持和护理,护士有责任指导家属掌握一定的健康知识。评估可以从家属的反应和情感两方面进行。家属对患者所患疾病的反应,可以影响患者对疾病的康复和学习的积极性。例如,当家属支持患者学习或自己参与学习时,能给予患者鼓励;如果家属对患者疾病的反应冷漠不积极,将会给患者带来心理压力。家属的情感可以表现为渴望、焦虑、冷漠等。例如长期卧床的中风患者,家属不愿陪护,拒绝参与护士的健康教育活动。对家属的评估不仅要了解其对学习的参与度和积极性,还包括家属对患者诊断及预后的了解,对患者学习能力的了解等。

### （六）文化背景评估

个体的受教育程度可以决定他的智力水平,但不是绝对的。患者的智力水平体现在思维能力、判断和接受知识的能力等。个体可从以往生活经历和自学过程中得到智力水平的发展。因此,不能只评估患者的受教育程度,而应从评估中了解患者实际的学习、思维和判断能力。

## 三、评估的方法

1. 资料的种类　患者的资料分为主观资料和客观资料两类。主观资料是通过患者和家属的自诉或提问而获得对学习的想法、感受和愿望等的叙述。客观资料是通过护士的观察、体格检查而得到的患者需要进行健康教育的临床表现。

2. 获取资料的途径　获取资料途径主要是患者本人。通过询问患者的既往学习经历、目前的学习需求、对健康的期望、行为表现和检查获取与患者学习有关的资料。另外,也可通过家属、同事、朋友、医务工作者、社会工作者、医疗机构护理文书和住院记录等收集患者学习的相关资料。通过对家属的资料收集,主要是评估家属对患者住院的反应、家属的情感等。

3. 获得资料的方法

（1）直接询问法:通过直接询问获得资料的方法。如在评估患者的阅读和计算能力时,询问患者:"很多患者不喜欢阅读健康教育材料,您喜欢阅读这类资料吗?"这种非评价性的方式对患者进行直接询问。

（2）观察法:指通过对患者言行等观察获得资料的方法。

（3）问卷调查法:针对患者在不同治疗阶段可能的学习需求,设计开放式或封闭式调查问卷,列出患者学习项目,让患者按指导语要求选择。收集问卷后,对患者选择的需求项目进行归纳、整理,最后确定患者的首要需求,为制订学习计划提供依据。此法适用于具有一定文化水平的成年患者。其优点是评估系统,方便患者选择和节省护士评估时间。

（4）心理测量法:主要用于对患者焦虑程度和态度的测量。焦虑测量可采用 Zung 焦虑自评量表。态度测量可自行设计态度测量量表。

4. 资料的处理　获取资料后,首先需要综合分析,明确资料提供的线索和意义,筛选出有参考价值的资料,确定患者有哪方面的学习需求、患者的学习能力、学习态度、社会背景等。

## 四、评估的注意事项

1. 评估的持续性　对患者学习需求评估不是一次性的,要贯穿从入院到出院的全过程。在患者住院的不同阶段,根据患者的疾病特点和个体特征适时进行评估,及时满足患者的学习需求。如发现患者在实施健康教育过程中依从性不高,护士需要评估患者的依从性障碍。

2. 评估方法力求科学可靠　评估方法应力求全面、系统、准确。收集资料最好采用系统式表格,将学习需求评估表和整体护理入院资料评估、住院资料评估配合在一起编制使用,这样可在收集患者护理资料时同步收集学习需求资料,既节省时间,又便于综合分析患者的学习需求。

3. 对评估资料进行综合分析　将零散的资料通过整理、归类,并综合分析以便确定健康教育诊断。

4. 合理使用焦点评估方法　患者健康教育评估通常分全面评估和焦点评估两大类。全面评估是护士与患者初次接触时做的评估,所收集的资料为初始资料和基本资料。焦点评估（focus assessment）是一种与全面评估（comprehensive assessment）相对的方法。焦点评估是指在全面评估的基础上,在健康教育过程中继续收集有关资料的过程,通常每日进行,是对问题的深入了解与跟踪。例如,分别在患者手术后第一天、第二天或更长的时间,评估患者的疼痛分级,了解疼痛的管理效果、疼痛缓解程度等。焦点评估根据患者疾病的不同,花费时间可长可短。患者健康教育过程做好焦点评估,可体现出动态解决问题的特点。通过焦点评估,护士可确定新的教育诊断。健康教育

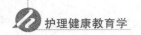

往往是一个持续的过程。护士在每次进行同一项目教育时,都应该做持续性评估,以保证健康教育的有效性。可通过焦点评估测量每一阶段的教育目标达成度,了解患者学习后达到的效果,帮助患者树立学习信心。

<h1 style="text-align:center">第三节　健康教育诊断</h1>

健康教育诊断(diagnosis of health education)是通过系统评估和分析后,对患者是否缺乏健康知识和技能的判断,是健康教育程序的重要工作内容。

## 一、健康教育诊断与护理诊断的关系

健康教育诊断与护理诊断构成了临床整体护理的两个重要方面,两者既相互联系,又有区别:从整体观理解,护理诊断包括患者健康教育诊断,患者健康教育诊断是护理诊断的组成部分;就个体而言,可以认为健康教育诊断与护理诊断既相互融合,又互相独立。从广义上讲,所有的护理诊断都与健康教育有着密切的联系。从狭义上讲,与健康教育密切相关的护理诊断,为患者的健康教育提供了具体的操作指导。北美护理诊断协会的各项诊断均掺入了健康教育内容,他们之间密切相关,构成了健康教育诊断的基础。目前有以下3种在临床实践中与健康教育需求密切相关的护理诊断。

1. 寻求健康行为(特定的)　指处于稳定健康状态的个体主动寻求改变个人不健康习惯或环境的方法,以达到更高健康水平的状态。

2. 保持健康能力改变　指由于不健康的生活方式或缺乏处理某一问题的知识,使个体或群体处于不能维持健康的状态。

3. 知识缺乏(特定的)　指个体处于对疾病知识或治疗计划的认知或技能不足的状态。

## 二、健康教育诊断的陈述方法

健康教育诊断可以是针对现行的诊断,也可以是针对将来的潜在需要做出的诊断。健康教育诊断临床通常采用"问题+原因"的陈述方法。其中"问题"是指患者在临床上表现出来的健康知识或行为方面存在的问题,"原因"是指产生这一问题的原因,即建立健康教育诊断的依据。例如,寻求健康行为:与手术后体能恢复有关;保持健康能力改变:与骨折后缺乏运动相关知识和体质下降有关;知识缺乏:与缺乏高血压低盐饮食知识有关。

## 三、健康教育诊断的优先排序方法

在临床实践中,通过对患者进行系统的评估可提出多项健康教育诊断,而由于受时间、人力的限制以及从教育效果的考虑,不能同时对患者按照多项教育诊断内容同时开展教育。需要将健康教育诊断进行优先排序,排序原则与护理诊断排序原则相同,按首优、中优、次优进行排序,排序方法可以有以下几种。

1. 治疗需要　根据治疗进程排序相对应的健康教育诊断。例如外科手术患者,一般住院后治疗进程安排为:术前检查和准备、手术过程、术后恢复。可据此进行健康教育诊断的排序。

2. 患者的需求　患者对学习的需求程度常常反映了患者对健康问题的关注。患者最想了解的教育内容,如果不能及时给予指导和帮助,会引起他们情绪上的波动。如患者对某一方面知识需求特别迫切,应该把它放在首优位置予以考虑。

3. 马斯洛人的基本需要层次理论　人的需要分为5个层次:生理的需要、安全的需要、归属与爱的需要、自尊与被尊重的需要和自我实现的需要。该理论可为患者的健康教育诊断提供指导,其意义如下。

（1）生理的需要：包括患者的饮食、排泄、睡眠、活动等。患者生理需求方面的健康教育内容包括：饮食结构和饮食管理、活动范围和活动强度、休息时间和休息质量等。生理需要是最基本的，任何威胁生命的需要必须首先予以满足，然后才能考虑高一层次的需要。与此相对应的健康教育内容也是最基本的，应首先予以实施。

（2）安全的需要：包括患者的人身安全受到保护、依赖稳定的环境、无恐惧感等。从健康教育角度考虑，患者需要接受的知识有防止坠床、预防感染、正确使用药物等。

（3）爱与归属的需要：包括患者与家属、朋友、医护人员等社会关系之间的关心与爱护。通过健康教育应使患者认识到，保持与医护人员之间、与其他患者之间以及与家庭成员和社会成员之间的良好关系，对于促进康复、保持健康有着十分重要的意义。

（4）自尊与被尊重的需要：包括患者的独立、自由、成就感等。护士要通过健康教育，使患者充分发挥自身的潜力，努力做到生活自理，并掌握必要的护理技能，这样有益于心理健康，形成完整正确的健康人格。

（5）自我实现的需要：指患者在基本满足了以上其他各层面需要的基础上，在工作和事业上取得一定成就，使理想和抱负得以实现。护士通过健康教育应使患者树立正确的人生态度，扮演好患者、家庭和工作中的各种角色。

### 四、健康教育诊断的注意事项

（1）确立健康教育诊断应以满足患者的学习需求为前提，对患者生理、心理、社会、文化、精神等整体的资料进行收集、分析和评价，对整体的健康问题需求进行判断。

（2）健康教育诊断的确立应同时指明诊断的依据，即原因。原因应具体、有针对性，以利于健康教育程序接下来的教育目标和计划的制订及实施。

## 第四节　健康教育计划

健康教育计划（planning of health education）是为了达到教育目标而设计的教学方案，其中详细安排了教学结构、教学内容及方法等。教育计划是护士组织教学的依据，又是实现教育目标的保证。为使计划得以贯彻执行，护士应与患者共同制订教学计划。健康教育计划的结构分为教育目标、教育内容、教育方法和效果评价四部分。

### 一、健康教育计划的类型

#### （一）标准健康教育计划

标准健康教育计划是根据患者住院不同阶段的治疗、护理特点，以及面临的教育共性问题，制订的系统模板和依据。其目的是帮助护士系统了解教育的目标、内容、方法及评价依据，避免因缺乏教育知识而盲目施教，提高健康教育的水平。以下举例说明外科患者和内科患者的标准健康教育计划。

**外科患者标准健康教育计划**

1. 入院教育

【教育目标】尽快熟悉医院环境，遵守医院院规。

【教育内容】入院须知包括就餐及作息规定、个人物品管理、探视和陪护制度、公物管理规定、病区环境与安全等；检查配合包括常规标本留取方法等；医护人员介绍。

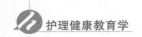

【教育方法】讲解、介绍、模拟。

【效果评价】复述入院须知的要点;模仿训练内容。

2. 手术前教育

【教育目标】提高患者手术适应能力,缓解术前紧张、焦虑情绪。

【教育内容】手术、麻醉配合要点;术前准备项目;疼痛评估与止痛知识;戒烟训练;肢体功能锻炼;体位适应训练;康复操训练;床上排泄训练;有效咳痰训练;呼吸功能训练;放松训练。

【教育方法】讲解相关知识;指导阅读手册;床边行为训练;播放教育录像;患者现身说法;专题讲座。

【效果评价】复述知识要点;演示行为训练技巧;观察配合行为;观察情绪表现。

3. 手术后教育

【教育目标】提高患者术后配合治疗能力,减少并发症。

【教育内容】告知监护环境;各种生命体征的意义;各种卧位意义;术后配合要点;吸氧注意事项;疼痛表达方式;早期康复训练;饮食要求;伤口护理。

【教育方法】讲解相关知识;演示行为训练方法;患者现身说法。

【效果评价】复述配合要点;观察配合行为。

4. 出院教育

【教育目标】掌握自我护理技巧,提高功能康复。

【教育内容】术后活动、休息与睡眠要求;术后饮食营养要求;自我护理技巧;功能康复方法;随诊及定期复查要求;出院须知要点。

【教育方法】讲解相关知识;推荐学习资料;建立出院后联系方式。

【效果评价】复述康复要点;模仿功能锻炼。

## 内科患者标准健康教育计划

1. 入院教育

【教育目标】尽快熟悉医院环境,遵守医院院规。

【教育内容】入院须知包括就餐及作息规定、个人物品管理、探视和陪护制度、公物管理规定、病区环境与安全等;检查配合包括常规标本留取方法等;医护人员介绍;等级护理要求等。

【教育方法】讲解、介绍、模拟。

【效果评价】复述院规要点;表示积极配合治疗和护理。

2. 住院教育

【教育目标】提高患者住院适应能力,缓解患者心理压力。

【教育内容】所患疾病的定义、病因、诱发因素;治疗方法及配合要点;目前医嘱用药的作用、用法及副作用;各种检查的意义及配合要点;饮食和活动要求。

【教育方法】讲解、演示、模拟和同伴教育。

【效果评价】复述疾病相关知识;复述治疗配合要点;演示行为训练内容。

3. 特殊检查与治疗教育

【教育目标】提高患者配合检查和治疗的能力,缓解患者压力,减少并发症。

【教育内容】检查的方法与意义;常见并发症的预防知识;检查前准备项目与配合要点;检查后可能出现的反应、配合要点及注意事项。

【教育方法】讲解、演示、模拟和患者现身说法。

【效果评价】复述有关检查的意义、配合要点及注意事项;主动配合检查。

4. 出院教育

【教育目标】提高患者自我护理能力,促进患者功能康复。

【教育内容】自我护理技巧,包括活动、营养饮食、休息和睡眠要求;功能康复方法;随诊及定期复查要求。

【教育方法】讲解相关知识;推荐学习资料;建立出院后咨询联系。

【效果评价】复述康复要点;模仿功能锻炼内容;愿意纠正影响健康的不良行为。

### (二)个体健康教育计划

个体健康教育计划是在标准教育计划的基础上,根据患者的不同个性化教育需求而制订的教学计划。是护士通过评估患者后,在标准教育计划基础上适当增减后的个性化教育计划。其特点是教学目标明确,教育内容具体、有针对性。

如病例:王某,男性70岁,大学文化。诊断为结肠癌。入院原因:大便潜血阳性,结肠镜检查确诊,拟手术治疗而入院。既往史:无。教育需求评估:患者文化水平较高,学习能力较好,但因对手术相关知识不了解,不知如何应对,出现焦虑。为患者制订术前教育计划如下。

【教育目标】帮助患者了解手术相关知识,减轻术前焦虑,提高手术适应能力。

【教育内容】手术人员组成、手术方式、麻醉方式、术后各种引流意义;辅助检查的项目内容及意义;术前环境和时间(如详细介绍手术时间及等待地点、手术准备室环境、手术室环境、手术恢复室环境、手术所需时间及术后麻醉清醒所需的时间);术后镇痛方法;术后进食时间及方式;术后适应能力训练,如床上更换体位及排便训练,上下肢活动训练。

【教育方法】讲解专科教育手册相关项目;床边演示;请病友介绍手术配合的体会。

【效果评价】复述相关知识点;正确演示行为训练内容;观察情绪表现。

## 二、健康教育目标

### (一)教育目标

教育目标是护士制订患者教育计划的依据,主要用于说明护士在教育活动中要给患者教什么和将产生什么结果。教育目标的对象是护士。制订教育目标后,护士可明确教育内容,依据目标制订教育计划,并可评价患者学习效果。目标陈述应包括目标的行为和行为的结果。根据分期教育原则,可将教育目标作如下分类。

1. 入院教育目标　指护士在患者入院时,为帮助患者建立良好的遵医行为而建立的目标。

2. 手术前教育目标　指护士在患者择期手术前,为减轻紧张、焦虑等情绪而制订的教育目标。

3. 手术后教育目标　指护士为提高患者术后配合治疗能力,减少术后并发症而确定的教育目标。

4. 住院常规教育目标　指患者在住院期间,护士为满足患者教育需求,并提高患者的住院适应能力,减轻心理负担而建立的常规教育目标。

5. 特殊检查和治疗教育目标　指护士为减轻患者因特殊检查或治疗而产生的紧张情绪和减少并发症而制订的目标。

6. 出院教育目标　指患者出院时护士为帮助患者,提高其自我护理能力,建立健康的生活行为而制订的目标。

护士制订教育目标后,应帮助患者明确相应的学习目标。

### (二)学习目标

学习目标是护士根据教学目标的要求和患者的学习需求,与患者共同制订并通过患者学习能够实现的目标。对象是患者及家属。患者学习目标可以帮助其明确学习目的和内容,激励患者及家属积极参与学习。

根据美国教育家布鲁姆的教学目标分类法,学习目标可以从以下3个领域陈述。

1. 认知目标(cognitive objective)　指患者通过对知识的学习、理解、应用、分析等认知过程所能

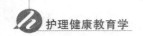

达到的目标。例如患者能描述、患者能列出、患者能区分等。陈述认知目标时,常用的行为动词有确定、比较、描述、叙述、区别、鉴别、对照、解释、识别、列出、说出、说明、举例说明等。

2. 情感目标(emotional objective)　指患者通过对价值的自我认识而产生态度改变的行为目标。例如患者能同意、患者能接受、患者能帮助等。陈述情感目标时,常用的行为动词有表示、接受、同意、选择、保护、重视、批评、讨论、证明、保护等。

3. 技能目标(psychomotor objective)　指患者通过护士的示范和指导而达到掌握某种技能的目标。例如患者能示范、患者能模仿、患者能安排等。陈述技能目标时,常用的行为动词有安排、设立、操作、组织、示范、扮演、模仿、收集、操作、练习、做、利用、应用、使用、准备、测量、完成等。

## 三、健康教育内容

健康教育的内容包括疾病的病因、病情、特殊检查和治疗、药物副作用、护理要点、康复要点及技能等。健康教育内容繁多,受到患者住院时间的限制和学习能力、环境因素的影响,不可能全面实施。因此,在选择教育内容时,应注意:内容符合患者的利益,即患者最想知道、最重视、对患者行为最有影响的内容,并考虑患者的学习能力;根据分期教育的需要,选择适当的教育内容;教育内容与建立健康行为相结合,实施后患者行为发生改变为目的。

为了体现护理专业健康教育的特点,明确护士的指导范围,达到教育内容的科学性、系统性和完整性,促使健康教育活动高质量、高效率、规范有序地进行,建立健康教育框架(表 7-1)。此框架适用于医院、社区、家庭。框架内容包括疾病概述、疾病临床进展过程、并发症;实验室检查、治疗;饮食与营养、锻炼与运动、生活方式的调整;疾病预防、家庭管理、家用医疗设备管理;安全、复诊、获取疾病相关信息等内容。

表 7-1　护理健康教育核心框架

| 类别 | 目的 | 具体指导内容 |
|---|---|---|
| 1. 疾病概述 | 使患者了解疾病的定义及与疾病相关的基本解剖和生理变化 | (1) 讲解疾病的定义<br>(2) 图示疾病的解剖部位<br>(3) 解释疾病引起的主要解剖和生理变化<br>(4) 讨论主要发病因素 |
| 2. 疾病临床进展过程 | 使患者了解疾病的主要临床进展过程 | (1) 描述发病与近期出现症状的相关性<br>(2) 描述疾病的症状、体征与疾病进展的相关性<br>(3) 描述疾病加重的症状与体征的表现 |
| 3. 并发症 | 使患者了解疾病可能引发的并发症及其预防、管理和治疗 | (1) 描述疾病常见的并发症<br>(2) 描述常见并发症的预防措施<br>(3) 描述常见并发症的治疗效果 |
| 4. 实验室检查 | 使患者了解实验室检查的项目、指标和意义 | (1) 介绍主要检查项目<br>(2) 解释检查的必要性、益处和可能出现的危险,以及与治疗和诊断的关系<br>(3) 讨论检查前的准备<br>(4) 讲解检查结果及意义 |
| 5. 手术治疗 | 使患者了解手术计划,包括适应证、并发症和准备 | (1) 讨论适应证和益处<br>(2) 解释手术过程、手术效果<br>(3) 解释手术前的准备,如肠道准备、皮肤准备<br>(4) 讲解疼痛的管理<br>(5) 强调手术后管理和复诊 |

（续表）

| 类别 | 目的 | 具体指导内容 |
|---|---|---|
| 6. 药物治疗 | 使患者了解药物治疗的目的，药物的识别，药物的用量、用法和注意事项 | （1）讨论药物的规格及识别方法、用量、用法，以及注意事项和副作用的症状<br>（2）强调遵医嘱用药的重要性，尤其是新药的使用应严格遵医嘱<br>（3）描述药物的治疗作用<br>（4）强调列出近期使用所有药物的重要性，包括非处方药、中药等 |
| 7. 饮食与营养 | 使患者了解平衡膳食和是否根据需要调整饮食 | （1）讲解平衡膳食相关知识<br>（2）了解患者的饮食习惯，帮助纠正不健康的饮食习惯<br>（3）讨论是否根据需要调整饮食<br>（4）强调根据医嘱使用治疗饮食的重要性 |
| 8. 锻炼与运动 | 使患者了解锻炼在促进健康和疾病预防中的重要作用，了解锻炼与疾病的关系、锻炼计划的制订 | （1）解释常规锻炼对健康的益处<br>（2）讨论是否因疾病康复需要而增加或减少运动量<br>（3）帮助患者建立适当的运动计划 |
| 9. 生活方式的调整 | 使患者为了预防疾病、促进健康及康复，努力建立有利健康的生活方式，改进生理和精神状态 | （1）回顾患者在饮食、运动、安全和损伤预防方面的生活方式的调整，避免有高危因素的生活行为<br>（2）强调生活方式在疾病预防、治疗中的重要作用<br>（3）提示社区可以提供患者改变生活方式的资源 |
| 10. 疾病预防 | 使患者了解健康的生活行为能降低疾病及并发症的发生和发展 | （1）列出疾病发生、发展和传播的危险因素<br>（2）识别预防疾病发生、发展和传播的行为<br>（3）帮助患者建立疾病预防计划 |
| 11. 家用医疗设备管理 | 使患者掌握家庭医疗设备的使用与保养方法 | （1）讨论家庭医疗设备使用的适应证和益处<br>（2）讨论家庭医疗设备的类型和使用特点<br>（3）演示设备使用和保养的方法<br>（4）讨论设备故障特征和简单修复方法<br>（5）强调设备安全使用的重要性和方法<br>（6）讨论设备一次性消耗品的正确使用和处理 |
| 12. 疾病的家庭管理 | 使患者了解家庭管理可影响疾病的过程，以及制订和实施管理计划 | （1）讨论家庭管理计划和计划的实施方法<br>（2）解释按计划对疾病进行家庭管理的重要性 |
| 13. 安全 | 使患者了解家庭意外伤害预防的原则和确保环境安全的措施 | （1）讨论药物使用、跌伤、扭伤、烫伤等家庭意外伤害<br>（2）帮助家庭成员识别安全危险因素、意外伤害的预防手段和改进方法<br>（3）讨论不同疾病和年龄预防意外伤害的措施<br>（4）识别社区促进安全、预防意外伤害的资源及紧急应对渠道，如110、中毒控制中心、社区警务室等 |
| 14. 复诊 | 使患者了解复诊与回访的重要性和制订复诊日程 | （1）讨论复诊或回访的重要性<br>（2）讨论复诊或回访的程序<br>（3）强调复诊预约的意义 |
| 15. 获取疾病相关信息 | 使患者及时获取与疾病相关的信息 | （1）提供患者疾病相关的信息<br>（2）与患者讨论疾病所需的信息资料<br>（3）向患者提供信息获取场所的资料 |

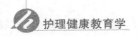

## 四、健康教育方法

健康教育的教学方法可分为知识灌输、行为训练和双向交流三类。

1. 知识灌输　主要的教学方法有以下几种。

（1）专题讲座：护士在具体施教过程中，可针对教学内容对群体进行讲解和演示。通过口头传递信息，激发患者思考，形成一种健康的思维。合理使用演示可提高健康教育效果。这种方法的优点是经济有效。缺点是患者的学习方式被动。

（2）个别指导：指对患者进行床边咨询和演示，用于对住院患者和社区家访的健康教育。优点是多采用一对一的指导方法，可根据患者的个体差异进行针对性的教育。缺点是需要花费大量的人力和时间。可用于患者手术前、特殊检查前的床边教育。

（3）集体指导：指护士将具有相似教育目标和教育内容的患者组织起来，进行集体指导和讲解。与个别指导相比，这一方法教育成本低，但是针对性不强，适用于相同病种或同样治疗方式的一组患者的集体学习。

（4）大众传播媒介：是健康教育较常用的工具，包括录像、录音、多媒体教学设备、广播、书籍、手册、标语、图表等。患者常用的电子媒介是电脑、电视、录像机、录音机、多媒体设备等；常用的印刷媒介是教育手册、传单、标语和壁报等。优点是不受时间和空间条件限制，既可针对大众进行广泛宣传，又可针对个体进行个别宣传，而且患者可以对宣传内容进行反复学习，花费上也比较经济。特别是通过录像、录音等，患者可以非常容易地回忆起健康教育的内容。互联网站在患者需要得到有针对性的指导时起到很好的作用。

2. 行为训练　主要训练方法有以下几种。

（1）技能培训：通过对某一项技术操作的动作分解，护士在患者面前完整地示范和解释整个过程，训练患者准确地掌握操作技能，如测血压、测血糖、自行胰岛素注射、乳房和睾丸的自我检查等。

（2）模拟与游戏：通过设计游戏环节或模拟真实的生活情境，刺激和辅助学习。如为鼓励心脏外科手术患儿学会深呼吸，可教患儿吹气球或在桌面比赛吹折纸青蛙，让患儿在游戏中学会训练内容。在社区冠心病患者的自救能力健康教育中，创设冠心病急症现场情景，教会患者如何求救、保持正确体位、硝酸甘油的正确使用方法及如何正确吸氧等。

（3）模仿学习：对儿童的健康教育中，可利用儿童善于模仿的学习特点，帮助患儿建立健康行为方式，培养良好的生活习惯。此外，在术前适应行为训练、放松训练、功能锻炼等方面，可利用模仿行为学习原理进行行为演练。

3. 双向交流　双向交流式学习方法主要有以下几种。

（1）询问式学习：是指患者通过提问的方式解决学习中的难题和获得知识。这种方式能提高患者的学习主动性，促进认知领域的学习，使患者认真思考、解决复杂问题和阐明价值。此法适用于有一定文化程度的患者。

（2）小组讨论：是患者在护士的组织下以小组为单位开展自主性学习活动，其优点是能提供交流观点和情感的机会，通过讨论澄清认识、整理思路，将认识与实际问题联系起来，并得到问题的解决办法。缺点是小组讨论可能变为个别患者发言、讨论易走题，因此不适合讨论复杂的内容。此法适用于掌握了一定疾病相关知识的患者，针对相对简单内容进行讨论。

（3）患者现身说法：是通过护士的举例或安排患者之间主动交流的教学方法，是以相似情况患者为主体的案例教学方法。如安排装置心脏起搏器的康复患者给其他患者介绍康复注意事项，比护士更有感染力和说服力。再如对患有直肠癌拟进行人工肛门手术的患者进行健康教育，护士可安排一位已做完手术并建立良好适应模式的患者现身说法，可达到很好效果。此法特别适用于慢性病患者的健康教育。

教学方法种类繁多,需要针对不同患者选择恰当的教学方法。如老年期患者常常存在焦虑和恐慌感,需要护士对患者心理进行调整和健康教育;成年期的患者具有一定的学习能力,可采用专题讲座和阅读宣传册等形式,并采取双向交流的学习方法;学龄期儿童可采取模拟与游戏等方法进行行为指导。

### 五、制订健康教育计划的注意事项

1. **目标的制订要从学习的 3 个领域考虑** 健康教育目标是为改变患者不健康行为和态度而设立的行动方向。制订时不仅要考虑疾病知识方面,更要注意态度的转变,最终落实于技能的提高。因此,目标的制订必须同时考虑患者的态度和技能。

2. **目标陈述包括 4 个要素** 目标陈述包括主语、谓语、行为标准和状语(时间和条件),可用 4 个"W"(who, what, when, where)和 2 个"H"(how much, how to measure)法。注意学习目标的主语必须是患者及其家属,而不是护士。如:

| 手术前一天 | 住院 | 患者 | 示范 | 有效咳痰动作 |
|---|---|---|---|---|
| When | where | who | how to measure | what |
| 时间状语 | | 主语 | 谓语 | 行为标准 |

3. **目标的设置应具体、可操作** 目标的陈述不能过大或过于复杂。目标过大,包含多层意思,使患者无从着手。可将比较大的、复杂的目标分解为小的、具体的目标。为便于评价,目标的陈述应使用可观察、可测量的动词来描述。

4. **与患者共同制订目标** 要动员患者一起参与目标的讨论制订,有利于目标的达成及修改。如果患者由于病情不能很好地参与学习,要动员对患者有影响的家属或其他人参与。

5. **根据患者具体情况制订短期目标和长期目标** 短期目标指相对较短时间内,如几小时或几天内要达到的目标。长期目标则是需要较长时间,如出院前要达到的目标。具体根据患者的病情、智力水平等情况制订。

6. **教学内容要突出重点** 教学内容要有针对性,重点突出,切忌面面俱到,包罗万象。

7. **合理选择教学方法** 根据患者的认知、情感和技能领域的个性特点及结合患者的问题和需求选择合适的教学方法,以提高患者的学习效果。

8. **从实际出发制订教学计划** 制订计划时应严格按照程序步骤,并结合人力、物力,因地制宜地制订计划。制订的计划在实施过程中可能遇到干扰因素影响顺利进行,需要事先制订应变对策。

# 第五节 健康教育实施

## 一、实施概述

健康教育实施(implementation of health education)是将计划转变为行动的过程。此过程包括实施前护士和患者的准备,以及实施阶段的管理等。为保证目标的顺利完成,实施过程中需要采取各种监控措施。

在实施阶段,SCOPE 模式和患者参与模式,可指导完成人员、物品和时间的相关准备。SCOPE 模式包括 5 个环节:制订实施时间表(schedule)、控制实施质量(control of quality)、建立实施的组织结构(organization)、配备和培训实施工作人员(person)、配备和购置所需设备物件(equipment)。

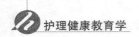

患者参与模式是指为保证健康教育顺利实施,护士要为患者及家属的积极参与创造条件。为此,护士需要注意:充分调动患者的积极性,使患者在身体上、心理上和情绪上对健康教育有合理的准备,在健康教育过程中身心投入。另外,在教育过程中及时反馈患者的学习效果,可使患者和家属积极参与教学活动。教育内容的组织应由简单到复杂,对一些重要的信息要重复教育几次才能让患者理解和掌握。

## 二、实施的准备

### (一)实施前护士的准备

为使健康教育计划有效实施并获得成功,实施前护士对教育内容、教学设备等内容应做好充分准备,以便达到预期实施目标。实施前护士根据健康教育计划的内容,应做以下准备。

1. 阅读护理病历或健康教育的评估记录　根据以往对患者的健康教育评估记录,了解患者以往的学习内容、学习效果和进程,适当回顾以往知识,并避免不必要的重复。

2. 明确教育内容　实施人员应提前熟悉和掌握需要传授患者的知识点和技能。并考虑教育的重点,每项教育内容均包含重要和非重要的内容,护士在进行教育时要强化重点教育的内容。例如,护士在进行高血压饮食教育中,每日盐摄入量的控制是教育的重点,在教育中应特别强调盐摄入量的控制及识别。必要时,实施的护士需要接受医院健康教育机构的相关培训。

3. 明确教学策略　选择教学方法和教具。根据患者所处的不同年龄阶段、认识水平和行为特点及不同健康教育的需求,选择针对性的教育方法。教具可以采用现成的印刷材料,如传单、宣传册等;或视听材料教具,如教学视频、光盘、录像带等;实物教具,如注射器、血糖仪、伤口换药用具等。在教具缺乏的情况下,护士应发掘身边可用实物或器具来替代教具。

4. 制订实施时间表　制订实施时间表,要考虑与日常工作相结合。并考虑患者的病情需要和心理适应能力,选择适当的时机。

5. 准备有利于沟通的教育环境　在轻松、随意、便于交流和讨论的环境下进行教育,有利于患者接受教育内容。可以选择健康教育室、护理示教室或者环境相对安静的病房。

### (二)实施前患者及家属的准备

根据以往健康教育的评估,护士已经了解了患者的学习能力、心理状态、学习需求和态度、文化背景及社会背景等,在实施计划前需要对患者准备情况做进一步的确认,以便健康教育内容有高度针对性,并且得到患者的反馈,提高健康教育的质量。

1. 患者的准备　了解患者当前的状态是否适合学习,如是否神志清楚,是否处于疼痛状态或睡眠不足状态。了解患者的情绪状态,是否存在焦虑和恐惧状态。在健康教育前,护士需确认患者情感上是否接受自己的病情,愿意沟通和交流。如果患者有心理问题,需先解决患者的心理问题,将患者的状态转变为强烈的学习意愿。

2. 家属的准备　患者的家属有责任和义务帮助患者快速康复,护士需要在健康教育前确认家属在认识和情感及时间上是否参与学习。

## 三、实施阶段的管理

健康教育计划的实施可划分为准备阶段、开始阶段、重点阶段、总结阶段和反馈阶段共5个阶段。护士应根据时间管理的原则进行统筹管理。

1. 准备阶段　在正式健康教育之前,护士在教学内容、教具和环境等内容准备好后,还要再次确认时间安排。可利用与患者接触的时间和家属探视的时间,将教育内容按照重要程度进行安排。对必须在规定的时间内完成的最重要的教育内容要有充分的把握。如护士一定要确定术前教育要在患者术前 24 小时之前完成。

2. 开始阶段　应在开始时向患者讲清楚教育的目的、意义和所需要的时间,调动患者参与的积极性。并在开始阶段时让患者阅读健康教育宣传册或观看音像视频等,增加患者对教育内容的感性认识。

3. 重点阶段　在讲解重点内容时,要向患者强调该次健康教育的重要目标,并在讲解完后,询问和观察患者是否掌握,及时评价。必要时重复讲解和演示或对教育内容和方法进行调整,以达到教学目的。

4. 总结阶段　每次健康教育结束前,向患者总结一下本次教育的重点和患者对内容的掌握程度,并对本次教育活动的配合表示感谢。对已经进行过的教育内容及时进行记录,以免工作重复,造成时间浪费。

5. 反馈阶段　一次健康教育结束后要从不同的渠道反馈和评价教育效果,使教育真正达到建立患者健康行为的目的。

### 四、实施的注意事项

(1) 为了保证健康教育计划的完成,提高患者的学习效果,实施必须按计划目标进行,目标是计划实施和效果评价的依据。

(2) 在实施计划的过程中,注意护患之间友好的关系,使患者意识到在健康教育过程中和护士的直接关系是参与合作关系,愿意反馈教学效果。

(3) 根据患者的年龄阶段、认识水平和行为特点等,有针对性地选择教育方法。并注意多种教学方法搭配使用,适当组织有相同需要的患者集体学习,并同时关注患者个体的需求。

(4) 适当使用辅助材料或自制教具,可增强患者的参与性与教学效果的直观性和趣味性,特别是为文化水平较低的患者合理使用视觉辅助教具。少数民族患者的健康教育应注意文化敏感性。

# 第六节　健康教育评价

健康教育评价(evaluation of health education)是患者健康教育程序的最后阶段,是将患者的教育结果与预期目标进行比较,得到客观总结的过程。评价的目的是测定患者达到学习目标的程度,以便修订原有的计划,改进教育工作。评价贯穿于健康教育的整个过程,以确保健康教育的质量,使健康教育的内容符合患者的需要。

## 一、评价的内容

1. 学习需要评价　评价患者的学习需要是否得到满足,有无内容的遗漏。如评价糖尿病患者健康教育效果时,发现需要增加糖尿病并发症预防方面的教育内容。

2. 教学方法评价　教学的时机与场合是否恰当,教学材料是否适宜,教学方法是否得当,教学进度与患者的学习兴趣如何。

3. 计划目标评价　目标是否具体可行,目标是否包含学习的 3 个领域,目标是否可观察、可测量,目标是否进行排序。目标按分期教育原则和时间顺序进行排序,如手术患者的教育目标从入院到出院分 4 层,熟悉院内环境—建立遵医行为—适应手术—配合治疗和康复。

4. 知识行为评价　患者对知识的掌握程度、态度改变与否和行为的取向,这部分是评价的重点内容。如评价糖尿病患者健康教育的效果时,发现患者虽然已掌握有氧运动的时间、频率和强度等知识,但是对患者的态度和行为进行评价时发现,患者认为只要合理饮食和按医嘱服用降糖药即可

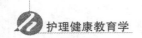 

控制血糖,有氧运动麻烦,冬天不适合进行而拒绝运动,显然并没有达到健康教育的目标。

5. 教育质量评价　教育质量评价重在普及和效果。因此,质量评价的重点应放在患者健康教育普及率与合格率的监测上。普及率即实际接受教育的人数占应接受教育人数的比率,合格率为抽样检查的教育合格人数占抽样人数的比率。患者健康教育效果还可以从并发症减少、住院时间缩短、治疗效果和经济效益提高等方面进行评价。

## 二、评价的种类

1. 形成评价　在健康教育评估、诊断、计划过程,收集相关材料,并进行分析和判断,其目的是为了调整和改进计划的设计和实施,使健康教育计划更符合患者的情况,其部分职能将延续至健康教育实施的早期阶段。

2. 过程评价　指对实施阶段过程中的评价,即起始于健康教育实施开始之时,并贯穿于计划执行的全过程。在计划的执行阶段,过程评价可以有效地保证和促进计划的成功。

3. 效应评价　指健康教育计划实施后,患者对所传授的知识和技能,以及行为改变的情况作出准确的判断过程。与健康教育结果评价相比,知识和技能的掌握,以及行为的变化会较早发生,故又将效应评价称为近期或中期效果评价。

4. 结果评价　指实施健康教育后,对患者健康状况乃至生活质量发生变化的判断。对于不同的健康问题,从接受知识到行为改变,最终出现健康状况变化,所需要的时间长短不一。故结果评价也称为远期效果评价,它是效应评价的延续。

5. 总结评价　指形成评价、过程评价、效应评价、结果评价的综合,以及对各方面资料作出总结性的概括。总结评价可以全面反映健康教育程序的成败,对计划完成情况以及成本效益等做出总的判断,以总结经验教训,为今后的健康教育决策提供准确的科学数据。

## 三、评价方法

1. 观察法　主要用于对患者行为及操作技能的评价,重点评价通过教育后患者是否产生了健康行为。多利用护士的感觉来观察患者。患者的健康行为可分为外显健康行为和内在健康行为。外显健康行为有遵守医院制度、遵医嘱服药、主动配合治疗等。内在健康行为可表述为情绪愉快、关系和谐、自知之明、人格统一、适应环境、健康投资等。

2. 直接提问法　主要用于对患者知识掌握程度和情感方面的评价。可采用开放式提问方式,直接提问患者或家属。如针对糖尿病患者可提问"你知道哪些饮食方面应注意的问题"让患者尽量描述,以了解其对知识的掌握程度。对家属的提问可以帮助提问人员判断患者对健康教育内容的理解程度和家属对患者的支持程度。应尽量少用封闭式的提问方式。

3. 书面评分法　指用问卷形式对患者进行知识、技能和教育质量的评价,得出患者对健康教育的知晓率和合格率。

4. 行为演示法　主要用于对行为训练效果的评价。让患者演示行为训练的操作方法,如让患者演示胸式腹式呼吸方法、自行注射胰岛素的方法等,评价是否正确。

5. 抽样评价法　主要用于对教育效果的综合评价。根据健康教育质量控制要求,建立健康教育普及率的达标标准,确定抽检人数、抽检项目、抽检方法及评分标准,并根据抽检结果对抽检科室做出相应评价。

## 四、评价的注意事项

(1) 教育方法采用个别指导时,效果评价多采用直接提问和行为演示方法,直接了解患者对所学知识和行为的理解与掌握程度。护士必须在口头提问前仔细措辞,使患者容易理解。要注意提问时的语气和时机的选择,避免患者产生审问的感觉,不愿配合而影响评价效果。

(2)教育方法采用集体指导时,可采用书面评价的方法进行评价,问卷的设计要符合健康教育的目标和患者应达到的水平。试题用语要通俗易懂,简单明了,多用选择题,少用问答题,一次测试题目不宜过多。测试前要向患者说明目的和要求,避免患者产生紧张、焦虑情绪。

(3)评价贯穿在整个健康教育的过程中。评价时注意比较健康教育评估、诊断和计划过程是否符合患者的实际情况。除了注意对患者的知识技能及行为改变的情况做出评价外,还应注意对健康教育后患者的健康状况乃至生活质量是否发生变化的远期效果进行评价。

---

## 复 习 题

**【A 型题】**

1. 下列哪一项属于双向交流的学习方法? （　）
   - A. 小组讨论法
   - B. 个别指导
   - C. 集体指导
   - D. 模拟与游戏
   - E. 行为矫正

2. 下列哪一项不属于行为训练? （　）
   - A. 技能培训
   - B. 询问式学习
   - C. 模仿学习
   - D. 模拟与游戏
   - E. 行为演练

3. 在护理健康教育中,下列哪一种不属于知识灌输方法? （　）
   - A. 讲解
   - B. 大众传播媒介
   - C. 患者现身说法
   - D. 讲述
   - E. 讲演

4. 健康教育计划实施的 SCOPE 模式中 P 的含义是: （　）
   - A. 质量控制
   - B. 时间表
   - C. 工作人员
   - D. 组织机构
   - E. 设备物件

5. 健康教育计划实施的"SCOPE 模式"中字母"C"所代表的是: （　）
   - A. Call on(号召)
   - B. Come on(接着来)
   - C. Control(控制)
   - D. Compare(比较)
   - E. Complete(完成)

6. 健康教育目标的设置一般必须回答的问题,简称: （　）
   - A. 3W, 3H
   - B. 4W, 2H
   - C. 3W, 2H
   - D. 4W, 3H
   - E. 5W, 2H

7. 下列哪项不是健康教育计划实施的 SCOPE 模式所包含的内容? （　）
   - A. 制订实施时间表
   - B. 控制实施质量
   - C. 建立实施的组织机构
   - D. 配备和培训实施工作人员
   - E. 确定实施内容

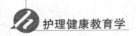

**8.** 患者确诊为"胆囊癌"进行手术治疗,为做好手术前准备,需要对其进行手术前的健康指导,护士根据健康教育计划进行实施。在实施前应做好的准备工作不包括: （　　）

    A. 选择教具                 B. 计划时间

    C. 查看记录                 D. 掌握指导内容

    E. 嘈杂的教育场所

**9.** 健康教育的评价方法不包括下面哪项？ （　　）

    A. 排除法                   B. 直接提问法

    C. 行为演示法              D. 抽样评价法

    E. 观察法

**10.** 患者确诊为"肺癌",入院治疗。护士应根据护理健康教育程序进行健康指导。该患者健康教育程序的第二步骤主要内容是: （　　）

    A. 教育计划                 B. 精神状况

    C. 计划实施                 D. 教育诊断

    E. 智能评估

**11.** 健康教育活动的程序中,第一步应进行: （　　）

    A. 健康教育评估           B. 健康教育诊断

    C. 计划实施前准备         D. 计划实施

    E. 评价计划实施效果

**12.** 健康教育评价中,重点评价的是: （　　）

    A. 学习需要评价           B. 教学方法评价

    C. 计划目标评价           D. 知识行为评价

    E. 教育质量评价

**13.** 教育方法采用集体指导时,最适合采用的评价方法是: （　　）

    A. 观察法                   B. 直接提问法

    C. 书面评分法              D. 行为演示法

    E. 抽样评价法

**14.** 在健康教育收集患者的评估资料时,最主要的获取途径是: （　　）

    A. 患者本人                 B. 患者家属

    C. 医务工作者              D. 护理文书

    E. 住院记录

**15.** 健康教育评价中教育质量评价是指: （　　）

    A. 患者健康教育合格率和普及率        B. 患者的知识掌握程度

    C. 健康教育的计划目标是否具体可行    D. 健康教育的教学时机和场合是否恰当

    E. 患者的学习需求是否得到满足

**16.** 进行健康教育质量评价应采取的方法是: （　　）

    A. 观察法                   B. 直接提问法

    C. 书面评分法              D. 行为演示法

    E. 抽样评价法

**【填空题】**

  **1.** 健康教育程序包括_____、_____、_____、_____、_____。

  **2.** 健康教育评估的基本内容是_____、_____、_____、_____和_____。

3. 患者健康教育评估通常分为_____、_____两大类。

4. 患者健康教育评估获得资料的方法主要有_____、_____、_____、_____、_____。

5. 健康教育诊断临床通常采用_____的陈述方法。

6. 健康教育计划的结构分为_____、_____、_____和_____4部分。

7. 学习目标可以从_____、_____、_____3个领域进行陈述。

8. 健康教育诊断的排序可根据_____、_____、_____3种方法。

9. 健康教育的教学方法可分为_____、_____、_____3类。

10. 教学方法中双向交流的学习方法包括_____、_____、_____3种。

11. 目标陈述包括4个要素分别是_____、_____、_____、_____。

12. 教育方法采用个别指导时,效果评价多采用_____和_____方法。

13. 利用观察法进行健康教育评价时,患者的健康行为可分为_____和_____两类。

14. 患者对疾病的心理适应度分为_____、_____、_____、_____、_____、_____6期。

15. 健康教育评估中患者的社会背景评估包括_____、_____、_____、_____4项内容。

16. 健康教育评估中患者的学习能力评估包括_____、_____、_____3项内容。

17. 健康教育诊断的优先排序原则与护理诊断排序原则相同,按_____、_____、_____进行排序。

18. 健康教育实施阶段,_____和_____两种模式可指导护士完成人员、物品和时间的相关准备。

【判断题】

1. 健康教育工作程序的第一步骤是制订干预计划。 （　　）

2. 护理程序是在患者健康教育程序的基础上产生的,两者步骤相同、相互关联。 （　　）

3. 健康教育评估患者时,获取资料途径主要是患者本人。 （　　）

4. 对患者情绪的评估不是评估的重要内容,不必贯穿健康教育的整个过程。 （　　）

5. 健康教育诊断可以是针对现行的诊断,也可以是针对将来的潜在需要做出的诊断。 （　　）

6. 健康教育目标的设置,如果患者对健康知识的需求不高,不需要与患者共同制订教育目标。
（　　）

7. 因健康教育对患者意义重大,设置健康教育的目标陈述应大而复杂,便于患者掌握更多的康复知识和技能。 （　　）

8. 实施健康教育计划时,所有内容对患者都很重要,方方面面都是重点,不需要突出某一重点。
（　　）

9. 健康教育评价要贯穿在整个健康教育过程的始终。 （　　）

10. 健康教育评价患者的知识掌握程度和情感方面的评价,多采用封闭式的提问方式。 （　　）

11. 在实施健康教育计划的过程中,注意护患之间的直接关系是参与合作关系。 （　　）

12. 在教具缺乏的情况下,护士应发掘身边可用实物或器具来替代教具。 （　　）

13. 因护士根据以往评估内容已经了解到患者学习能力、心理状态等,在健康教育实施阶段不需要再次确认。 （　　）

14. 护士在制订健康教育实施时间表时,需要考虑患者的病情需要和心理适应能力,选择适当时机。
（　　）

15. 小组讨论法适合有一定疾病相关知识的患者,针对相对复杂的内容进行讨论。 （　　）

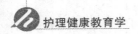

**【名词解释】**

健康教育程序

**【问答题】**

1. 患者健康教育程序包含哪 3 层含义？
2. 简述患者健康教育程序与护理程序的关系。
3. 患者健康教育评估的原则有哪些？
4. 患者健康教育评估内容包括哪些？
5. 患者健康教育评估的注意事项有哪些？
6. 根据分期教育原则，可将教育目标分为哪几类？
7. 健康教育知识灌输的教学方法有哪几种？
8. 健康教育行为训练的教学方法有哪些？
9. 实施健康教育时护士应考虑做哪些前期准备工作？
10. 患者健康教育评价的内容有哪些？
11. 患者健康教育评价的方法有哪些？
12. 制订患者健康教育计划的注意事项有哪些？
13. 简述护理健康教育核心框架的主要内容。

# 第八章

# 人生三阶段的健康教育与健康促进

**导　学**

**内容及要求**

人生三阶段的健康教育与健康促进包括概述、人生准备阶段的健康教育与健康促进、人生保护阶段的健康教育与健康促进、晚年生活质量阶段的健康教育与健康促进 4 个部分的内容。

概述部分主要介绍人生三阶段健康教育与健康促进的提出背景、人生三阶段的划分及意义。在学习中，要求掌握人生三阶段的划分及意义；了解人生三阶段健康教育与健康促进的提出背景。

人生准备阶段的健康教育与健康促进部分主要介绍了人生准备阶段健康促进的目标与策略、健康教育内容和方法。在学习中，要求掌握本阶段健康教育的内容和方法。

人生保护阶段的健康教育与健康促进部分主要介绍了人生保护阶段健康促进的目标与策略、健康教育内容和方法。在学习中，要求掌握本阶段健康促进的基本策略、健康教育的内容与方法。

晚年生活质量阶段的健康教育与健康促进部分主要介绍了晚年生活质量阶段健康促进的目标与策略、健康教育内容和方法。在学习中，要求掌握本阶段的健康教育内容与方法。

**重点、难点**

本章的重点是人生三阶段的划分及意义、人生三个阶段的健康教育内容及方法。难点是灵活运用人生各阶段的健康教育方法。

**专科生的要求**

专科层次的学生对人生三阶段的健康促进的策略和方法做一般了解即可。

## 第一节　概　　述

### 一、人生三阶段健康教育与健康促进的提出

1994 年 6 月，世界卫生组织西太区根据 WHO 的总体战略，在分析本地区的社会卫生状况后，提出在 20 世纪末及 21 世纪的卫生战略设想——健康新视野。这一设想着眼于在环境的支持下最

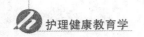

大限度地发挥个人的健康潜能。实现这一设想的重要措施是把生命进程分为三个阶段,即人生准备阶段、人生保护阶段和晚年生活质量阶段,并根据生命各阶段的健康需要,实施健康保护与健康促进。

## 二、人生三阶段的划分及意义

不同的学科从不同的研究角度对人生有不同的划分。一般情况下,每个个体都会经历胎儿、婴幼儿、少年、青年、中年、老年等人生阶段。健康教育学根据健康保护和健康促进的需要,按照身体生长发育的特点,可将人生分为三个阶段。

1. 人生准备阶段 从胎儿至进入青年期(18~20岁),包括胎儿期、婴幼儿期、童年期和青春期。此阶段是个体身体和心理发育的全盛时期,机体发育速度快,变化多,健康需求旺盛。随年龄的增长,心理发育出现的问题逐渐增多。准备阶段是各种行为建立的关键阶段,因此,健康教育的任务是通过教育,使儿童、青少年建立有利于健康的行为和卫生习惯,为终生行为和生活方式奠定基础,以促进其今后的健康发展。

2. 人生保护阶段 自成年开始到老年之前通称生命的保护阶段,其中以中年人为重点对象。中年是身心两方面都相当成熟的稳定阶段。中年人是社会财富的主要创造者,又是面临社会压力最大的人群,压力来源于社会和家庭的各方面,如信息技术的快速发展、生活节奏的加快、赡养老人、教养子女的压力以及夫妻关系的压力等。中年也是机体开始退化的阶段,一个人面对压力的时间越长,压力越大,身体的退化速度就越快,加之不良的生活方式,其结果就是退行性疾病的提前出现。更年期是人体衰变的过渡阶段,中年人如不能很好地度过,将会带来生理和心理的双重问题。综上所述,中年人存在着巨大的健康需求,也提示普及中年保健知识、提供生命保护阶段的健康教育有着重要意义。

3. 晚年生活质量阶段 老化是一个连续改变的过程,是每个人都无法回避的必然结果。老化的速度受生活习惯、生活环境、疾病、情绪、社会经济等因素影响。组织器官的退行性改变、慢性病的普遍存在和残障人数的不断增加,导致个人生活能力的不断被削弱,使家庭和社会的照顾成本随之增加,这些都是老年人群存在的特殊问题。随着社会的发展和医疗水平的不断提高,老年人口在不断增加,导致了社会人口结构的改变,也引起了社会服务需求的诸多变化。如何提高老年人的生活质量,是健康教育工作面临的艰巨任务。

近年来,随着社会经济的发展,疾病谱也发生了相应改变,疾病的发生发展与生活方式密切相关。人生三阶段的健康教育与健康促进以人群为对象,以社区为基础,把教育的重点放在健康人群,这充分体现了健康教育与健康促进的宗旨,即促进人们自觉培养良好的生活习惯,减少不良行为,进而减少疾病的发生,使人们能够最大限度地拥有健康、享受人生。

# 第二节 人生准备阶段的健康教育与健康促进

## 一、健康促进目标与策略

### (一) 主要目标

(1)确保母亲在最适当的时间受孕,确保母亲享受到国家规定的产前保健,得到丰富的营养,准备好母乳喂养,有安全分娩的环境。

(2)通过改善环境卫生、免疫接种、儿童疾病综合管理等措施,降低婴儿的发病率和病死率。

(3)促进幼儿身体的正常发育,促进幼儿身心的健康发展;发展幼儿的基本动作,培养幼儿活泼、开朗、勇敢、不怕困难等心理品质;帮助幼儿获得基本的健康常识,培养良好的生活习惯以及自我保护的初步意识和能力。

(4)根据不同阶段的认知特点,加强教育;支持青少年健康生活方式的发展,以养成终身受益的良好习惯。

### (二)基本策略

人生准备阶段是推行健康促进活动的关键阶段。此阶段具有健康教育内容多、年龄跨度大、教育对象广泛(包括儿童、青少年、家长、教师和社会工作者)等特点。

1. 有针对性地选择教育对象 围生期的健康教育对象以生育期的夫妇为主;幼儿及少年儿童时期,教育对象应适时转化为儿童、教师和家长;青春期开始后学生成了受教育的主体,同时家长、教师和社会工作者也是很重要的目标人群。

2. 有针对性地选择教育形式 婴幼儿期的教育主要是通过对父母和幼儿的教育完成的,应特别重视通过大众媒体,如电视、报纸、杂志、科普书籍等传播健康知识和信息,也可以通过面对面的"课堂形式"传授技巧;儿童进入托幼机构后,健康教育开始以团体教育为主要形式;学龄儿童则主要通过正规学习,使其理性地接受知识和技能。

3. 充分创造和利用各种环境有利因素 对托幼儿童和在校学生,学校健康教育与健康促进是实施青少年健康教育的最有效途径。组织健康教育活动时,应充分注意利用其环境中的积极因素,发挥各自的特长。

## 二、健康教育内容

### (一)围生期

围生期是指孕产妇孕前、孕期、分娩期和产后的一段时间,是妇女的特殊生理时期。围生期的健康教育应以实现优生为目标,分别确定孕产妇在孕前、孕期、分娩期及产后 4 个阶段的教育重点。

1. 孕前 孕前教育应自计划受孕前开始,为准备受孕的夫妇讲解进行孕前优生健康检查的必要性、讲解新生儿筛查的必要性及受孕的相关知识。孕前优生健康检查包括病史询问、孕前医学检查和优生咨询指导。通过询问病史,发现有无影响生育的遗传危险因素;通过孕前相关医学检查,了解备孕夫妇的健康状况。

2. 孕期 指从确定妊娠起至临产前的一段时间,分为孕早期、孕中期和孕晚期。孕期应着重指导孕妇定时进行产检,为分娩做好身心准备;讲解孕期会出现的不适症状,使其了解妊娠后全身各个系统会发生的一系列显著变化,以适应不断增加的心理负担。在孕早期,还要注意避免使用可能影响胎儿正常发育的药物、避免接触生活及职业环境中的有毒、有害物质,如放射线、农药等。孕中后期加强孕期营养的指导教育,平衡膳食,满足孕妇及胎儿发育所需的每日营养素。

3. 分娩期 应着重指导孕产妇学会运用屏气法增加腹压的方法,并帮助孕产妇减轻因宫缩带来的痛苦。

4. 产后期 产后产妇体力、精神恢复后,健康教育的重点是饮食营养、生殖器官的保健卫生知识、母乳喂养知识及新生儿的健康护理等方面。

### (二)婴幼儿期

1. 婴儿期(出生至 1 周岁末) 该期教育的目标人群是婴儿父母。

(1)营养知识教育和指导:婴儿期的一个重要任务是指导母亲坚持母乳喂养、合理及适时地添加辅食,注意对辅食添加的时间、方法和种类的指导。

(2)预防常见病和计划免疫:年轻的父母应接受预防婴儿各种疾病的教育,理解预防接种的意义,掌握预防接种的具体时间、接种后可能出现的反应及相应处理方法。

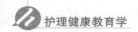 

（3）生长发育监测的指导：婴儿期是人生第一个生长发育的高峰期，应指导父母学会对孩子生长发育监测的方法。此外，还应为家长提供促进婴儿感觉、语言和动作正常发育的早期刺激方法和婴儿洗澡的方法。

2. 幼儿期（1～3周岁末） 该期教育的目标人群是幼儿及其父母。

（1）培养良好的生活习惯：如按时吃饭、定地点进餐、定时起床和睡觉、饭前便后洗手、学习正确的刷牙方法等；3岁左右应开始培养自己穿脱衣服、收拾玩具、摆放碗筷餐具等生活自理能力。

（2）注意安全问题，避免意外伤害：如注意将不能口服的物品放置于孩子可取的范围之外，特别是消毒液、洗涤液、外用药等；让孩子远离暖壶、炉灶等以避免烧烫伤；购买玩具应注意产品质量和使用过程的安全性；食物性状对孩子食用时的安全威胁；家具的棱角对孩子活动时可能造成的伤害；外出时应避免孩子走出大人视线等。

（3）加强体格锻炼：应鼓励多到户外接触新鲜空气，经常进行日光浴，促进钙吸收，同时提高心肺功能。

## （三）少儿期（幼儿园和小学阶段）

自4岁开始进入学龄前期和学龄期，包括幼儿园和小学阶段。这一阶段的孩子智力发育速度快于身体发育，求知欲强，模仿力强，是培养孩子的生活与学习习惯、怎样与他人友好相处的关键时期。这一阶段的教育主要由家长配合教师共同完成。

1. 饮食卫生习惯指导 少儿阶段容易出现的健康问题有饮食和卫生行为习惯方面的原因：如偏爱甜食，过多食用糖果、饮料，尤其是睡前使用甜食会导致龋齿和体重过高；不良的坐、站姿势和不正确的写字姿势，会导致脊柱弯曲、驼背和近视斜视等问题的出现；睡前晨起不刷牙，饭前便后不洗手，生吃未洗的瓜果等可导致龋齿、腹泻和肠道寄生虫病等；生活环境不洁、不及时添加衣物等可增加腹泻、呼吸系统疾病和过敏性疾病的发病概率。针对这些常见的问题，学校（幼儿园）要通过各种形式进行健康教育，同时应注意及时与家长沟通，尤其是生活卫生习惯的培养，必须得到家长的配合才能有效地实施。

2. 心理卫生和行为问题指导 孩子接触社会时易出现心理问题。如当孩子独自面对家庭以外的人群时，会出现退缩、焦虑、孤独等一些心理适应问题，也会出现一些攻击行为，并会由此引发如挤眉弄眼、口吃、注意力不集中等感觉统合失调与紧张性行为；再如因家长与教师的不适宜期待，导致孩子有学习困难、说谎、逃学、厌学等心理、行为表现。要解决这些问题，应针对每个不同的孩子，进行个体化的关怀、疏导，培养孩子的学习兴趣，培养孩子与他人相处的能力。

3. 安全教育指导 此年龄段的孩子自我行为意识逐步形成，但自我保护意识较薄弱，因此容易出现安全方面的问题。应有针对性地进行安全教育，教给幼儿一些最基本的自我保护方法，如家庭电器的使用、交通安全的教育以及紧急避险的一些方法。

## （四）青春期

青春期是指从儿童发育到成人的一段过渡期，经过青春期发育，人的认知、心理和行为大体达到成人水平。青春期教育主要包括青春期性知识、性心理健康、人生观等教育。大量的研究表明，青少年自我形象的确立、健康人格的养成、身心的正常发育和良好人际关系的建立都与青春期教育密切相关。

1. 开展性教育 包括有关性生理和青春期卫生保健知识的教育。如男生、女生生殖器官的解剖特点和功能；男生、女生第二性征的表现；女生的月经生理、男生遗精生理、变声期如何保护声带等。其次，要进行性行为教育，包括如何树立正确的恋爱观，如何与异性交往，以及性病、艾滋病的预防等。

2. 防治不良行为或倾向 要让学生了解在成长发育过程中，尤其是青春期可能出现的心理健康问题以及由心理问题导致的不良行为,如:焦虑、抑郁、自杀倾向;早恋、性紧张、性变态行为;吸烟、酗酒、网瘾、暴力斗殴等。这些都应引起教育工作者和家长的高度重视。

3. 青春期常见病预防　如甲状腺肿、痤疮、神经衰弱等常见病的预防与治疗知识。另外,关注青少年的休息与睡眠,指导青少年积极参加文娱活动和体育锻炼,应成为教师和家长的共同行动。

4. 加强安全教育　注意交通安全,劳动、体育锻炼中的安全;防治意外伤害,如触电、中毒、溺水、冻伤、烧烫伤、扭挫伤、虫蛇咬伤等;加强急救训练以及外伤时的自救和互救训练。

### 三、健康教育方法

#### (一)婴幼儿阶段父母应重视健康信息传播

婴幼儿阶段健康教育的目标人群主要是婴幼儿的父母及幼儿。可通过各种形式的媒体宣传、专业人员示范、组织专题讲座等方式进行,如通过电视、广播的专题栏目,邀请专家讲课、现场回答问题等形式。在各种群众参与程度较高的场合,宣传计划免疫的意义。此外,保健机构可以利用定期开展的儿童健康监测工作,适时进行健康教育。

#### (二)学前儿童应接受示范式教育

学前教育是培养儿童良好卫生习惯的关键阶段。对幼儿的教育以游戏活动为主,采用示范方式,手把手教的方式潜移默化地进行。由于此阶段儿童行为目的性不强,故培养一种习惯常需反复多次复习强化。

#### (三)学龄儿童应接受行为指导

行为指导是学龄儿童建立良好行为的有效方法。本年龄段教育以模仿教育、形象化教育为主,定期复习强化。对于孤僻、退缩、害羞的儿童应鼓励其多参加集体活动,如组织口吃的儿童练习唱歌和朗诵;针对集体儿童中较普遍存在的自律性差的问题,可采取角色扮演的游戏方式,让孩子们身临其境,体会守纪律的必要性。

#### (四)青春期少年应接受启发式教育

青春期健康教育,尤其是性健康教育应该成为整个素质教育的重要组成部分,贯穿于学校、家庭和社会之中进行。

1. 启发式教育　青少年独立意识较强,认知能力较儿童有明显提高,但因缺乏实践经验,认识还比较表面和肤浅。因此,对青少年进行教育,应尽量少用枯燥乏味的说教,多用启发方式,在保护其独立意识的同时,又能及时、耐心地指出其不足。教育者要做到晓之以理、动之以情,鼓励其依靠自己的力量纠正不良行为及倾向,同时注意发挥同学、朋友中的榜样作用。

2. 设立热线电话　对于青少年中的敏感问题、有关性的问题和困惑,可采用个别咨询和热线电话的形式进行教育和疏导,实际效果会比一般的课堂讲授更好。

3. 组织集体活动　青少年精力充沛,热爱集体生活,可组织丰富多彩的集体活动,如利用"五·四"青年节开展主题教育活动;利用寒暑假组织一些社会公益活动或夏令营,对学生进行健康教育。

# 第三节　人生保护阶段的健康教育与健康促进

## 一、健康促进目标与策略

### (一)主要目标

(1)制定和实施国家有关健康政策,提高自我保护意识,保持健康生活方式,如控制吸烟、安全

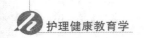

生产等。注意预防慢性退行性疾病和癌症,如冠心病、糖尿病等。

(2)减少或消除行为危险因素,如吸烟、暴饮暴食、缺乏运动、不安全性行为、不安全交通行为等,预防慢性非传染性疾病和意外损伤的发生。保持适量运动、加强心理调适,促进健康行为的尽早建立。

(3)加强健康教育和行为指导,保障妇女生育健康,帮助中年人顺利度过更年期。

(4)减少传染性疾病和职业病的传播,降低其发病率和病死率;增强自我防护意识,预防各种职业性危害。

### (二)基本策略

1. 政策开发,争取政府部门的支持　根据不同职业、工作场所、资源文件,制定有关保护健康,促进健康的政策。如制定健康体格检查制度、建设休闲、娱乐设施以及保证活动时间等。在改善生育健康方面,对妇女健康应尤为重视。

2. 选择健康教育内容和形式　根据中年人的特点,详细了解个体的社会人口学特征,如职业、年龄、知识水平及其他社会背景,选择相应的健康教育形式和方法。针对不同的健康教育目标,识别和筛查高危人群,开展重点人群健康教育和行为指导。

3. 以人群为中心,改进社区卫生服务　根据社区实际对导致疾病的行为或环境因素进行综合干预,增强社区卫生服务能力,增加基本设备,为医务人员提供适宜的技术培训。

4. 关注保健服务的公平性　特别是贫困人口的保健服务;妇女和未成年女子在利用保健服务方面的公平性。通过加强健康教育,改变消费观念,提供可负担得起的措施和服务来解决这些问题。

## 二、健康教育内容

人生保护阶段是指从青春期后至59岁,包括青年和中年的人生阶段。青年人群的特点是身心发展逐渐达到高峰,建立家庭、融入社会。其主要的生活内容是家庭和工作,往往忽略身体健康,忽略一些行为习惯对健康的影响。中年人群是社会和家庭的中坚力量,承受着来自工作和家庭的双重压力,身体状况开始由高峰逐渐衰减,行为习惯定型,一些疾病也初见端倪,亚健康状态普遍存在。因此,人生保护阶段的健康教育任务是纠正不良生活习惯、减少健康危险因素、以良好的身心状态进入老年。

### (一)采纳健康生活方式,预防慢性病

吸烟、缺乏运动和不合理饮食是造成许多慢性病的高危行为因素。因此,帮助人们建立健康的生活方式是本阶段健康教育的重点。

1. 控烟　烟草的烟雾中含有千余种有害物质,其中最主要的成分是尼古丁、焦油和一氧化碳。其危害具有双重性。

(1)吸烟的危害:据WHO报告,在发达国家,吸烟导致的癌症死亡危险占癌症死因的30%。肺癌、食管癌、胃癌、肝癌等都与吸烟关系密切,在我国城市,吸烟者肺癌病死率是不吸烟者的3倍;吸烟可导致心脑血管疾病、诱发肺气肿,严重影响人的生存质量。

(2)被动吸烟的危害:①被动吸烟者吸入的烟雾能侵入肺部组织,加重支气管炎症状,同时还可诱发多种呼吸系统疾病。②被动吸入的烟雾能促进动脉粥样硬化,与心脏病关系密切。有研究证明,与吸烟者同居的人死于心脏病的危险比远离吸烟者的人高出20%～30%。③被动吸烟还可使患肿瘤的危险性增加,如肺癌、脑肿瘤、乳腺癌等。④孕妇被动吸烟可对胎儿产生影响,出现低体重和畸形儿。⑤父母吸烟的1岁以下婴儿患严重心肺疾病的机会比其他婴儿高出一倍。此外,被动吸烟对儿童的智力也有明显影响。因此,规劝吸烟者戒烟,保护不吸烟者免受烟雾危害,已成了世界范

围内公共卫生问题的重点。

2. 坚持适量运动　适宜的运动对于维持健康是必不可少的。现代生活方式使越来越多的人在享受现代化的舒适与便捷的同时,也失去了基本运动的机会,并由此带来诸多的健康问题。运动宜注意下面几点。

(1) 采用有氧运动:有氧运动适宜一般人群,运动强度较低、有节奏、不中断、持续时间较长。有氧运动对运动技巧的要求不高,能有效改善心肺功能和循环系统的功能,如快走、慢跑、游泳、骑自行车等。此外,家务劳动,走路或骑车上下班,也是有益于身体健康的运动形式。

(2) 循序渐进、长期坚持:运动要循序渐进,开始时要运动量小,运动强度低,之后逐渐加大运动量,提高运动强度。运动应持之以恒,长期坚持。

(3) 运动量适宜:运动量适宜的呼吸表现为次数增加但节律不乱,说话时没有明显的气喘感觉。慢性病患者应在医生指导下选择适宜的运动形式和量。

3. 合理膳食,均衡营养　所谓合理膳食,就是每天摄入的食物种类和营养均衡,进餐规律,不暴饮暴食。每天的饮食应尽量保证以下几点。

(1) 膳食酸碱平衡:主副食比例适当、荤素搭配合理,多食蔬菜和豆类。

(2) 食物杂与精的平衡:食物宜粗不宜细;摄入的种类越杂,得到的营养越丰富。

(3) 进餐速度均匀:进食时细嚼慢咽能使唾液大量分泌,并与嚼碎的食物充分混合,进而减少胃肠道负担,防止消化道疾病的发生。

一日三餐应合理分配,做到"早餐吃好、午餐吃饱、晚餐吃少"。还应注意饮酒要适量,因长时间嗜酒会对肝脏造成损害,影响脂肪代谢,出现营养代谢失调,给机体健康埋下隐患。

4. 心理健康指导　快节奏的现代生活,让人们在感受科技进步的同时,也面临着前所未有的压力。压力使中年这个年龄阶段的人群,普遍出现了疲劳综合征。身心的疲惫加速了机体退行性变的速度,进而为身心疾病的发生提供了可能。保持心理健康应注意以下几点:①正视现实,适应环境;②保持良好的精神状态,调整情绪,加强修养,学会用适宜自己的方式缓解压力,如太极拳、听音乐、练瑜伽、找朋友倾诉、散步、垂钓等;③要保证规律生活,保证睡眠,劳逸结合。

5. 交通安全教育　道路安全已成为现代社会的公共卫生问题之一。目前,国内交通事故的首要原因是酒后驾车,而青、中年人是驾驶资格年龄的主要人群。因此,对这一人群进行交通安全的教育,可减少交通伤害,也是健康教育十分重要的环节。

### (二) 生殖健康教育

WHO对生殖健康的定义是:生殖健康不仅是生殖过程没有疾病和失调,而且是在身体、心理与社会生活方面完好状态下完成生殖过程。其涵义是妇女有生殖能力,即能安全地妊娠和分娩,婴儿能存活并健康成长。生殖健康的深层含义应包括以下内容:人们能够进行负责任、满意和安全的性生活,而不担心传染病和意外妊娠;人们有决定是否生育、何时生育及生育间隔;妇女能否安全通过妊娠和分娩并生育健康的婴儿;夫妇能够知情选择并获得安全、有效和可接受的节育方法。

从这一定义出发,生殖健康教育的内容包括:①计划生育宣教及服务,提供安全避孕技术指导,包括人工流产知识和服务;②围生期的教育和服务,特别是母乳喂养和母婴保健;③优生优育指导;④不孕症的咨询和治疗;⑤性健康、性传播疾病及生殖器官病的预防、诊断和治疗;⑥倡导、鼓励男性参与生殖健康教育,增强其责任感。

### (三) 预防癌症

恶性肿瘤的发病率随着年龄的增长而增高,中年期是癌症的一个发病高峰期。癌症的发生与遗传、生活环境、生活习惯、个体的抵抗力、饮食习惯等关系密切。随着医学科学的发展,人们对癌症的

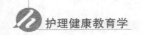 

认识不断深化,逐渐意识到癌症已非"不治之症",关键是早发现、早治疗。癌症和多数慢性病一样,需针对已知因素采取积极有效的预防措施,才能降低它的发病率。

1. **普及癌症预防知识** 学习预防保健知识,建立健康的生活方式不仅对防治疾病、保证健康很有益处,同样对肿瘤的防治也很有益处。

(1)坚持适度的体育活动:经常进行户外体育锻炼,可以增强体质,提高机体的免疫力,防止机体过早衰老。

(2)不吸烟、少饮酒或不饮酒:长期吸烟,经致癌物质慢性刺激,易患肺癌、口腔癌、食管癌、胃癌,并有可能发生膀胱癌。大量饮酒对口、咽、食管有较大的刺激和损害,长期刺激可使口腔癌、食管癌和胃癌的发病率升高,同时,饮酒可引起酒精中毒性肝硬化,诱发肝癌。

(3)科学饮食,养成良好的饮食习惯:有研究报道,结肠癌、乳腺癌、食管癌、胃癌及肺癌是最有可能通过改变饮食习惯而加以预防的。多饮水,进餐定时定量,不暴饮暴食,不吃过烫、过凉、过硬和难以消化的食物,不吃陈旧、发霉的食物;不吃或少吃熏制食品和腌制食品。对预防癌症有积极作用的食物有菜花、西兰花、卷心菜、西红柿、洋葱、大蒜、胡萝卜、绿茶等。

(4)积极治疗慢性病和癌前病变:如胃溃疡、肝硬化、子宫颈糜烂、胃黏膜的不典型增生、萎缩性胃炎、结肠息肉等,均应积极治疗,以防癌变。

(5)提倡晚婚晚育,实行计划生育:早产、多产引起的子宫颈损伤、撕裂与子宫颈癌的发生有一定关系。注意保持性器官的清洁,女性应注意防止产伤。

(6)拥有豁达的胸怀,保持心情舒畅:面对压力应能进行自我调解,避免情绪大起大落和长期抑郁。

(7)饮用清洁水,保持空气清新:喝清洁的水,保证居住环境的空气清新、无污染;保护环境,减少空气污染,避免给人体健康带来危害。

2. **识别肿瘤的早期警告信号** 了解肿瘤发生前的身体变化,及时发现并进行治疗,对减少肿瘤带来的危害是十分重要的。全国肿瘤防治办公室提出了肿瘤的十大警告信号如下。

(1)身体任何部位,如乳腺、皮肤、舌或身体其他部位有可以消退或不能消退的肿块。

(2)赘瘤或黑瘤明显变化,如颜色加深、迅速增大、瘙痒、脱毛、渗液、溃烂、出血。

(3)长期持续消化不良。

(4)吞咽食物时有哽咽感、疼痛、胸骨后闷胀不适,食管内异物感或上腹部疼痛。

(5)耳鸣、听力减退、鼻塞、鼻出血、抽吸咳出的鼻咽分泌物带血、头痛、颈部肿块。

(6)月经期不正常的大出血、经期外或绝经期后不规则的阴道出血、接触性出血。

(7)持续性嘶哑、干咳、痰中带血。

(8)不明原因的大便带血及黏液,或腹泻与便秘交替,原因不明的血尿。

(9)身体任何部位,如舌头、颊黏膜、皮肤等处没有外伤却发生溃疡,特别是久治不愈者。

(10)原因不明的较长时间体重减轻。

3. **坚持定期体检,早期发现疾病** 40 岁以上的人群和高危人群应坚持定期查体,早发现、早治疗,可最大限度地降低癌症带来的损伤。学习运用一些简易的自我检查方法,可使人群中癌症早期发现率提高 50% 以上。

以乳腺癌为例,50 岁以上女性、有乳房纤维性囊肿史和未曾生育者、未哺喂母乳者、习惯高脂膳食者等是易患乳腺癌的高危人群。所有 30 岁以上的妇女,都应学会有关乳腺癌的自我检查方法:每个月在月经干净后的几日内进行乳房自检。通过外形观察和触摸,注意有无肿块,如有肿块应注意肿块的边界是否清楚,是否能够移动和有无触痛。如果发现异常应及时去医院就诊。

**(四)更年期保健**

更年期是指人从壮年期过渡到老年期的一个生理阶段,也是人由生育能力旺盛时期逐渐衰退到失去生育能力的过渡时期。对妇女而言,是指从卵巢功能开始衰退到完全停止排卵的老化过程。男性也同样存在更年期,一般在55～65岁出现,是指睾丸功能的衰退到失去产生精子的能力的过程。这一阶段会出现许多生理和心理的变化甚至会产生一些临床症状,引起更年期常见疾病的发生,因而需要给予特别的关怀。更年期健康教育主要包括以下内容。

(1)更年期生理知识,以及引起更年期可能出现的症状的原因。使人们认识到更年期是人生的一个必然阶段,更年期出现的一些症状属于正常的生理变化,不必过度忧虑和紧张。

(2)更年期心理知识及如何进行心理调节;建立稳定和睦的家庭和人际关系;注意培养健康的生活情趣和爱好,学会倾诉,学会用适当的方式宣泄自己的压力和内心烦恼。

(3)注意饮食调节,食物种类应多样化。保证蛋白质、膳食纤维、维生素和矿物质的摄入。适当减少脂肪和盐的摄入,避免暴饮暴食。

(4)坚持适量的运动。适量运动可减慢衰老速度,增加机体抵抗力,防治疾病的发生。

(5)保持规律的生活习惯。按时作息,保证睡眠时间和质量,避免过度劳累。

(6)保持和谐的性生活。适度、和谐的性生活有利于减缓心理、生理以及性器官的过早衰老。

(7)坚持定期进行健康检查。如果更年期症状比较严重,或者有其他异常感觉,应到医院就诊,寻求专业人员的治疗。

## 三、健康教育方法

针对目标人群的年龄、文化程度和健康状况差异选择不同的教育方法,是对本阶段人群进行教育的重要特色。

### (一)强化健康信息传播

根据中年人的特点,针对个体的社会人口学特征,如职业、年龄、知识水平及其他社会背景、健康状况等选择相应的教育形式和方法。针对不同的健康教育目标,识别和筛查高危人群,开展重点人群健康教育和行为指导。如对文化层次较高者,可通过报纸杂志、科普类读物等进行有关慢性病和癌症预防知识的普及;对文化层次较低者,可以社区为单位,采用宣传画、展板等形式举办流动展览,教育内容尽量新颖、有趣,引起强烈的需求感;对那些与外界接触较少的人可用简明的文字编印小册子,送资料入户,健康信息要写得文字简明、道理深入浅出,通俗易懂,便于记忆。

### (二)促进双向交流

针对不同人群,采用多种形式的双向交流活动。如为更年期妇女举办健康教育讲座,传授心理调适的技能方法;为糖尿病患者举办家庭膳食学习班,在厨房中现场配膳、制作和讲解答疑;组织吸烟人群讨论会,发动已成功戒烟的同龄人现身说法,介绍自己的经验体会,然后让大家各自提出自己在戒烟过程中的实际困难,通过相互出谋划策,制订出适合自己的戒烟方案。双向交流活动最好利用公休日,在社区内进行;更年期教育、防癌教育和健康生活方式的教育,应动员家庭主要人员同时参加,因为很多教育措施的实施是需要家庭成员共同配合才能完成的。

### (三)有针对性的行为指导

可依循三级预防模式,在社区或工作单位内,对处于不同健康状况的人群进行行为指导。对目前未患病的人群,着重帮助他们采纳健康行为,纠正不良生活习惯、改变家庭环境、劳动条件和不合理的消费方式;对高危人群,着重提供自我保健技能训练,如测血压、测尿糖、使用盐勺(限盐摄入)、自查乳房等;对已确诊的患者,进行家庭护理、家庭急救、家庭用药知识等技术培训;对重症患者,指导他们及其家属采用社会康复、心理康复和中西医结合等措施,促进早日康复,重返社会。

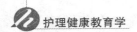

# 第四节　晚年生活质量阶段的健康教育与健康促进

## 一、健康促进目标与策略

### (一) 主要目标

本阶段健康促进活动的中心目标是化消极因素为积极因素,使老年人保持有创造力,从单纯的延年益寿上升为全面提高生活质量。

(1) 动员全社会关心和帮助老年群体,创造条件,让他们重新融入社会,改善老年人的健康状况和生活质量。

(2) 从退休后的适应角色变换,到社区临终关怀,提供和确保老年人能享受到适用、可获得、可负担得起的全程服务,让老年人以尊严和平静的心情走完人生最后的旅途。

(3) 促进老年人发挥个人健康潜能,帮助他们完善心理调适机制,消除危害健康行为,提倡健康积极的老年生活方式。

(4) 提高老年慢性病患者、残障者在利用治疗、保健和康复方面的能力。

(5) 确保每位老年人都有权利享受高质量的生活,促进平等,拥有达到理想健康状况所必需的资源。针对人群特点,就营养、休闲娱乐、学习、锻炼和日常生活等,提供再教育。

(6) 提供能改善老年生活质量的自然环境和社会环境。

### (二) 基本策略

老年群体数量大,需求特殊,活动范围多在社区之内,其保健工作有高度社会化的特点,本阶段的健康教育与健康促进工作应以社区为中心展开。为此,要积极发动社区决策者参与,动员社会各界、大众媒体等关心和支持老年保健事业,健全相关法制法规,制定落实老年保健的各项方针政策和具体实施办法。

1. 将老年保健纳入社区卫生工作范围　老年保健是社区卫生服务的重要内容,在社区应有专人负责,全面开展对老年人的卫生服务,如建立老年人家庭健康档案,实行疾病和危险因素的信息管理,建立应急服务网络。不断扩大服务范围,在门诊、体检、家庭病床、康复、咨询等业务方面,为老年人提供便捷、廉价的服务。

2. 为老年人组织丰富多彩的学习活动　动员社会力量,为社区老年人提供各种活动、娱乐场所,对于老年人自发的各种文体活动应给予热情、实际的多种支持。可利用社区板报进行有关健康知识的宣传,也可以社区为单位组织老年人进行集体健身活动、组织老年合唱团、健身操比赛等,都是适合老年人健康的有益活动。

3. 组织老年人参加有益的社会活动　应将老年人作为社区重要的一种人力资源并加以利用,充分发挥老年人余热,为社会继续创造财富。如此,不仅可以减少国家人才的浪费,对老年人的保健、生命活力的保持也有益处。可根据老年人的年龄和个人专长,依照其自主意愿组织活动,如动员退休医务人员在社区卫生服务机构担任顾问、进行咨询指导。

4. 对老年人进行疾病防治的知识教育　充分利用各种媒体和教育资源对老年人进行保健养生方面的宣传,尤其是老年人常见病、多发病的防治知识。应充分利用各种组织形式,例如,老年大学的建立,在老年大学里系统的健康教育讲座,可使老年人得到知识上和心理上的满足,这对老年人自己和社会都是十分有益的。

## 二、健康教育内容

人体衰老是一个连续改变的过程,受遗传、环境、生活习惯、疾病、情绪、社会经济等因素的直接影响。随着时间的推移,老年人的生理和心理均会逐渐出现退化的趋势,表现为外形的改变,同时抗病能力、学习能力和适应能力都会逐渐下降。

从年龄角度讲,老年期又可分为3个阶段,即60~74岁为年轻的老年人(老年前期),75~89岁为老年人(老年中期),90岁以上为长寿老年人(老年后期)。这种划分是依据个体的实际出生年代划分的年龄,由于每个个体的衰老速度不同,实际年龄并不能反映一个人实际的衰老速度,因此,又有人根据人体解剖、生理、心理方面的发育与衰老状况推算出生物学年龄。生物学年龄可反映个体的衰老程度,可用于衰老程度的评价。

### (一)合理安排膳食,提供饮食指导

针对老年人咀嚼能力和消化吸收能力逐渐下降、代谢活动减慢的特点,科学地安排饮食,使膳食中的营养素得到充分地消化吸收和利用,对提高老年人身体健康具有重要意义。因此,食品在加工和选择上应注意以下几点。

1. 饮食习惯良好 少量多餐,尤其晚餐不宜过饱。要定时定量,晚餐要少吃,忌暴饮暴食。适量饮酒,避免偏食,注意食物的多样性。多食用富含纤维素的食物,如海带、粗粮、新鲜蔬菜等,尤其注意绿叶蔬菜的摄入,以防止便秘的发生。多饮水、多食水果,少吃或不吃精制的甜食。

2. 烹饪方法适宜 不易咀嚼的食物在烹调加工时,应切细煮软。避免不当的烹饪方法,如腌制和烟熏等。

3. 饮食结构合理 易消化吸收,注意食物的色、香、味,食物应清淡、少油腻,少食辛辣食物、油炸食物。老年人容易出现能量过剩和维生素、矿物质、蛋白质的不足,临床多见的便秘和代谢性疾病与饮食有着密切的关系。因此,应注意减少食物中能量的摄入,保证蛋白质、矿物质和维生素的供应,减少油类食物的供应。多吃鱼类、豆类食物和奶制品。

### (二)日常生活中的安全问题

老年人由于器官功能衰退、疾病及生活环境等原因造成的不安全因素严重影响了老年人的健康。意外伤害能够直接地影响老年人的生活质量。因此,要针对容易发生意外的因素进行教育,以提高老年人及家人对此类问题的注意。

1. 防跌倒 跌倒是老年人最容易发生的安全问题。常见的导致跌倒的原因包括地滑、活动空间不足、照明不良、环境不熟悉、设施缺少扶手、衣着不合适等。跌倒后可引发组织损伤,严重时可导致卧床不起,骨折等,以及随之而来的一系列问题。因此,应告知老年人防范跌倒的措施:①老年人生活空间应宽敞,有良好照明,居室常用物品应放置固定位置,不宜经常变更;②指导老人穿着轻便、大小合适的衣服和鞋等,以免活动时跌倒;③当老年人更换体位时,如晨醒坐起时,应动作缓慢或有人搀扶,适时提供帮助;④避免排便时过于用力或蹲便时间过长后突然站起,以防引起血压突然升高,心肌耗氧量增加,导致突发脑血管意外或心肌梗死,尤其是有心、脑血管疾病,高血压的患者。

2. 用药安全指导 老年人易患多种疾病,治疗疾病时用药种类复杂,累加用药量大,因此老年人药物不良反应的发生率也较高。老年人安全用药的原则包括:①严格掌握药物适应证,恰当选择药物及剂型;②提高老年人用药依从性;③合理使用保健药物;④给药方案应具个体化;⑤适当联合用药;⑥控制疗程并注意随访。

老年人在应用抗生素类药物时,应指导其使用合理剂量和疗程;使用胰岛素时,应备好高糖食物,避免发生低血糖;使用强心苷类药物时,应密切监测心率及有无毒副作用发生;第一次使用易导致跌倒的药物、更换药物种类或剂量时,须特别注意。

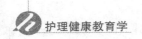

3. 运动指导　告知老年人在运动时,应避免突然、过猛运动头部,防止因颈椎动脉供血不足而发生急性脑缺血,发生意外。

4. 沐浴、如厕指导　老年人机体调节能力下降,体温调节和血管舒缩功能较差,应避免用温度过高的水洗澡,防止因全身毛细血管扩张,心、脑等机体重要器官供血不足而发生意外。老年人宜温水洗澡,必要时有家人陪护。老年人在如厕时,应避免排便过于用力或蹲便时间过长,防止引起脑血管意外。

5. 用电安全指导　向老年人宣传用电安全知识。强调不在插座或开关旁放有水的物品;经常检查供电线路和安全漏电保护装置;在不使用和离开时应关闭电源和熄灭火源。若购置新的电热器具,要指导老年人掌握正确的使用方法。

### (三)老年人的心理健康调适

进入老年期后,机体的生理功能逐渐衰退,并常常面临社会角色改变、经济状况改变、疾病困扰等生活事件,老年人必须努力面对并适应这些事件。老年人常见的心理压力,可归结为三类:①对衰老的焦虑和恐惧;②角色变更困难;③"空巢"现象引起的寂寞、孤独。心理压力过大导致的情绪变化会直接影响人的健康,因此,学会控制情绪,避免情绪过度起伏对于老年人尤为重要。要保持良好的心态,需注意以下几方面。

1. 合理发泄情绪　适当地宣泄不良情绪是健康所必需的,如适当的哭一场、喊一回等,但"大怒伤身",应学会制怒。老年人在生活中应注意不要让负面情绪长时间存在,应选择正确的方式释放情绪,成为情绪的主人。

2. 保持心境愉快　培养幽默感"笑一笑,十年少",经常开怀大笑,有助于加速血液循环,消除大脑疲劳。学习用幽默的方式对待烦恼,培养自己的幽默感,多听相声、小品等。

3. 创造和谐的家庭环境　老年人应注意爱唠叨、爱老生常谈、批评不讲究方法等问题,宽容待人,主动与孩子们交流,缩小代沟带来的隔阂。

4. 淡泊名利　对社会上存在的势力现象不必耿耿于怀,也不要因自己受到的不公正待遇而心灰意冷。

5. 多参加有益的社会活动　不要因为离开工作岗位而封闭自己,应组建新的交际圈,多参加积极的公益活动,以积极的方式延缓机体的衰老进程。

6. 对老人的亲属提供相应指导　鼓励其多与老人共处,陪伴老人,给其尽量多的精神支持和物质帮助,协助老人培养修身养性的爱好。

### (四)老年休闲活动的健康教育

休闲活动是老年生活中的主要活动内容之一,如何度过休闲时间,已成为衡量老年生活质量的一项重要指标。老年休闲活动的健康教育是促进老年健康的重要组成部分,可分为以下3方面。

1. 修身养性,培养情趣　活动内容包括养花、钓鱼、集邮、郊游、欣赏音乐戏曲、琴棋书画等。活动时应掌握分寸,不宜过度伤神。这些活动若运用得当,其作用往往比心理治疗和行为指导意义更大。

2. 积极参加公益活动,发挥余热　助人为乐可使老年人重建自信,是老年人重返社会大家庭的动力。积极参加公益性活动,如协助维护社区环境,修旧利废,维护交通秩序,为孤寡、疾病、卧床老人服务等,不仅满足了一些老年人的助人愿望,也为社区建设做出了贡献。这些活动适用于怀有强烈余热感的老年人,因为这些活动证实了他们的社会存在价值,说明自己有能力去帮助别人。

3. 重新学习,促进交流　以老年人集体活动为主要方式,如组织以某种具体学习内容为中心的"读书会""交流会"等。通过这些活动,一方面促进了老年人的人际交流,另一方面也为老年人的生活添加了乐趣,特别是那些有一技之长或有特殊爱好的老年人。

### （五）对卧床不起的老人进行指导及帮助

老年人卧床不起是指因长期患病、伤残和衰老而导致的日常生活能力减退,部分或完全需要依赖他人的一种现象。老年人卧床不起,由轻到重可分为以下 3 期:①卧床前期(A 级):室内生活能自理,但无人扶持不能外出。②卧床期(B 级):室内生活须有人扶持,以床上活动为主。③长期卧床期(C 级):全天生活均在床上。

老年人卧床不起的原因有:①由疾病所导致的,也是老年人卧床不起的主要原因,常见的疾病包括心、脑血管疾病,衰老,骨折,老年痴呆,关节痛,帕金森病,心力衰竭及癌症晚期等。②由家庭和社会环境原因导致的:包括老年人对他人依赖性增强,外出活动时缺乏必要的帮助、居住高层住宅、房屋结构设计和室内陈设等。老年人卧床不起,不仅严重影响个体的生活质量,也会给社会和家庭带来沉重的负担。因此,老年人卧床不起的预防以及卧床不起后的护理指导,对老年生活质量的影响具有重要意义。

1. **预防指导**　首先是病因预防,预防脑卒中、骨折等引起卧床不起的疾病;日常生活中注意防止跌倒等意外。其次,要防止由于孤独、忧郁、生活内容单调等原因导致的闷坐,进而引起活动能力下降,出现废用综合征而卧床不起;要丰富老年人的生活内容,创造条件扩大其生活空间和活动范围,增加交流。再次,注意居住环境的安全,如灯光、室内陈设、地面、室内布置等。

2. **卧床护理指导**　应对久病不起的老年人提供具体的指导。

（1）调整病床到适宜位置,床垫不宜过软,保持合理卧姿。

（2）每 2～3 小时协助翻身 1 次,并按摩受压部位的皮肤,防止压疮发生。病情允许时,可定时扶靠坐起。

（3）保持皮肤清洁,经常更换床单、内衣。

（4）注意观察大小便,必要时帮助导尿,用润肠剂缓解便秘,防止用力排便使血压骤升。

3. **康复指导**　对于疾病导致卧床不起的老年患者,在病情稳定后应尽早开始康复训练,特别是注意日常生活能力的训练。在康复训练的同时,注意激发老年人的残存功能,例如先帮助其做被动关节活动,促进机能恢复,防止关节僵硬,然后逐步练习翻身、抬头、起坐、下床行走等动作,促进康复进程。调动老年人生活的积极性,为家庭照顾者提供帮助,给予心理支持,减轻心理疲劳感。

### （六）临终关怀与死亡教育

临终关怀是一种特殊的卫生保健服务,指为医治无望的临终者及其家属提供包括医疗、护理、心理和社会等方面的全面照顾。相对于延长生存时间而言,临终关怀更着眼于如何提高临终期间的生命质量。我国老年患者临终关怀组织形式主要有临终关怀专门机构、医疗机构附设的临终关怀病房和家庭临终关怀病床三种。临终关怀的主要内容包括以下几点。

（1）为临终老人创造温馨环境,组织亲友轮流探望;多与患者亲切交谈,传播正向的世界观、生命观;运用专业的技能和知识帮助其缓解病痛折磨,使其有尊严地度过生命的最后阶段。

（2）在满足基本生理需要的情况下,应尽可能地帮助老年人完成一些未了的心愿,尊重老年人应享有的权利,为临终者家属提供心理支持。

（3）协助医生向患有重病的老年人讲解用药知识,及时、有效、正确地应用"三阶梯疗法"控制疼痛;鼓励老人自己对药物的作用时间和效能进行观察,最大限度地减轻患者的负担和痛苦。

（4）开展死亡教育。死亡教育是有关死亡知识的社会化、大众化过程,是实施临终关怀的先决条件。开展死亡教育可以帮助人们树立正确的生命价值观,对死亡准备时期出现的心理状态具有引导性作用。对老年人死亡教育的内容主要包括以下三个方面:①死亡教育的本质;②有关死亡和濒死的态度和问题;③对死亡与濒死的调适及处理。我国老龄化趋势逐年加快,适时开展死亡教育,可以培养老年人成熟、健康的心理品质。

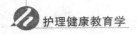 

## 三、健康教育方法

### （一）要根据年龄、职业背景的不同，有区别地采取措施

要根据个体的实际情况，制订适宜的教育内容和方法。如在对老年人进行健康教育时，可将61～70岁和70岁以上者加以区分，前者多身体状况良好，发挥余热的意愿强烈，可为其多提供社会实践机会；后者年事已高、身体相对虚弱，应偏重修身养性的兴趣活动。职业背景不同，教育内容也不同。如脑力工作者退休后多选择偏向静态的老年活动，因此，在开展健康教育时，应鼓励他们适当增加日常生活中的体力运动；相反，体力劳动者可适量增加文化知识的学习，使身心两方面得到均衡发展。

### （二）充分考虑老年人的特点

如老年人在阅读报纸、杂志、板报等文字材料时，应使用较大字号的字体，字迹清晰，字距加宽；语音宣传时，吐字应清晰，速度适中，重要的内容可适当重复；看电视录像时，色彩宜鲜艳明亮，尽量减少镜头切换，以防眼花缭乱。

### （三）动员社会力量，为社区老年人提供实际支持

以社区为单位，组织老年人进行集体活动，如组织健身活动、老年合唱团、健身操比赛等。此外，老年大学也是老年人接受教育的一个重要场所，健康教育工作者可充分利用这一阵地优势开展工作。在组织老年人学习时，应注意教学方法，可针对老年人的特点，多组织一些讨论，促进交流。

### （四）重视对家庭其他成员的健康教育

老年人的身心健康与家庭其他成员关系密切，家庭成员对老年人的生活质量有着至关重要的影响。处于疾病期和疾病康复期的老年人，更需要来自家庭的情感支持和经济支持。因此，对老年人家庭成员的健康教育也是促进老年健康的一项重要工作内容。

--- 复 习 题 ---

【A 型题】

1. 人生准备阶段健康教育的主要目标**不包括**：　　　　　　　　　　　　　　（　　）

   A. 确保母亲在适当时间受孕　　　　　　B. 降低婴儿发病率和病死率

   C. 促进幼儿正常生长发育　　　　　　　D. 支持青少年健康生活方式的发展

   E. 降低职业病的传播

2. 老年人常见的心理压力**不包括**：　　　　　　　　　　　　　　　　　　（　　）

   A. 对衰老的焦虑和恐惧　　　　　　　　B. 角色变更困难

   C. "空巢"现象引起的孤独　　　　　　　D. 对家人陪伴的渴望

   E. 淡泊名利

3. 老年人要保持良好的心态应做到：　　　　　　　　　　　　　　　　　　（　　）

   A. 任意宣泄自己的不良情绪，释放感情

   B. 老年人爱唠叨，批评不讲究方法，孩子们应多宽容

   C. 培养幽默感，多听小品、相声等

   D. 老年人离开工作岗位后，可暂时独处

   E. 给老年人更多的独处时间，不打扰他们

**4.** 老年人安全用药的原则**不包括**：　　　　　　　　　　　　　　（　　）

    A. 恰当选择药物的种类和剂型　　　　B. 应遵医嘱用药

    C. 合理使用保健药物　　　　　　　　D. 给药方案应具体化

    E. 不可联合用药

**5.** 关于老年人用药安全，下列叙述**不正确**的是：　　　　　　　　（　　）

    A. 使用抗生素类药物时，应注意剂量和疗程，防止产生消化道反应

    B. 使用胰岛素时，应备好食物，防止发生高血糖

    C. 使用强心苷类药物时，应监测心率

    D. 使用易导致跌倒的药物时，应密切观察患者的反应

    E. 药物使用过程中，如需更换药物种类或剂量时需特别注意

**6.** 关于人生保护阶段的健康教育内容叙述**不正确**的是：　　　　　（　　）

    A. 控制吸烟，包括主动吸烟和被动吸烟　　B. 坚持适量运动

    C. 合理膳食，营养均衡　　　　　　　　　D. 严格遵守交通规则

    E. 接受行为指导

**7.** 下列关于人生准备阶段的健康教育方法叙述正确的是：　　　　　（　　）

    A. 学前儿童应接受示范式教育

    B. 学前儿童阶段父母应重视健康信息传播

    C. 婴幼儿阶段可接受启发式教育

    D. 婴幼儿阶段应接受行为指导

    E. 青春期少年应及时、耐心地进行说教，纠正不良行为和倾向

**8.** 生殖健康教育的内容**不包括**下列哪一项？　　　　　　　　　　（　　）

    A. 计划生育宣教及服务　　　　　B. 围生期的教育和服务

    C. 保持良好的心理状态　　　　　D. 不孕症的咨询和治疗

    E. 预防性传播疾病

**9.** 更年期健康教育的内容**不包括**下列哪一项？　　　　　　　　　（　　）

    A. 更年期的生理知识和心理知识　　B. 建立稳定和睦的家庭和人际关系

    C. 坚持适量运动　　　　　　　　　D. 尽可能多地发泄自己的不良情绪

    E. 保证规律的生活习惯

**10.** 晚年健康生活质量阶段的基本策略**不包括**下列哪一项？　　　　（　　）

    A. 将老年保健纳入社区卫生服务　　B. 为老年人组织丰富多彩的学习活动

    C. 对老年人进行疾病预防教育　　　D. 鼓励老年人多参加有益的社会活动

    E. 保证老年人顺利度过更年期

**【填空题】**

**1.** 根据身体的生长发育特点，可将人生分为_____、_____和_____三个阶段。

**2.** 人生保护阶段指自_____到_____。

**3.** 婴儿期教育的目标人群是_____。

**4.** 围生期包括_____、_____、_____和_____四个阶段。

**5.** _____是培养儿童良好卫生习惯的关键阶段。

**6.** _____是学龄儿童建立良好行为的有效方法。

**7.** 老年人常见的心理压力可归结为_____、_____和_____三类。

**8.** 老年人卧床不起由轻到重可分为_____、_____和_____。

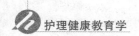

**9.** 老年患者临终关怀组织形式主要有_____、_____和_____三种。

**10.** 实施临终关怀的先决条件是_____。

【判断题】

**1.** 幼儿期教育的目标人群是幼儿及其父母。 （    ）

**2.** 老年休闲活动的健康教育包括修身养性、积极参加公益活动和合理发泄情绪三个方面。（    ）

**3.** 行为指导是学龄儿童建立良好行为的有效方法。 （    ）

**4.** 婴幼儿期的教育主要是通过对父母的教育完成的。 （    ）

**5.** 当老年人更换体位时,应动作缓慢或有人搀扶。 （    ）

**6.** 久病不起的老年人应每1～2小时协助翻身1次。 （    ）

**7.** 人生保护阶段包括青年和中年的人生阶段。 （    ）

**8.** 人生准备阶段包括婴幼儿期、童年期和青春期。 （    ）

**9.** 老年人最容易发生的安全问题是跌倒。 （    ）

**10.** 老年人在运动时,应避免突然或过猛运动头部,防止发生急性心肌梗死。 （    ）

【名词解释】

**1.** 围生期　　**2.** 人生准备阶段　　**3.** 更年期　　**4.** 老年人卧床不起　　**5.** 临终关怀

【问答题】

**1.** 人生三阶段的划分及其意义是什么？

**2.** 青春期健康教育的主要内容有哪些？

**3.** 更年期健康教育的主要内容有哪些？

**4.** 在人生保护阶段保持心理健康应注意哪些？

**5.** 生殖健康的深层含义是什么？

**6.** 晚年生活质量阶段的健康促进活动的中心目标是什么？

**7.** 为什么老年人日常生活中的安全问题是晚年生活质量阶段健康教育的重要内容？

**8.** 老年人防范跌倒的措施有哪些？

**9.** 老年人安全用药的原则包括哪些？

**10.** 老年人卧床不起的分期及各期的特点是什么？

**11.** 老年人卧床不起的原因有哪些？

**12.** 临终关怀的主要内容包括哪些？

**13.** 死亡教育的内容主要包括哪几个方面？

# 第 九 章

# 社区健康教育

## 导 学

### 内容及要求

社区健康教育包括3个部分的内容：社区健康教育概述、社区健康教育程序、社区不同人群的健康教育特点。

社区健康教育概述主要介绍社区的概念和社区健康教育的概念，社区健康教育服务内容和要求，社区健康教育的策略和形式，社区健康教育的服务流程。在学习中，应重点掌握社区健康教育的概念，社区健康教育的策略和形式；熟悉社区的概念、社区健康教育的服务流程；了解社区健康教育服务内容和要求。

社区健康教育程序主要介绍社区健康教育评估、社区健康教育诊断、社区健康教育计划、社区健康教育实施、社区健康教育评价等5个步骤。在学习中，应重点掌握社区健康教育程序的各个步骤。

社区不同人群的健康教育特点主要介绍不同实施地点社区居民的健康教育，不同健康状况社区居民的健康教育，以及社区重点人群的健康教育。在学习中，应掌握不同健康状况社区居民的健康教育，熟悉不同实施地点社区居民的健康教育，以及社区重点人群的健康教育。

### 重点、难点

社区健康教育的重点是社区健康教育的概念、社区健康教育的策略和形式、社区健康教育程序的各个步骤以及不同健康状况社区居民的健康教育。其难点是运用社区健康教育程序，为社区特定人群开展健康教育。

### 专科生的要求

专科层次的学生应重点掌握社区健康教育的概念，社区健康教育的策略和形式，社区健康教育程序；熟悉社区的概念，社区健康教育的服务流程，不同健康状况社区居民的健康教育。

随着社会的发展进步，人们对健康的需求日益增长。健康教育作为基本公共卫生服务的重要内容之一，在推进公众健康素养，促进行动的开展，不断提高居民的健康意识和自我保健能力，提高居民健康知识知晓率，促进健康生活方式的形成，防治社区常见疾病中具有十分重要的意义。

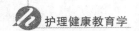

## 第一节　社区健康教育概述

### 一、基本概念

#### (一) 社区的概念

社区概念来源于拉丁语的"社区(community)"一词,原意是亲密的关系和共同的事物。在我国20世纪30年代由著名社会学家费孝通先生引入"社区"概念,并根据我国的特点,将社区定义为:社区是若干社会群体或社会组织聚集在某一个地域里所形成的一个生活上相互关联的大集体。

由于社区人群背景特征、地域大小通常有较大的不同,社区的界定也不同。世界卫生组织(World Health Organization, WHO)(1994)指出一个有代表性的社区,其人口在10万~30万,面积在5 000~50 000 km$^2$。我国城市社区一般指街道、居委会,农村社区指乡(镇)、村等。社区的类型按照经济结构、人口状况和生活方式多元标准分类,我国现阶段存在着城市社区、农村社区和城镇社区三大类型。城市社区经济与文化优势明显,人口密集,人群结构复杂,生活方式多样化,各种社会活动频繁,参与教育的机会较多,信息流动迅速。农村社区以农业经济为主导,人口聚集规模小,密度低,生活方式较为单一,信息流动慢,社区文化富于地方色彩,人际关系相对简单,血缘关系浓厚,家庭在农村生活中发挥着重要作用。城镇社区是农村城市化进程中的产物,具有城市、农村两种社区的双重属性。我们在社区健康教育的具体工作中,可以按照不同类型的社区特点确定健康教育实施的范围。

#### (二) 社区健康教育的概念

社区健康教育(community health education)是以社区为基本单位,以社区人群为教育对象,以促进居民健康为目标,有目的、有计划、有组织、有评价的系统的健康教育活动。

社区健康教育的目标是通过开展多种形式的健康教育活动,增强个人、家庭、社区和有关团体预防疾病、维护健康的责任感,促使人们自觉地采纳有益于健康的行为和生活方式,从而消除或降低危险因素,预防疾病,促进健康,提高社区居民的生活质量。主要包括5个方面:①提高社区人群的健康意识,培养居民的健康责任感,教育居民自我保健为什么重要,如果不做,其后果是什么;②增进居民自我保健的知识和技能,如均衡饮食、规律运动、遵医嘱服药等;③促使居民养成有利于健康的行为和生活方式,而不良的生活习惯(如吸烟、酗酒、赌博、吸毒等)多数来自家庭和社会的影响,因此需要家庭成员和周围居民的积极配合,只有这样才能使健康教育达到预期的效果;④合理利用社区的保健服务资源,这一点我国居民的意识性较低,因此需要加大宣传和教育的力度;⑤减低和消除健康危险因素,如空气、水和周围环境的污染,以及噪声等对健康有害的因素,需要居民共同关注和参与解决。

### 二、社区健康教育服务的内容和要求

为进一步规范国家基本公共卫生服务项目管理,原国家卫生计生委(现已更名为"国家卫生健康委员会")在《国家基本公共卫生服务规范(2011年版)》基础上,组织专家对规范内容进行了修订和完善,形成了《国家基本公共卫生服务规范(第三版)》,其中,对社区健康教育提出以下具体服务内容和要求。

#### (一) 社区健康教育的内容

(1) 宣传普及《中国公民健康素养——基本知识与技能(2015年版)》。配合有关部门开展公民

健康素养促进行动。

（2）对青少年、妇女、老年人、残疾人、0～6岁儿童家长等人群进行健康教育。

（3）开展合理膳食、控制体重、适当运动、心理平衡、改善睡眠、限盐、控烟、限酒、科学就医、合理用药、戒毒等健康生活方式和可干预危险因素的健康教育。

（4）开展心脑血管、呼吸系统、内分泌系统、肿瘤、精神疾病等重点慢性非传染性疾病和结核病、肝炎、艾滋病等重点传染性疾病的健康教育。

（5）开展食品卫生、职业卫生、放射卫生、环境卫生、饮水卫生、学校卫生和计划生育等公共卫生问题的健康教育。

（6）开展突发公共卫生事件应急处置、防灾减灾、家庭急救等健康教育。

（7）宣传普及医疗卫生法律法规及相关政策。

### （二）社区健康教育的要求

（1）乡镇卫生院和社区卫生服务中心应配备专（兼）职人员开展健康教育工作，每年接受健康教育专业知识和技能培训不少于8学时。树立全员提供健康教育服务的观念，将健康教育与日常提供的医疗卫生服务结合起来。

（2）具备开展健康教育的场地、设施、设备，并保证设施设备完好，正常使用。

（3）制订健康教育年度工作计划，保证其可操作性和可实施性。健康教育内容要通俗易懂，并确保其科学性、时效性。健康教育材料可委托专业机构统一设计、制作，有条件的地区，可利用互联网、手机短信等新媒体开展健康教育。

（4）有完整的健康教育活动记录和资料，包括文字、图片、影音文件等，并存档保存。每年做好年度健康教育工作的总结评价。

（5）加强与乡镇政府、街道办事处、村（居）委会、社会团体等辖区其他单位的沟通和协作，共同做好健康教育工作。

（6）充分发挥健康教育专业机构的作用，接受健康教育专业机构的技术指导和考核评估。

（7）充分利用基层卫生和计划生育工作网络和宣传阵地，开展健康教育工作，普及卫生计生政策和健康知识。

（8）运用中医理论知识，在饮食起居、情志调摄、食疗药膳、运动锻炼等方面，对居民开展养生保健知识宣教等中医健康教育，在健康教育印刷资料、音像资料的种类、数量、宣传栏更新次数以及讲座、咨询活动次数等方面，应有一定比例的中医药内容。

## 三、社区健康教育的策略和形式

社区健康教育是社区护理重要的工作方法之一，在进行社区健康教育中，应尽可能多的部门和单位参与；要在促使目标人群知识、信念、行为改变的同时，促使相关的环境和卫生服务状况的改变；要依据目标人群、工作内容等特点，综合采用行之有效的教育干预方法，从而最有效地发挥健康教育作用，取得最佳的效果。

### （一）社区健康教育策略

1. 动员社区可利用力量　健康教育是一个系统工程，仅依靠医护人员是不能完全解决的，必须动用社区一切可利用的力量，特别是积极开发领导层，获得政策和环境的支持，组织社区成员积极参与，培养社区成员的主人翁意识和社会责任感，充分发挥其主观能动性，提高成效。

2. 创造良好的学习环境　良好的学习环境包括：环境安静、光线充足、适宜的空间、教学手段多样化、座位舒适、适宜的人员数量、必要的音响设备等，以此来保证听讲效果。良好的学习环境是促进学习行为、维持学习兴趣、提高学习效果的基本保证。

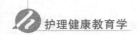 

3. 强调学习对象的参与　教育活动中,应注重学习对象的积极参与,如共同制订学习计划,随时反馈教学效果,使教与学更有针对性和实用性。充分调动学习者的积极性,提高学习自觉性,更利于知识和技能的掌握。

4. 学习内容的安排符合教育规律　学习内容从简单到复杂,从具体到抽象,从部分到整体,循序渐进,以提高学习兴趣,保障学习效果。一次教学内容不宜过多,应合理安排学习内容,以利于学习者对知识的理解和吸收。

5. 讲究信息传播技巧　健康教育实质是各种信息的传播过程,在人际间信息传播过程中,听、说、看、问、答、表情、动作等都是构成信息传播的基本方式,每种传播方式都有一定的技巧,技巧运用的好坏直接影响到传播的效果。作为健康教育者,应该学会运用这些技巧。

6. 教育形式多样　基于社区人群的人口学特征的多样化,可利用的资源条件也各不相同,社区护士在进行健康教育时要因地制宜、因人而异,用不同的方法将相同的教学内容传授给社区不同类型的学习对象。

7. 重视健康教育信息反馈　健康教育信息反馈对完善健康教育项目、不断提高健康教育效率有着积极的促进作用。社区护士应对健康教育活动进行调查评估,重视反馈信息,不断完善健康教育的内容、方式和方法等,以此来提高健康教育效果。

### (二)社区健康教育形式

1. 提供健康教育资料

(1)发放印刷资料:在社区卫生服务中心(站)的候诊区、诊疗室、咨询室等处,发放健康教育折页、健康教育处方和健康教育手册等印刷资料。也可建立社区居民阅览室,提供健康资料与健康科普读物。每个机构每年提供不少于12种内容的印刷资料,并及时更新补充,保障社区居民使用。

(2)播放音像材料:在社区卫生服务中心门诊候诊区、观察室、健康教育室等处,或社区宣传活动现场播放录像带、VCD、DVD等视听传播资料,每个机构每年播放音像资料应不少于6种。

2. 设置健康教育宣传栏　社区卫生服务中心宣传栏应不少于2个,村卫生室和社区卫生服务站宣传栏不少于1个,每个宣传栏面积不少于2 m²。宣传栏一般设置于机构的户外、健康教育室、候诊区、输液室、观察室或收费大厅的明显位置。宣传栏中心位置距地面1.5~1.6 m高。每个机构每2个月至少更换1次健康教育宣传栏的内容。

3. 开展公众健康咨询活动　利用健康主题日或针对社区重点健康问题,开展健康咨询活动并发放宣传材料。每个乡镇卫生院、社区卫生服务中心应每年至少开展9次公众健康咨询活动。

4. 举办健康知识讲座　定期举办健康知识讲座,引导居民学习、掌握健康知识与必要的健康技能,促进社区居民的身心健康。每个社区卫生服务中心应每月至少举办1次健康知识讲座,村卫生室和社区卫生服务站每两个月至少举办1次健康知识讲座。

5. 开展个体化健康教育　乡镇卫生院、村卫生室和社区卫生服务中心(站)的医务人员在提供门诊医疗、上门访视、公众健康咨询活动等医疗卫生服务时,及时发现社区居民的个性化需求,开展有针对性的个体化健康知识和健康技能的教育。

## 四、社区健康教育的服务流程

社区健康教育服务流程见图9-1。

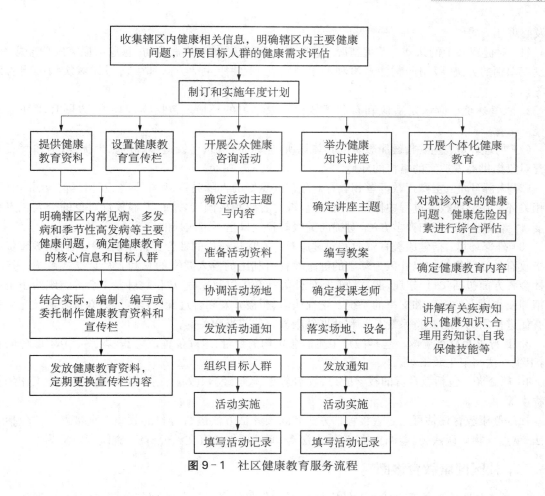

**图 9-1 社区健康教育服务流程**

# 第二节 社区健康教育程序

社区健康教育是有目的、有计划、有组织、系统的教育活动,其实施效果取决于合理的计划、科学的组织与管理。社区健康教育程序以护理程序为基础,包括:社区健康教育评估、社区健康教育诊断、社区健康教育计划、社区健康教育实施和社区健康教育评价 5 个步骤。在社区健康教育程序的实际使用过程中,还需利用健康教育与健康促进相关理论作为指导。

## 一、社区健康教育评估

社区健康教育评估是指通过收集健康教育对象与环境的相关信息,并对资料进行分析,了解健康教育对象对健康教育需求的情况,为开展健康教育提供依据。收集的资料包括以下 4 个方面的内容。

1. **教育对象** 教育对象的健康教育需求是社区护士应重点收集的资料。

(1)一般资料:包括性别、年龄、职业、婚姻状况、健康状况、经济收入、住房状况、交通设施、学习条件、生物遗传因素等。

(2)生活方式:包括吸烟、酗酒、饮食、睡眠、性生活型态、活动与锻炼等。

(3)学习能力:包括文化程度、学习经历、认知与学习特点、学习方式、学习的愿望、学习兴趣、态

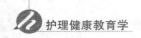

度及心理压力等。

（4）对健康知识的认知与掌握情况：包括常见病相关知识、疾病预防、急危重症突发情况应对、并发症识别的方法、服用药物注意事项的了解情况、不健康生活方式和生活习惯对疾病影响的认识等。

2. 教育环境　应该是适应和有利于教育对象学习的环境。包括物理环境、人际环境和外部环境。

（1）物理环境：主要指健康教育的具体场所，应该是整洁、光线适中、舒适、干扰少，为教育者和教育对象提供高度适宜的桌椅的环境。

（2）人际环境：主要指教育者和教育对象建立良好的人际关系，互相平等、互相尊重、互相信任、互相关怀。在健康教育过程中保持双向交流，教育者应积极倾听，及时了解教育对象的个人观点和态度，以调整教学进度和教学方法，对提高健康教育效果是不可或缺的。

（3）外部环境：指健康教育资源和对健康教育有促进作用的社会支持系统。社区健康教育资源是指政府及社区提供的以社区为基础的健康教育所利用的投入要素的总和。社会支持系统是指来自社会各方面包括父母、亲属、朋友、同事、伙伴等社会人以及家庭、单位、党团、工会等组织给予个体的精神或物质上的帮助和支持的系统。正确认识、积极开发和合理配置社区健康教育资源及充分利用有促进作用的社会支持系统是顺利开展健康教育的前提和关键。

3. 医疗卫生服务资源　包括医疗卫生服务机构的数量、地理位置，享受基本医疗卫生服务的状况，卫生立法与卫生政策等。

4. 教育者　包括教育者的教学能力、教学态度、教学经验、教育水平，以及对健康教育工作的投入程度等。

社区健康教育评估可通过直接评估方法和间接评估方法进行资料的收集。直接评估法包括观察法、重点人物访谈法、问卷调查法、座谈会法等；间接评估法有文献分析法、查阅资料法等。

## 二、社区健康教育诊断

1. 明确社区健康教育诊断　对健康教育评估收集的资料进行整理与分析，针对社区群体共同的健康教育需求，确定健康教育问题并明确健康教育诊断。具体步骤如下。

（1）分析资料，列出社区居民现存的或潜在的健康问题。

（2）分析健康问题对教育对象的健康构成威胁的程度。

（3）分析开展健康教育可利用的资源。

（4）挑选出能够通过健康教育改善或解决的问题。

（5）找出与健康问题相关的行为、环境和促进行为改变的因素。

2. 确定健康教育的优先项目　优先项目是指能够反映人群迫切需要，或各种特殊群体具有的特殊需求、通过健康教育干预能够获得最佳效果的项目，排除由于生物遗传因素所导致的不可干预的健康问题，找出行为因素导致的可干预的健康问题。社区护士应在尊重教育对象意愿的基础上，根据其健康教育需求的紧迫性及现在可利用的健康教育资源，包括人力、物力、财力，根据其重要性、可行性及有效性排列并确定优先项目。

## 三、社区健康教育计划

合理、科学地制订健康教育计划，是社区健康教育工作的关键，是组织和实施健康教育活动的基础和必要前提。为了使健康教育计划能顺利有效地实施，教育者应与其他社区卫生服务人员、社区基层组织领导以及教育对象共同磋商制订。

1. 设计原则　制订健康教育计划时，应以教育对象为中心，遵循6项设计原则，明确健康教育目标,确定健康教育内容并选择适当的健康信息传播方法,选择有效的健康教育评价方式及指标。

（1）目标性：每一项计划的设计都必须有明确的目标,计划的制订应围绕目标开展。

（2）整体性：社区健康教育是社区卫生服务工作的一个组成部分,不能脱离社区卫生服务而独立存在。所制订的健康教育计划应符合社区卫生发展的整体目标。

（3）前瞻性：计划是面向未来发展的,因此,在制订社区健康教育计划时要预测未来,考虑并把握未来发展要求。前瞻性是指计划中制订的目标要具有一定的先进性,要能体现社区卫生工作未来发展需要,如果目标过低,将失去计划的激励功能。

（4）弹性：计划一旦制订,原则上不能随意进行更改,但计划毕竟是面向未来制订的,存在一些不可预测的因素,因此,在制订健康教育计划时,应尽可能考虑到实施过程中可能遇到的问题,留有余地,并制订应变对策,以确保计划的顺利实施。弹性原则并非鼓励随意更改计划,计划的修改必须通过评价和反馈,当出现明显的修改计划的指征时方可进行,这是一项重要原则。

（5）可行性：制订计划不能从主观意愿出发,要根据社区可利用的人力、物力、资金、政策等资源,因地制宜地制订可行性强的计划。

（6）参与性：任何一个项目都是为解决社区实际问题而设立的。社区管理者与社区居民都是了解社区的人,要想使目标更贴合社区实际、符合社区要求,必须使社区群众参与到项目立项、计划设计和实施的整个过程。得到社区支持,是保证项目成功的一个重要原则。

2. 设置目标　目标是指通过社区健康教育最终期望达到的结果,是计划实施和效果评价的依据。目标分为总体目标和具体目标两种。

（1）计划的总体目标：总体目标是指执行计划后预期应达到的理想效果,是长远的、客观的和比较笼统的,是总体上的努力方向。目标一般是宏观的,需要长期努力才能达到,总体目标使健康教育工作者有了明确的方向和连续性。

（2）计划的具体目标：具体目标是为了实现总体目标而设计的具体的、量化的指标,目标人群能达到的具体效果。其基本要求是具体、可测量、可完成、可信并有时间限制。制订计划的具体目标需明确 4 个 W：Who——对谁、What——实现什么变化、When——在多长时间内实现变化、Where——在什么范围内实现这种变化;2 个 H：How much——变化程度多大、How to measure it——如何测量这种变化。根据任务内容,具体目标可分为教育目标(教育对象实现行为改变所必须具备的知识、态度、信念、价值观及个人技巧等)、行为目标(教育对象行为发生变化的指标)和健康目标(教育对象健康状况发生改善的指标)3 个方面,每个方面的目标数量根据实际情况而定。

3. 确定教育者和教育对象　健康教育的实施者应是具有专业知识水平的卫生工作者,包括社区护士、全科医师、其他社区卫生服务工作者和专业培训师等。教育者应具备全面的、科学的、与时俱进的知识信息,具备良好的职业道德与职业形象,具有吸引力与威信,自愿并能够学习教育策略和方法。根据健康教育对象和实施地点的特殊性,也可考虑与学校健康教育工作者、企业职工健康维护工作者协作实施健康教育。

社区健康教育对象是全体居民,依据居民的居住地点,可分为城镇居民和农村居民;依据不同健康状况,可分为健康人群、高危人群、患病人群、患者家属及照顾者;依据社区重点人群,可分为儿童与青少年、妇女、中年人、老年人。社区健康教育对象的不同,健康教育的侧重点因人而异。

4. 确定健康教育内容　健康教育的内容应根据教育对象的需求确定,根据教育对象的健康状态,一般可将健康教育内容划分为以下三大类。

（1）一般性教育：包括常见病的防治知识,饮食与营养、活动与安全、环境保护、计划生育、心理健康维护与情绪调节、药物的储存、使用和管理等。

（2）特殊性教育：包括特定群体(如老年人、儿童、青少年、妇女、残疾人等)的健康问题与特定疾病的治疗、护理、康复知识等。

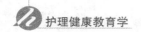
（3）卫生管理法规教育：主要包括相关卫生法规与政策，目的是促使社区居民树立良好的健康观和道德观，提高其责任心，促使其自觉遵守与维护卫生管理法规，进而维护社区健康水平。

5. 教育方法　健康教育的实施方法应根据教育内容、教育对象的文化水平、认知特点和学习能力进行确定。同时应考虑不同信息传播方法的适用范围及其优、缺点，注重多种方法联合使用，优势互补。

选择恰当的健康教育方法对于实现健康教育目标尤为重要，在选择健康教育方法时，应该满足不同教育对象的需求，充分利用教育对象的优势为原则，针对教育对象的数量，选择个体健康教育、家庭健康教育或群体健康教育。依据教育内容，针对教育对象的认知特点、学习能力和文化水平，选择文字、讲座、座谈或角色扮演等不同形式的健康教育，同时应考虑不同信息传播方法的适用范围及其优、缺点，注重多种方法联合使用、优势互补，以确保健康教育目标的实现。

6. 明确实施时间和地点　根据健康教育项目的目的、教育对象和教育内容、方法，健康教育地点可设在社区卫生服务中心、学校、社区、企业或机构、居民家中、公共场所等。实施健康教育的时间一般以 1 小时为宜，根据具体情况确定，如健康知识讲座，可安排在周末，能方便更多的社区居民参加。

## 四、社区健康教育实施

社区健康教育的实施是将计划付诸行动的过程，包括组织、准备实施和质量控制 4 个环节。

1. 组织　社区健康教育是一项多部门、多学科、多人员队伍协作的活动过程，如果缺乏具有权威性的领导和具有协调职能的组织，则无法进行健康教育项目。因此，实施的首要任务是开发领导部门参与，争取社区基层领导及管理者的支持。协调社会各界力量，动员多部门、机构、团体和社区人群参与进来，创建执行计划的支持性环境。

2. 准备　此阶段需要完成以下 3 项任务。

（1）制订实施工作表：工作时间表是实现具体目标的详细步骤，包括每一项活动的具体内容、工作范围、活动应达到的指标、具体负责人员，以及所需经费、设备和资源等。

（2）健康教育实施人员培训：为保证健康教育计划有效地进行，需要对参与实施的健康教育者进行培训。应计划好受训人员的参与时间和地点，培训的内容及各部分时间的分配、培训方法等。培训的内容一般包括项目实施的管理规章和与其相关的专业知识、技能，如培训的内容可以为项目的管理方法、实施过程的注意事项、可能涉及的法律问题及其对策、调查的方法、传播知识的技巧等。培训教学应采用角色扮演法、案例分析法、小组讨论法等参与式教学方法，以增强培训效果。

（3）准备必要的物资：预先准备健康教育实施过程中需要的物资：如实施健康教育讲座、健康教育人员培训所需的教学设备、教学道具等；供健康教育对象知识学习的手册、展板、宣传页等；活动质量监督与评价所需的印制问卷等。

3. 实施　为了确保社区健康教育的效果，在实施健康教育计划过程中，应注重以下几个方面。

（1）选择适当的教学内容、形式和时间：每一个教育对象根据自我需求都有相应的学习动力和愿望。因此，必须选择与教育对象需求相符合的教学内容，以提高教育对象学习的主动性和积极性。教学形式的恰当与否将直接影响教学活动的成败，应根据教育对象的学习能力选择恰当的教学形式，以保证教学内容能准确地被教育对象理解、接受。重视健康教育信息的反馈，针对不同场所、不同人群采取不同策略。合理安排教学时间是确保教学活动成功的另一个重要因素，应根据教育对象的具体情况安排教学活动的时间并决定课程时间的长短。

（2）营造良好的学习环境：良好的学习环境能够促进教学活动的质量，学习环境一般包括 3 个方面：学习条件、人际关系及学习气氛。如花草悦目、布置整洁、设有无烟标志的社区卫生服务中心（站）、候诊室，就给教育对象传递了一种安全温馨的感觉；免费提供的预防保健小册子、健康教育处方、循环播放的妇幼保健录像片，有关预防和保健的标语、条幅等，都给教育对象传递着健康信息。

（3）鼓励教育对象积极参与教学活动：为了改变教育对象不健康的行为和生活方式，鼓励他们参与各项教学活动是保证社区健康教育质量的重要因素,可以通过口头表扬和物质奖励相结合的方式,鼓励教育对象积极参与到社区健康教育的各个环节。

(4)培养社区居民健康教育典型:要重视培养开展健康教育较好的典型社区,及时总结工作,向其他社区推广经验,以点带面。同时在实施过程中还要注重对教育者的培养,包括社区护士、社区志愿者等。

4. 质量控制 质量控制的目的是确保各项活动都按照目标完成并符合质量要求。主要内容包括:监测活动的进度、内容、数量、范围是否与计划一致,经费使用是否规范,以及目标人群的参与度、满意度和认知、行为变化等。通常采用的方法有记录和报告、现场考察与观察、座谈反馈、参与及调查等。

### 五、社区健康教育评价

社区健康教育评价是将客观实际与预期目标进行比较。评价的目的是对健康教育活动进行全面的监测、检查和控制,及时了解实施的效果和存在的问题,以便随时调整实施策略、工作方法和人力物力的分配等,贯穿于整个计划实施的始终。

1. 过程评价 指在健康教育实施过程中的评价,着重关注项目活动是否按照计划实施,同时担负着修正与优化计划、使之更符合实际情况的责任。主要包括对健康教育执行者的评价,针对健康教育组织的评价,针对政策与环境的评价。常用的评价指标包括:活动的执行率、活动的覆盖率、目标人群参与度和满意度、活动经费使用率等。评价方法包括查阅档案资料、目标人群调查和参与式观察等。过程评价包括对计划的设计、组成、实施过程、管理、工作人员工作情况等进行评价,是评估社区健康教育项目活动的质量与效率。

2. 近期效果评价 是指评估健康教育使目标人群所产生的健康相关行为及其影响因素的变化。主要评价3个方面:①影响有关健康行为的倾向因素(包括知识、态度、信念等)、促成因素(资源、技术)及强化因素改变的程度;②有无行为改变情况:有益健康的行为有无增加、有损健康的行为是否得到控制;③政策、法规制定情况:领导及关键人物的思想观念是否得到转变、是否制定有利于健康的政策、法律,行政对健康教育的干预程度和效果。评价指标包括:健康知识合格率、健康知识知晓率、健康信念持有率、行为改变率等。

3. 远期效果评价 是评价健康教育项目实施后对目标人群健康状况、生活质量的影响情况。评价内容主要包括目标人群的健康状况和生活质量两个方面,评价指标有:生理指标(如体重、血压等)、心理健康指标(焦虑、抑郁等)、疾病指标(如发病率、患病率等)、死亡指标(如死亡率、平均期望寿命等)、生活质量指数、生活满意度指数等。评价可通过人口学调查、问卷调查等形式实现。

# 第三节 社区不同人群的健康教育特点

社区健康教育是面向社区全体居民的,不同健康状况的居民所感兴趣的健康教育内容不尽相同,不同年龄阶段的人群也有特定的保健需求。社区健康教育对象的特点决定健康教育的侧重点,充分考虑到受教育者的认知水平与学习能力的特点,选择适当的信息传播手段对其实施健康教育。

## 一、不同实施地点社区居民的健康教育

### (一)城镇居民社区健康教育

1. 社区常见疾病防治的宣传教育

(1)慢性非传染性疾病的社区防治:慢性非传染性疾病(以下简称"慢性病"),如高血压、冠心

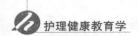

病、脑血管病、癌症、糖尿病等,已成为我国城市居民重要的致死、致残原因,严重威胁人们的健康与生命。针对慢性病健康教育的主要内容有:①提倡健康的生活方式,控制行为危险因素;②普及慢性病防治知识,提高自我保健能力;③增强遵医行为,提高对社区卫生服务的利用:如定期体检,积极参加健康咨询及疾病普查普治,遵医嘱坚持药物和非药物治疗,做慢性病社区三级预防的积极参与者和接受者等。

(2)传染病的社区防范:由于国际间交往的快速增加,城市过分拥挤,安全饮用水的缺乏,处理和加工食品方式的变化,社会人群中思想观念和生活方式的多元化,以及滥用抗生素而出现抗药性等诸多因素,造成新出现或重新出现的传染病,如艾滋病、乙型肝炎、戊型肝炎、结核病等已构成对居民健康的极大威胁,应加强对这些传染病传染源、传播途径及防治方法的宣传教育。

(3)加强安全教育,防止意外伤害:意外伤亡,如交通事故、劳动损伤、煤气中毒、溺水、自杀等,是当前造成儿童和青少年死亡和伤残最常见的原因。通过普及安全教育,提高居民在日常生活和工作中的自我防护意识,加强青少年的安全防护措施,自觉使用安全设备,降低和防止意外事故的发生。

2.家庭健康教育

(1)家庭饮食卫生与营养:家庭饮食卫生与营养包括膳食的合理搭配,食物的合理烹调,定时定量饮食,炊具、食具的简易消毒方法,碘盐的保管与食用,夏季食品的简易冷藏和贮存方法,暴饮暴食、偏食、酗酒对健康的影响,以及常见食物中毒的预防知识等。

(2)家庭急救与护理:家庭急救知识应包括烧伤、烫伤、触电、跌伤等意外事故的简易急救方法和处理原则,心肺复苏技术,家庭中常用药物的保存与使用方法,以及血压计、血糖仪、体温计的使用方法等。

(3)居室环境卫生知识:居室环境卫生知识包括居室环境的卫生要求,居室的合理布局,居室装修的卫生问题,居室采光照明的卫生要求及对健康的影响,冬季取暖应注意的问题,如预防煤气中毒、减少甲醛污染等。

(4)生殖健康教育:生殖健康教育的内容包括计划生育、优生优育优教、妇幼保健、性生活知识等,避免妇女在性成熟期内因孕育或节育引发各种疾病;根据妇女的生理、心理及社会特征,加强疾病普查及卫生宣传,以便早期发现疾病,早期治疗,确保妇女身心健康。

(5)家庭心理卫生教育:家庭生活周期是家庭心理卫生教育最基本的理论框架。家庭的发展经过新婚期、婴幼儿期、学龄前儿童期、学龄儿童期、青少年期、孩子离家创业期、空巢期、退休期等不同阶段,每一阶段有其特定的角色和责任。如果家庭成员不适应或处理不当,便会产生相应的健康问题。家庭心理卫生教育是根据家庭发展阶段与问题,适时提供咨询和指导,协助家庭成员正确解决面临的问题。例如独生子女教育,正确对待与处理夫妻之间、婆媳之间、父母与子女之间关系,保持良好的人际关系、和睦的家庭氛围,防治和消除社会心理紧张刺激,促进家庭成员心理健康。

3.创建健康城市  据国家统计局 2017 年 2 月 28 日公布的《中华人民共和国 2016 年国民经济和社会发展统计公报》显示,2016 年年末全国大陆总人口 138 271 万人,其中城镇常住人口 79 298 万人,农村户籍人口 58 973 万人。我国目前已有近 8 亿城市居民,为了使城市拥有健康的人群、健康和环境,从而促进经济和社会的发展,中国自 1990 年起开展创建全国卫生城市和国家卫生城市检查评比活动。创建卫生城市工作对城市社区健康教育提出了明确的要求,把社区健康教育列入创建工作基础考核的重要内容,有利于城市社区健康教育工作的深入开展。

### (二)农村社区健康教育

1.农村常见疾病防治的宣传教育

(1)传染病及寄生虫病防治知识:为预防传染病的发生和流行,必须采取消灭传染源、切断传播途径、保护易感人群的措施。针对传染病发生和流行的三个环节,健康教育应包括以下内容:计划免疫、法定传染病的疫情报告、各种传染病的隔离知识、消毒知识、杀虫灭鼠知识、传染病患者治疗和家庭护理知识与技能、社区疾病预防与卫生公德教育等。

（2）慢性非传染性疾病防治知识：由于老年人口增加和生活方式变化等因素，农村心脑血管疾病、癌症、呼吸系统疾病等明显增加，各种常见慢性病的致病因素、防治知识、早期症状、及时就医与合理用药以及家庭护理常识，也成为农村健康教育的重要内容。

（3）地方病防治知识：地方病是由自然地理环境或生活条件因素所致，以地域性发病为特点的一类疾病，通常包括碘缺乏病、地方性氟中毒、克山病和大骨节病等。地方病是目前严重危害我国农村居民，特别是贫困地区人群的重要疾病，普及地方病的防治知识是落实综合性防治措施的重要内容。

（4）与农业劳动相关的疾病防治知识：包括常用农药的种类、保管方法，预防农药中毒的措施、急性农药中毒的临床表现及群众自救、互救知识；农田中暑、稻田性皮炎、血吸虫病等的健康史、危害、预防措施、早期症状及发病后的治疗和家庭护理的知识和技能。

（5）防止意外伤害：目前农村中发生意外伤害事件日趋增多，其主要原因有：①农村用电及机械化程度提高了，但农民缺乏相应的安全防护意识和措施；②乡镇企业增多，有的管理不善，有些设备落后，操作简单粗糙；③随着城乡交通事业的发展，农村机动车事故呈上升趋势，随之而来的交通安全隐患也值得重视。健康教育应着重于提高农村居民尤其是农村青年的安全防护意识，普及有关农村常见意外伤害的原因、预防及救护方面的知识和技能。

2. 农村爱国卫生与环境保护　通过广泛的宣传教育和社会动员，让广大农民充分认识到爱国卫生、环境保护、农业致富和可持续发展的密切关系，培养爱国卫生和环境保护的意识和习惯，加强卫生要求和卫生技术指导，重点抓好饮水卫生、农村改厕、垃圾处理、住宅环境卫生、保护环境等方面的健康教育，促进农村两个文明建设的健康发展。

## 二、不同健康状况社区居民的健康教育

1. 健康人群　是社区中的主要群体，由各个年龄段的人群组成，这类人群中有的可能对健康教育最缺乏需求，认为自己身体健康，疾病离他们很遥远，对健康教育持排斥态度。

对于这类人群，健康教育主要侧重于促进健康与预防疾病的知识与技能，提升他们接受健康教育的意识，目的是帮助他们维持良好的生活方式并保持健康，同时也提醒他们对一些常见疾病提高警惕，定期进行健康体检，认识到疾病预防及早期诊断的重要性。

2. 高危人群　所谓具有某些致病危险因素的高危人群，主要是指那些目前尚健康，但本身存在某些致病的生物因素或不良行为及生活习惯的人群。致病的生物因素包括个体遗传因素（例如高血压、糖尿病、乳腺癌等疾病家族史），不良的行为及生活习惯（包括高盐、高糖及高脂饮食、吸烟、酗酒等）。这类人群发生疾病的概率高于一般健康人群，为了减少疾病发生率，这类人群是干预的重点。

针对这类人群，健康教育应侧重于预防性健康教育，健康教育首选内容是与高危因素有关的疾病预防。帮助他们了解疾病危险因素，掌握自我健康管理技能，学会疾病的自我检查与健康的自我监测，如乳房的自我检查；另外帮助他们自觉地纠正不良的行为及生活习惯，积极地消除致病隐患。

3. 患病人群　包括各种急、慢性疾病的患者，这类人群根据疾病的分期可以分为临床期患者、恢复期患者、残障期患者及临终患者。前三期的患者一般对健康教育比较感兴趣，他们均不同程度地渴望早日摆脱疾病、恢复健康。因此，健康教育应侧重于疾病治疗和康复相关知识的教育，以帮助他们积极地配合治疗，提升其遵医行为，促进他们自觉地进行康复锻炼，尽可能减少残障，加速康复，提高生活质量。对于临终患者的健康教育实质上是死亡教育，重点是帮助他们正确面对死亡，以减少对死亡的恐惧，尽可能轻松地度过人生的最后阶段。

4. 患者家属及照顾者　与患者长期生活在一起，他们中部分人往往因为长期护理而产生心理和躯体上的疲惫，甚至厌倦，同时，他们也可能是同类疾病的高危人群，因此，对他们进行健康教育是

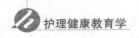

十分必要的。

对于这类人群,健康教育应侧重于疾病相关知识、疾病主要症状指标的自我监测方法及家庭护理技能的教育,其目的是:一方面提高他们对家庭护理重要性的认识,坚定持续治疗和护理的信念,掌握家庭护理的基本技能,从而科学地照顾患者。另一方面是指导他们掌握自我保健的知识和技能,在照顾患者的同时,维持和促进自身的身心健康。

### 三、社区重点人群的健康教育

1. 儿童与青少年健康教育　健康教育内容包括促进生长发育、预防常见病、防治意外伤害、建立健康的生活习惯等。对于婴幼儿和学龄前儿童,健康教育的主要内容包括感知、认识、语言能力及动作能力,培养良好的生活、卫生习惯,膳食营养知识,培养良好的情绪、情感和个性,美学和礼仪、道德品质的教育,常见病的防治和家庭护理(如呼吸道感染、细菌性痢疾、佝偻病、缺铁性贫血等),外伤、触电、交通事故等意外伤害的防范。对于学龄期儿童和青少年,健康教育的主要内容是如何防治近视、结膜炎等,常见传染病的防治知识,如何纠正营养不良、肥胖等营养问题,如何养成良好的学习、作息、个人卫生习惯,正确进行青春期心理卫生、性教育、健康行为教育等。

在实施健康教育时,应充分考虑该群体的认知水平与学习能力,以形象化教育法为主,采用语言教育法、电化教育法和实践教育法等多种健康教育方法相结合的模式,设计并实施主题突出、趣味性、互动性的健康教育活动。

2. 妇女健康教育　健康教育内容主要包括婚前教育(经期卫生保健、性生活卫生常识、优生优育知识、婚后心理卫生知识等)、妊娠期和围生期教育(孕前准备、妊娠期生理卫生知识、孕期胎教、用药指导、围生期生理及心理卫生知识、分娩知识、产褥期的卫生保健等)、育儿知识(母乳喂养、早期教育、计划免疫等)、妇女围绝经期教育(围绝经期生理、心理卫生保健)和妇女常见疾病的防治知识(生殖系统炎症、生殖系统肿瘤等)。

由于社区妇女职业各异,作息时间也不一致,应根据女性个体、群体的特点和需求,采取不同的形式、方法来实施。婚前是开展健康教育的良好时机,在婚前培训班开展健康教育,如性教育,妊娠、分娩、育儿知识的教育,以及婚姻家庭心理辅导等。利用各种活动日及评比活动,如"五好家庭"评比、美化环境检查评比、无烟日、艾滋病日宣传活动等,开展相关的妇女健康教育。举办知识讲座,选择女性关心、感兴趣的健康问题,聘请有关专家或与医院合作举办讲座,如各种美容讲座、妇女常见肿瘤的自我诊断、围绝经期妇女的心理保健、青春期健康问题应对等。

3. 中年人健康教育　中年人部分系统和器官功能开始衰退,逐渐出现老化现象,而且中年时期家庭负担重、工作强度大,容易积劳成疾。因此,健康教育内容主要是提高自我保健意识、学会调适心理压力、合理膳食与营养指导、规律运动锻炼、合理休息与睡眠、监测和预防常见慢性疾病、改变不良生活方式等。

中年人虽然越来越关注健康问题,但因其在社会、家庭都有重要地位,身心负担较重,男性吸烟、酗酒、在外应酬的机会较多,形成了不良的生活习惯,因此中年期应注重养成健康的生活方式。利用现代化信息交流工具,如手机、网络、微信、微博等,帮助戒烟者找到适合其戒烟的有效方法,依托信息网络平台为戒烟者提供支持和鼓励。通过同学会、朋友会、老乡会等时机,以小组讨论的形式,分享自己的心路历程,在遇到压力和困难时,积极争取朋友、同事、家人的帮助和支持。

4. 老年人健康教育　老年人应加强的健康教育内容包括养生保健、老年期健康问题的应对、老年期常见病的预防、老年期心理健康等,具体内容包括老年人生理和心理知识、老年人生活安排、心理调适、营养知识、运动锻炼指导、常见慢性病自我管理、老年人群对健康体检的重视等。

由于衰老引发的老年人生理、心理和社会环境的改变会影响其学习新知识、新技能的能力,从而影响老年人的健康信念和行为选择。因此,对老年人的健康教育方法应适应其认知特点。建议采用群体健康教育和个体健康教育相结合的方式。如采用大众传播媒介(如报纸、标语、宣传栏、传单、广播、电视、健康教育讲座、老年艺术团表演、有奖竞猜、广场咨询等)开展适合老年群体的饮食、运动、心理和慢性病管理等方面的群体健康教育;采用深入交谈、个别咨询、小组座谈、演示等方法对有特殊需求或特定健康问题的老年人进行个体健康教育。

## 复 习 题

【A 型题】

1. 根据 WHO 的标准,一个有代表性的社区,面积为: （　　）
   A. 1 500～2 000 km²　　　　　　　　　B. 2 000～3 500 km²
   C. 4 000～5 000 km²　　　　　　　　　D. 5 000～50 000 km²
   E. 500～50 000 km²

2. 下列评价指标中,属于社区健康教育过程评价的一项是: （　　）
   A. 活动的覆盖率　　　　　　　　　　　B. 健康知识知晓率
   C. 行为改变率　　　　　　　　　　　　D. 患病率
   E. 平均预期寿命

3. 在社区健康教育评估过程中,应从以下 4 个方面收集资料,除外哪项? （　　）
   A. 大众传媒　　　　　　　　　　　　　B. 教育者
   C. 教育环境　　　　　　　　　　　　　D. 医疗卫生服务资源
   E. 教育对象

4. 社区卫生服务中心应每年至少开展公众健康咨询活动的次数是: （　　）
   A. 5 次　　　　　　B. 6 次　　　　　　C. 7 次　　　　　　D. 9 次
   E. 12 次

5. 特殊性社区健康教育内容是: （　　）
   A. 计划生育　　　　　　　　　　　　　B. 残疾人的康复锻炼技能
   C. 药物的储存、使用和管理　　　　　　D. 心理健康维护与情绪调节
   E. 饮食与营养

6. 在进行社区健康教育评估时,收集教育对象的资料,除外哪项? （　　）
   A. 生物遗传因素　　　　　　　　　　　B. 学习的愿望
   C. 享受基本医疗卫生服务的状况　　　　D. 服用药物的注意事项
   E. 住房状况

7. 确定社区健康教育的优先项目中,应排除下列哪项问题? （　　）
   A. 通过健康教育干预能够获得最佳效果的项目
   B. 反映社区人群迫切需要的项目
   C. 由生物遗传因素所导致的健康问题
   D. 社区特殊群体的特殊需求
   E. 行为因素导致的健康问题

8. 下列哪类人群的健康教育主要侧重于促进健康与预防疾病的知识与技能? （　　）
   A. 高危人群　　　　　　　　　　　　　B. 临床期患者
   C. 恢复期患者　　　　　　　　　　　　D. 患者家属
   E. 健康人群

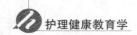

9. 以老年人助行器的使用为健康教育内容的最佳健康教育方法是： （　　）
  A. 专题讲座        B. 印刷手册
  C. 交谈          D. 演示
  E. 板报

10. 下列哪项不是社区健康教育计划的具体目标？ （　　）
  A. 教育目标        B. 行为目标
  C. 健康目标        D. 政策环境目标
  E. 经济目标

## 【填空题】

1. 社区健康教育评估过程中，从以下 4 个方面收集资料：_____、_____、_____和_____。

2. 社区健康教育程序以护理程序为基础，包括：_____、_____、_____、_____和_____ 5 个步骤。

3. 制订健康教育计划时，应以教育对象为中心，遵循 6 项设计原则包括：_____、_____、_____、_____、_____和_____。

4. 社区健康教育的内容分为 3 类：_____、_____和_____。

5. 社区健康教育的学习环境一般包括 3 个方面：_____、_____和_____。

6. 按不同健康状况，社区居民的健康教育对象包括：_____、_____、_____和_____。

7. 社区健康教育环境包括两个方面：_____和_____。

8. 社区健康护理评价分为：_____、_____和_____。

## 【判断题】

1. 我国居民目前对合理利用社区的保健服务资源的意识较低。 （　　）

2. 减低和消除健康危险因素如食品卫生，是地方政府和社区卫生服务机构的职责。 （　　）

3. 社区卫生服务中心专职开展健康教育工作的人员，每年接受健康教育专业知识和技能培训不少于 4 学时。 （　　）

4. 乡镇卫生院应每年至少开展 5 次公众健康咨询活动。 （　　）

5. 在进行社区健康教育评估时，间接评估法有文献分析法、查阅资料法、问卷调查法等。 （　　）

6. 制订社区健康教育计划时，弹性原则并非鼓励随意更改计划，计划的修改必须通过评价和反馈，当出现明显的修改计划的指征时方可进行。 （　　）

7. 社区健康教育的实施方法应根据教育内容、教育对象的文化水平、认知特点和学习能力进行确定。 （　　）

8. 社区健康教育地点可设在社区卫生服务中心、学校、社区、企业或机构、居民家中、公共场所等。 （　　）

9. 社区健康教育评价中，近期效果评价指标有健康教育活动的执行率、健康知识知晓率、健康信念持有率和行为改变率等。 （　　）

10. 针对高危人群，健康教育应侧重于预防性健康教育，健康教育首选内容是与高危因素有关的疾病预防。 （　　）

## 【名词解释】

1. 社区    2. 社区健康教育    3. 社区健康教育评估

【问答题】

1. 简述社区健康教育的目标。

2. 社区健康教育的策略有哪些？

3. 社区健康教育的形式有哪些？

4. 简述确定社区健康教育诊断的具体步骤。

5. 为了确保社区健康教育的效果,在实施健康教育计划过程中,应注重哪些方面？

6. 城镇社区常见疾病防治的宣传教育内容有哪些？

7. 农村常见疾病防治的宣传教育内容有哪些？

# 第 十 章

# 家庭健康教育

**导 学**

**内容及要求**

家庭健康教育包括两部分内容：家庭概述与家庭健康教育程序。

家庭概述主要介绍家庭的概念及结构，家庭的功能与资源，家庭生活周期，家庭生活压力事件和家庭危机，家庭对健康的影响。在学习中，应重点掌握家庭的概念、家庭结构；熟悉家庭的功能、家庭生活周期及各阶段的发展任务；了解家庭生活压力事件和家庭危机、家庭资源、家庭对健康的影响。

家庭健康教育程序主要介绍家庭健康教育评估、诊断、计划、实施、评价。在学习中，应重点掌握家庭健康教育评估；熟悉家庭健康教育诊断、计划、实施、评价。

**重点、难点**

家庭健康教育的重点是家庭的概念、家庭结构、家庭生活周期及各阶段的发展任务。其难点是护理程序在家庭健康教育中的应用。

**专科生的要求**

专科层次的学生应重点掌握家庭的概念、家庭结构；熟悉家庭的功能、家庭生活周期及各阶段的发展任务、家庭健康教育评估、诊断、计划、实施、评价。

家庭是构成社会的基本单位，是家庭成员密切相处的直接生活环境。随着现代城市化进程的发展，家庭结构、功能，以及人们的家庭观念都发生着显著的变化。家庭的结构日趋简单，核心家庭逐渐取代传统大家庭，家庭的许多功能也不断地向社会转移，从而使得家庭对社会和医疗服务的需求也越来越大。同时，家庭中每位成员的心理、行为与生活方式等，在很大程度上也受家庭环境的影响。现代家庭面临许多新的挑战，这些挑战直接影响到家庭成员的生活质量与身心健康，也影响着社会的进步与发展。家庭与个人健康的关系已经引起社会的广泛关注，以家庭为单位提供医疗保健服务，已经成为现代医学的基本观念，同时也是家庭护理产生与发展的基础。家庭的健康与每个人的健康及生活质量密切相关，开展家庭健康教育与家庭健康护理工作十分重要。

# 第一节 家庭概述

家庭是个人生存的具体环境,也是人们生活的最长久的社会组织。基本卫生保健的一个目标就是要提高整个家庭的健康水平,而开展家庭健康教育是实现该目标的重要手段。家庭健康与个人健康关系密切相关,同时,家庭环境也直接影响家庭成员的健康信念与生活方式。家庭最基本的职能是通过人的生产和再生产来维持生命的延续和人类的繁衍,从而维持社会的存在。了解关于家庭的一些概念,可以为护士进行家庭评估以及家庭健康教育提供了理论上的指导,使家庭健康教育除了个体教育外,更加突出了家庭护理的特色,这样有助于发挥家庭在促进其成员健康方面的作用。

## 一、家庭的概念及结构

### (一)家庭的概念

传统的家庭是由婚姻、血缘或收养关系所组成的社会组织的基本单位。关于家庭的概念,由于受历史条件和民族文化思想的影响,不同学科、时代、国家对家庭的认识均有所不同。虽然家庭的概念多种多样,但目前较公认的家庭概念为:家庭是一种重要的关系,它是由一个或多个有密切血缘、婚姻、收养或朋友关系的个体组成,并长期共同生活的群体,是社会团体中最小的基本单位,是家庭成员共同生活、彼此依赖的场所。家庭关系基本上是一种终身关系,它不会因为整个家庭或某个成员功能的低下或改变而终止某个家庭成员的身份。婚姻关系是维系家庭的基础,家庭关系在性质上主要是情感的联系。家庭比其他社会团体更加注重关心、爱护等情感。

### (二)家庭的结构

家庭结构是指家庭成员的组织结构及各成员间的相互关系,分为家庭外部结构和家庭内部结构。家庭结构影响着家庭成员的关系、家庭资源、家庭功能以及家庭健康等。

1. 家庭外部结构 指家庭人口结构,即家庭的类型,主要有核心家庭、主干家庭、联合家庭和其他类型家庭。

(1)核心家庭:又称小家庭,是指由一对夫妻及其未婚子女组成的家庭。这种家庭只有一对配偶,并以夫妇间婚姻纽带的联系为主。核心家庭中只有夫妻关系和父母子女关系,其特点是人口少、结构单一、关系单纯,是最稳定的家庭类型。由于核心家庭的家庭成员较少,家庭结构单一,因此家庭成员特别是一家之主一旦接受健康教育后,健康相关行为会直接作用及影响于整个家庭。核心家庭除了上述这种标准形式外,还有以下 2 种特殊的或不完整的形式:①配偶家庭,即一对无子女的夫妇。这种无子女的情况包括 2 种类型:一类是尚未生育;另一类是空巢家庭(即孩子均已长大成人另起炉灶或各奔东西)。②单亲家庭,由于配偶的一方死亡或离婚而只剩下夫妇中的一方与未婚子女。核心家庭中存在着夫妻间、父母与子女间、子女间的人际关系。这种类型的家庭可利用的社会资源较少,家庭关系具有亲密和脆弱两重性,出现危机时,会因为较少得到家庭内、外的支持而易导致家庭问题的凸显。

(2)主干家庭:又称直系家庭,是我国传统的家庭结构形式。即由两代以上亲子关系的家庭成员共同居住而形成的家庭。在这种家庭中,由夫妻两人与他们的已婚子女及其后代共同生活。其已婚子女可以是一对,也可以是多对;可以是一对已婚,其他子女尚未成婚;也可以是多对已婚,尚有未婚的。其已婚子女的后代,可以是已婚的,也可以是未婚的。还有一些不完整的结构形式,指由两对或两对以上一代夫妇没有未婚子女的家庭,一对夫妇和其中一方的鳏夫或寡母组成的家庭。这种家庭模式在我国的传统中即是"四世同堂""五世同堂"的大家庭,因此也称之为传统家庭。这种家庭的

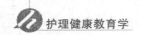

特点是人口多、结构较复杂、关系较繁多,有夫妻、父母子女、翁婿、姑叔舅伯、祖孙、表堂兄弟姊妹、同胞兄弟姊妹、妯娌、连襟等关系。这种家庭功能受多重相互关系的影响,家庭内外资源较多,在家庭遇到压力时,能帮助家庭提高适应度,克服危机。主干家庭的代系较核心家庭多,且家庭人口数量常较多,家庭健康教育时应考虑到不同年代出生个体的生理、心理及社会特点。

(3)联合家庭:是变异了的主干家庭。即第一代夫妻双亡后,其已婚子女仍然维持"大家庭"的模式而形成的家庭。这种家庭由至少两对或两对以上的同代夫妇及其子女组成的家庭,如两对以上已婚兄弟姐妹及其子女组成的家庭。这种家庭存在着兄弟姊妹、夫妻、连襟、妯娌、姑嫂、同胞子女、表(堂)子女等关系。实际上,这种家庭是由多个核心家庭联合而成,家庭关系很复杂,易产生矛盾。但随着现代社会的发展,联合家庭出现了不断减少的趋势。联合家庭的成员间紧密关系较之核心家庭略低,对于该家庭进行健康教育时要考虑不同成员的特点及接受程度以及全体成员对于家庭健康干预的态度。

主干家庭和联合家庭合称扩展家庭,为不稳定的家庭类型。在扩展家庭中,主干家庭比联合家庭要更稳定。

(4)其他类型的家庭:除了上述3种家庭类型外,还有一些其他类型的家庭,包括:①单亲家庭,是由单身的父母及其子女组成的家庭,这种家庭的特点是人口少、能够利用的家庭资源少、单身父母的角色问题及其子女的身心健康发展问题比较突出,因此在进行健康教育的过程中,应重点关注未成年子女的心理及社会发展问题。②重组家庭,是指一方或双方有婚姻史,且有一个或一个以上的来自前次婚姻的子女,这种家庭的特点是关系复杂,问题偏多,如子女缺乏照顾、有不安全感、孤独等。这类家庭在健康教育过程中除了要协调来自双方家庭的子女生活习惯,还特别注意未成年子女的心理健康状况。③其他家庭,如同居家庭、同性恋家庭、单身家庭等,目前这些家庭有增加的趋势。其他家庭由于其结构的特殊性,往往因财产、养老、社会对其观念等原因诱发各种健康问题。

2. **家庭内部结构** 指家庭成员之间的相互作用和相互关系,表现为家庭中的家庭角色、家庭权力、沟通类型和价值体系4个方面。

(1)家庭角色:指家庭成员在家庭中的特定身份,代表着家庭成员在家庭中应承担的职责和享受的权利,同时反映家庭成员在家庭中的相对地位和与其他家庭成员之间的相互关系。随着社会的发展,各种家庭角色也在发生着变化,如以前被认为是父亲或母亲各自的角色行为,现在正在由许多家庭的父母来共同承担,如分担家务、父亲在家照看孩子、母亲外出工作养家等,对于这样的家庭,护士进行健康教育时应充分考虑到家庭成员的角色分工、性格特点、知识基础及健康教育需求。家庭角色分为正式角色和非正式角色。其中正式角色是指家庭角色结构中包含的角色,如丈夫、妻子等;非正式角色是指表面不明显,主要是为了满足个体成员感情需求或维持家庭功能而扮演的角色,如管理者、鼓励者、教育者、协调者等。家庭角色会随着社会的潮流、家庭教育程度、文化宗教等因素的变化而变化。家庭角色和其他社会角色一样,要按照社会和家庭为其规定的模式去规范行为,这些特定的模式行为称为角色期待。每个家庭对同一角色的期待内容会有所不同。当一个家庭成员实现不了对他的角色期待或适应不了角色转变时,便会在内心产生矛盾、冲突的心理,称为角色冲突。它会导致家庭成员情绪、心理功能紊乱,甚至会出现躯体障碍,使家庭功能受到严重影响。当角色发生转变时,家庭成员需要一个学习、发展的过程,从而来完成相应的角色行为。如年轻的夫妻开始扮演父母的角色,如何适应父母的角色,则需要夫妻双方共同学习与实践,护士可为其提供相应的教育和指导,帮助其补充在适应该家庭角色过程中所需要的健康教育资源。

(2)家庭权力:指家庭成员对家庭的影响力、控制权和支配权。家庭权力的中心即权力中心,是指一般意义上的一家之主。家庭权力中心可为约定俗成的,也可为继承的。随着社会变迁,家庭权力中心的形成越来越受到感情和经济因素的影响,专制的家庭权力结构也正逐渐向自由、民主的家庭权力结构转变。家庭权力中心做出决定以及调控家庭成员行为的方式,这取决于权力中心的家庭观念、道德标准、经济决策、法律意识、社会交往和个人的品质及能力。常见的家庭权力结构的类型包括:①传统型,是由家庭所在的社会文化传统规定而来的权威,如男性主导社会,父亲通常为一家之主,家庭成员都认可他的权威,而没有考虑到他的社会地位、收入、职业等。②工具型,是负责供养家庭、掌握经济大权的人,被认为是这类家庭的权威人物。不受性别和代系的限制,妻子或子女如果能处在这种位置上,也能成为家庭的决策者。③分享型,是在进行决策时,家庭成员分享权力,共同协商做出决定。在该权力结构中,每个家庭成员的能力、建议等都会得到尊重。其民主程度较高,值得推崇。④情感型,是由家庭感情生活中起决定作用的人来担当决策者,其他的家庭成员因为对他的感情而承认其权威,如"妻管严"。家庭的权力结构是护士进行家庭评估,继而采取家庭健康教育的重要参考资料。如护士在进行家庭健康教育时,必须首先确定家庭中的决策者,同他协商、提供教育指导,进而有效地促进整个家庭的健康。

（3）沟通类型:沟通是指家庭成员之间在情感、愿望、需求、信息与价值观等方面进行交换的过程,最能反映家庭成员之间相互关系。对家庭信息的传达即为沟通,所沟通的信息有语言和非语言的内容与情绪。沟通是维持家庭系统稳定的必要手段,同时家庭沟通可有助于了解家庭功能、解决家庭问题,也有助于家庭成员之间建立亲密的联系,从而增加家庭的向心力。有效交流是指信息发出者通过清楚的传递渠道将想要发出的信息被信息接收者接受和理解,并允许每个人表达自己的观点与感想。无效交流是指信息不能很好地传递,被误解或传递有障碍。家庭无效交流的表现为以自我为中心,不为他人着想,封闭式交流,强求一致等。无效交流对家庭问题的解决是不利的,同时对家庭成员的发展也是不利的。护士在进行家庭健康教育评估的过程中应关注家庭的沟通类型,对于家庭成员之间能够有效交流的家庭,针对健康教育重点对象教育即可;对于家庭成员之间存在无效交流的家庭,除了对家庭中重点健康教育对象进行健康教育外,还应努力协调家庭成员的关系,使每个家庭成员充分认识到家庭对于个体健康的重要性,发挥家庭合力的作用,以促进每个家庭成员的健康。

（4）价值体系:指家庭成员在共同文化背景下一起形成的对事物所持的价值观、规范、思想、态度和信念。价值体系是家庭判断是非的标准,是家庭对事物的价值所持的态度,影响家庭对健康问题或其他压力源所采取的应对方式。价值观是指对某一观念或某一件事的价值所持有的态度,它受社会文化、宗教信仰以及现实状况的影响。家庭成员可有自己的价值观,他们之间相互影响并形成家庭所共有的价值观。同时,家庭的疾病观、健康观更是直接关系到家庭成员的就医行为、遵医行为、实行预防措施以及改变不良生活行为等方面,因而家庭的正确的疾病观、良好的健康观对维护家庭健康至关重要。护理人员必须了解家庭的价值观,特别是健康观,确认健康问题在家庭中的地位,这样才能与家庭成员一起制订出切实可行的预防保健和护理计划,有效地解决健康问题,同时这也是家庭成员形成良好的就医行为、实行预防措施、改正不良行为的关键。

## 二、家庭的功能与资源

### （一）家庭的功能

家庭功能是指家庭成员本身所固有的性能和作用。家庭作为个体与社会的结合点,其功能是任何机构所不能替代的。家庭的功能包括两个方面:对社会的作用和对家庭成员的作用,这两个方面有机地联系在一起。现代家庭的主要功能有以下几个方面。

1. 情感功能　情感是形成和维系家庭的重要基础,家庭的建立是以感情为基础,以血缘及婚姻为纽带,家庭成员间的情感交流是最为直接、频繁,也最为深厚。家庭能够满足其成员的社会情感需求,个体的个性心理形成与发展、归属感与安全感的建立、爱的培养与表现都离不开家庭。家庭成员间通过有效的情感交流,达到相互理解、相互关怀、相互支持、相互依恋,从而形成巨大的精神力量,

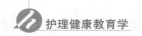 

这一力量可以帮助家庭成员消除各种因素引发的压力和人生挫折,使其在生活中保持良好的心理状态。同时,也有助于增强家庭成员间的亲密程度。

2. 社会化功能　社会化是指个体通过社会交往以及完成社会角色而产生改变和发展的过程,它是个人适应社会、参与社会的必需过程。家庭是个人社会化的最初场所,家庭具有把其成员培养成合格的社会成员的功能。童年时期是个体社会化的关键期,家庭是孩子接触社会的最初场所,是家庭把孩子从单纯的生物体变为一个具有社会功能的人。家庭中的亲子关系以及家长的言传身教,对儿童的语言、情绪、认知、技能以及规范化的行为习惯均有潜移默化的作用。如孩子从亲近的人中学会与人交流、承担社会责任、社会道德标准等;在家庭影响下形成有关健康的观念、态度、行为以及自我照顾的能力等。

3. 性生活调节与生殖功能　家庭的婚姻关系能够保证夫妻双方的性生活、满足婚内性的需要,并具有借助传统习俗、道德、法律等调节和控制家庭以外的性行为的功能。同时,生儿育女、培养下一代,是家庭自产生以来所特有的功能,即生殖和抚育两个方面。这一功能的发挥,体现了人类作为生物世代延续种群的本能以及延续种群的需要,使人类得以繁衍和生存发展。家庭生殖和抚育功能的健康程度是决定家庭下一代成员健康状况的基础,也是维系家庭稳定的重要方面。

4. 经济与医疗保健功能　家庭的经济功能是家庭其他功能的物质基础和家庭正常运转的基本保障。家庭具有为其成员提供充足的物质资源,如金钱、用品、居住空间等的功能。只有具备了充足的经济支持,才能满足家庭成员的生活需求、健康促进与医疗保健的需要。如低经济收入的家庭,在家庭营养、体检、医疗保健、居住条件等方面的投入可能低于高经济收入的家庭。当家庭中的某一成员发生健康问题时,家庭会努力调动家庭内部及外部资源来提供人力、物力、财力、精神、感情等方面的支持,而不同经济状况和医疗保健功能的家庭所能调动的资源数量也有所不同,这些资源常是对家庭成员在疾病急性期及后续康复阶段起到重要作用的家庭因素。

5. 健康照顾功能　通过家庭成员之间的相互支持,可以发挥家庭在抚养子女、赡养老人、维持家庭成员的健康,并在家庭成员患病时,能提供多方面照顾的功能。家庭照顾的内容主要包括提供合理的饮食、保持良好居住条件、为病患及伤残者提供家庭支持等。当家庭中某一成员出现严重健康问题(身体上或精神上异常引起患病或残疾)时,家庭亦会发挥重要的照顾功能。家庭是我国抚育未成年人、赡养老年人及为慢性病患者提供康复的主要场所,家庭成员亦是这些家庭健康护理服务重点人群的主要照顾者。

### (二)家庭的资源

一个人或一个家庭在其发展过程中,总会遇到困难、压力事件,甚至处于危急状态之中。此时,个体或家庭为了克服困难、度过危机,需求获得足够的支持。家庭为了维持其基本功能、应对压力事件或危急状态所必需的物质与精神上的支持,称为家庭资源。家庭资源的充足与否,则直接关系到家庭及其成员对压力与危机的适应力。一般而言,家庭资源可以分为家庭内部资源和家庭外部资源。

1. 家庭内部资源　包括为家庭成员提供的各种物质和经济上的支持、保障;情感与精神上的关怀、安慰;家庭成员的医疗保健与健康维护、支持;成员的信息获取与教育支持;家庭良好的生活环境维系等。如某一家庭成员患病时,其他家庭成员悉心照顾患病成员,为其提供情感和精神上的关心与安慰,这会使患者的疾病得到更快的恢复,痛苦的心绪得到良好的疏解。通过家庭健康教育可以增进家庭内部资源,使家庭成员掌握必要的医疗保健知识、促进家庭调整生活方式、协调家庭成员的人际关系、形成良好的家庭健康发展氛围等。

2. 家庭外部资源　包括社会资源、文化资源、宗教资源、教育资源、经济资源、环境资源、医疗资源等。这些资源为家庭维持基本功能,应对压力事件以及危急状态提供了有力的支持。如,家庭成员患病时,医院就为其提供了良好的医疗护理资源。家庭健康教育也对家庭获取外部资源产生影响。如社区护士通过对基层卫生服务的宣传和推广,使辖区居民认识到社区卫生服务的益处,进而获得家庭医生签约服务、65岁以上的老年人每年能够得到免费的体检、家庭中0~6岁儿童和糖尿病及高血压患者得到健康管理、居家的重性精神疾病患者得到免费的抗精神病药物等外部资源。

## 三、家庭生活周期

从家庭建立到家庭中一方配偶或双方配偶死亡的整个过程中,家庭需要经历不同的发展阶段,每个阶段的家庭具有不同的结构与功能,不同的角色与责任以及不同的健康需求。杜瓦尔(Duvall)将家庭发展分为了8个阶段(表10-1),每个阶段都有其特定的职责与可预见的转变,这需要家庭成员妥善处理,以便能顺利过渡而不断趋于成熟,否则在家庭成员中将会产生相应的健康问题。

表 10-1　杜瓦尔家庭生活周期表

| 阶段 | 定义 | 重要任务 |
|---|---|---|
| 新婚期 | 男女结合 | 双方适应及沟通,性生活协调及计划生育,面对现实困难,适应新的亲戚关系 |
| 婴幼儿期 | 最大孩子介于0~30个月 | 调整进入父母角色,存在经济和照顾孩子的压力,母亲的产后恢复 |
| 学龄前儿童期 | 最大孩子介于30个月至6岁 | 儿童的身心发育,孩子与父母部分分离(上幼儿园) |
| 学龄儿童期 | 最大孩子介于6~13岁 | 儿童的身心发育,教育问题,青春期卫生,性教育问题,使孩子社会化 |
| 青少年期 | 最大孩子介于13~20岁 | 青少年的教育与沟通,社会化,青少年的性教育与异性交往、恋爱 |
| 孩子离家创业期 | 最大孩子离家至最小孩子离家 | 父母与孩子关系改为成人关系,父母逐渐感到孤独 |
| 空巢期 | 所有孩子离家至家长退休 | 恢复仅夫妻俩的生活,内心感到孤独,开始计划退休后生活,在精神和物质上给孩子提供支持,与孩子沟通,维持上下代的亲缘关系 |
| 退休期 | 退休至死亡 | 经济及生活的依赖性高,面临各种老年疾病、衰老及死亡 |

杜瓦尔的理论为研究家庭的发展过程提供了一个周密且具有逻辑的方法,然而杜瓦尔的理论倾向于把所有的家庭都看成核心家庭。家庭的生活周期是和个体的发育时期交织在一起的,同时,发展阶段也是在假设每个家庭都从小孩出生到自立的基础上划分的。因而它并不完全代表现代的所有家庭,而且并不是每个家庭都需要经历表上的8个阶段,离婚再婚、家庭成员早亡、独生子女家庭等都可能使家庭生活的阶段发生变异。如独生子女家庭,在独生子女离家去工作后,家庭就立即进入了空巢期。反之,若成年子女婚后仍与父母住在一起,则很难说这个家庭处于空巢期,尽管父母可能会存在空巢期的某些感受和问题。

护士通过了解与确定服务对象家庭所在的发展阶段,预测及识别在特定的阶段可能或已经出现的问题,及时地进行健康教育并提供咨询,采取必要的预防及干预措施,从而提高家庭生活周期的适应性,以便维护个人与家庭的健康。

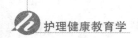

### 四、家庭生活压力事件和家庭危机

#### （一）家庭生活压力事件

家庭是提供支持的重要资源,同时也是绝大多数人压力的来源。Holmes 和 Rahe 曾在 1967 年做过这样的研究:让被调查者将 43 个最常见的生活事件按压力感的大小与调适的难易排出顺序。结果发现,其中大部分的生活事件都发生在家庭内,其中 15 个最具压力感的事件中有 10 个为家庭生活事件。这些发现表明,绝大多数压力来源于家庭内部。值得注意的是,令人高兴的生活事件同样也可以产生压力,如家庭成员购买彩票中奖后产生的奖金分配问题,独生子女考上大学后父母即将面对的空巢问题。他们总结出一套社会再调整评分表,按照生活改变单位排列出重大的生活事件,以反映生活压力事件与疾病的关系:当个体在短时间内(1～2 年)经历的生活改变越多,则其随后发生疾病的可能性越大。表 10-2 是结合我国实际情况列出的常见生活事件。

表 10-2　社会再调整评分表

| 生活事件 | LCU | 生活事件 | LCU | 生活事件 | LCU |
|---|---|---|---|---|---|
| 配偶死亡 | 100 | 家庭新增成员 | 39 | 与上级纠纷 | 23 |
| 离婚 | 73 | 调动工作 | 36 | 转学 | 20 |
| 亲人死亡 | 63 | 与配偶吵架 | 35 | 睡眠习惯改变 | 16 |
| 个人受伤或患病 | 53 | 工作职务改变 | 29 | 饮食习惯改变 | 15 |
| 结婚 | 50 | 儿女离家 | 29 | 度假 | 13 |
| 退休 | 45 | 个人有卓越成就 | 28 | 过节 | 12 |
| 怀孕 | 40 | 居住环境改变 | 25 | | |

家庭是支持家庭成员应对应激事件的最后堡垒,因此当家庭发生变故而出现家庭压力事件对于家庭成员的健康具有不可忽视的影响。特别是重大家庭压力事件,会严重影响家庭成员的情绪进而影响其健康状况,而这些影响往往不是短时间可以调整和改善的。因此当家庭发生了生活压力事件时,护士根据家庭具体应激事件的发生情况、现有家庭资源、家庭成员的特点等进行有效的家庭健康教育和家庭应激事件干预是非常必要的。

#### （二）家庭危机

生活压力事件作用于个体和家庭后,就会对个体与家庭同时产生影响,当家庭中的一个主要成员或者全体成员对该事件无法做到有效应对时,将会导致压力与个体、家庭之间的调适不良,从而造成家庭的功能障碍。家庭资源的充足与否,则直接关系到家庭及其成员对压力与危机的适应能力。当家庭资源不足时,就不能有效地应对压力,最终将导致家庭失衡,即家庭危机。家庭危机包括意外事件性危机、家庭发展性危机、与照顾者有关的危机以及家庭结构性危机。

1. **意外事件性危机**　这一类危机是由意外事件造成的家庭失衡,一般都无法预料,是各种危机中最不常发生、最单纯的一种,如自然灾害、死亡、车祸等。

2. **家庭发展性危机**　这一类危机是在家庭发展的过程中发生的,具有可预见性,且经常发生。一类是无法避免的危机,如结婚、生子、子女入学、退休、丧偶等;另一类则是可预防的危机,如青少年未婚同居、夫妻离异等。

3. **与照顾者有关的危机**　这一类危机是家庭因长期依赖外部力量而造成的,如家庭内有慢性病患者长期需要照顾、家庭靠福利机构救济生活等。当家庭想要摆脱依赖或者家庭希望能够一次性治好患者或外部力量发生改变而还未做出有效应对时,常会发生危机。

4. 家庭结构性危机　这一类危机是家庭内部结构突然恶化而造成的,它潜伏于家庭结构的内部,具有反复发作的特点。如酗酒家庭、赌博家庭、吸毒家庭以及反复用离家出走、离婚、自杀、家庭暴力等应付普通压力的家庭。

## 五、家庭对健康的影响

个体是家庭的要素,家庭对个体健康和疾病的发生、发展有着非常重要的作用。家庭可通过遗传、环境、情感、教育等途径来影响个人的健康,反过来,任何家庭成员的健康问题也影响着其他家庭成员的健康,甚至影响着整个家庭的各方面功能。

### (一) 对个体健康的影响

家庭对个体健康的影响包括以下 6 个方面。

1. 遗传和先天的影响　每一个体都是一定的基因型和环境相互作用的产物,很多疾病都是通过家族遗传因素和母亲孕期各种因素而获得的,如血友病、地中海贫血、G-6-PD 酶缺乏症、白化病等。一些影响健康的生理或心理特性也受遗传因素的影响,家庭成员在这些方面经常有类似的遗传倾向,如精神分裂症、抑郁症等。研究表明,怀孕期间有严重焦虑的母亲所生的婴儿有神经活动不稳定的倾向。通过健康教育,增加孕早期保健相关知识和技能,包括合理营养、预防感染、谨慎用药、戒烟戒酒、避免接触放射线和有毒有害物质、避免接触高温环境等婚前和孕前阶段综合干预,可以减少出生缺陷的发生。如通过健康教育教会孕妇合理补充叶酸,可以降低胎儿神经管畸形的发生率;鼓励孕妇合理补铁,避免缺铁引起的贫血,可以降低新生儿智力低下的发生率。

2. 对儿童发育及社会化的影响　家庭是儿童生理、心理以及社会化成熟的必要条件。个人心身发育的最重要阶段(0~14 岁)大多是在家庭内完成的。儿童躯体与行为方面的异常和家庭有着密切的关系。如长期缺失父母照顾与 3 种精神问题:自杀、抑郁和社会病理人格障碍有关。通过家庭健康教育,让父母认识到 3 个月至 4 岁的这段时间是儿童心身发育的关键时期,在这个时期父母亲情对儿童的影响最为深刻,父母要用爱心、耐心和细心来陪伴孩子,从而促进孩子身心健康发展,让孩子拥有一个充满爱的童年。

3. 对疾病传播的影响　家庭在疾病的发生、发展、治疗、转归中均具有重要影响。易在家庭中发生传播的疾病多为感染性疾病和神经质。由于家庭成员共同居住、生活和亲密接触,使得细菌和病毒在家庭中有很强的传播倾向,如流感发生季节,一人感染流感病毒也易导致其他家庭成员感染,通过健康教育,指导家庭成员在日常生活中做好消毒、隔离、加强营养和锻炼,对患病者积极治疗,对家庭内的年老体弱者和幼儿做好预防和疫苗接种。Buck 等的研究证实,有神经性疾患者的配偶也有产生与他们自己相同的神经性疾患的倾向。患神经质母亲的子女也处于患类似神经性疾患的危险中。为了促进家庭健康,护士对具有神经质的患者及其家庭成员的健康教育,引导和帮助具有神经质的家庭成员改变行为习惯以及认知应对方式,按时、按量服用药物,积极配合治疗等。

4. 对成年人发病率和死亡率的影响　生活变故是影响健康的压力性事件,对于成年人来说,丧偶、离婚与独居者的死亡率都要比在婚者高得多。在丧偶后的第一年中,寡妇或鳏夫的患病及死亡率明显升高。可见,良好的婚姻对家庭成员的健康具有保护力。通过家庭健康教育,鼓励夫妻双方增进感情,营造良好的婚姻家庭氛围,从而促进家庭成员的健康;对于丧偶的个体,可以通过健康教育、心理支持,帮助其尽快从丧偶的心理阴霾中走出来,鼓励其多接触外界,必要时重建新的家庭生活。

5. 对疾病恢复的影响　家庭是治疗疾病的良好场所,家庭的支持对各种疾病特别是对慢性疾病和伤残的治疗与康复有很大的影响。研究表明,很多疾病发生时均伴有生活压力事件的增多,家庭也经常影响慢性病患者的遵医行为,如在糖尿病患者的饮食控制和运动锻炼中,家人的合作支持

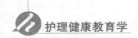

及监控督促是最关键的因素;脑中风瘫痪患者的康复是漫长而艰辛的过程,这期间患者的康复效果更是与家人的支持密切相关。通过家庭健康教育,引导家庭成员为患者提供精神上的支持以及经济上的帮助,增加患者的适应性行为,克服消极情绪,从而促进患者积极主动地配合治疗与康复护理。

6. 对求医行为、生活习惯和行为方式的影响

(1) 求医行为的影响:家庭成员的健康信念往往相互影响,一个成员的求医行为受到其他家庭成员或整个家庭的影响。家庭的支持也常会影响家庭成员的求医频度,若某一家庭成员频繁就医或过分依赖医生与护士,往往提示该家庭有严重的功能障碍。在家庭健康教育过程中,针对患者在实施健康行为过程中的心理、行为特点进行护理干预,通过制订切实可行的行动计划,帮助患者建立并维持良好的健康行为和健康信念。

(2) 生活习惯和行为方式的影响:家庭中的成员往往具有相似的生活习惯和行为方式,由于受到模仿和从众心理的影响,有一些不良的生活习惯及行为方式也常常成为家庭成员的"通病",明显影响着家庭成员的健康,如一些家庭中存在的高盐、高脂的饮食习惯。通过健康教育,鼓励家庭成员改变不良的饮食习惯,引导家庭成员养成良好的生活习惯,进而提高家庭成员的健康。

**(二)健康家庭的特征**

健康的家庭是家庭成员身心健康的重要条件,健康家庭常具有以下几个特征。

1. 有良好的交流氛围　家庭成员之间能彼此分享感受、理想,相互关心,能使用语言和非语言交流方式促进彼此间的了解,并能化解冲突。如为了促进家庭成员间的沟通与交流,定期召开的家庭会议。

2. 能增进家庭成员的发展　家庭能提供给各成员足够的自由空间和情感支持,使成员有成长的机会。同时,各成员也能够随着家庭的改变调整角色和任务的分配,如父母为子女提供良好的教育机会,子女在父母工作繁忙时主动承担家务等。

3. 能积极地面对矛盾和解决问题　家庭成员对家庭负责任,并能积极解决问题,遇到家庭解决不了的问题时,不回避矛盾并能积极寻求外界资源的帮助,如为患病的家庭成员积极寻求良好的医疗资源。

4. 有健康的居住环境和生活方式　能认识到家庭的安全、营养、运动、娱乐等对每位家庭成员的重要性,并能合理地安排,如家庭定期组织的外出旅游活动。

5. 与社区保持联系　家庭不脱离社会,能够充分利用社区网络和社区资源满足家庭成员的需要,如家庭成员充分利用社区提供的免费体检、积极参与癌症筛查等。

# 第二节　家庭健康教育程序

家庭健康教育是整个健康教育工作中不可缺少的重要环节。以家庭为对象开展健康教育同样需遵循教育程序,即家庭健康教育评估、家庭健康教育诊断、家庭健康教育计划、家庭健康教育实施和家庭健康教育评价。但是家庭健康教育的对象却不同于医院患者,由于存在健康问题的个体生活在家庭的环境中,是家庭的一分子,不可避免与家庭及其他成员相互作用。家庭的结构、功能、压力以及应对能力等因素对个体健康产生重要的影响,同样,个体的健康问题也会对家庭的功能及家庭其他成员的健康产生影响。因此,家庭健康教育应同时以有健康问题的个体及其家庭为对象来开展。

## 一、家庭健康教育评估

家庭健康教育评估是家庭健康教育的第一步,也是特别关键的一步,家庭健康教育评估时收集

到的资料是否全面、准确,将直接影响到家庭健康教育诊断、家庭健康教育计划的准确性。家庭健康教育评估的对象一方面是有健康问题的个体,另一方面是其所在的家庭系统。

## (一)适应证

对家庭做出全面的、系统的评估既费时又费力,因而对每一个家庭均进行家庭健康教育评估是不可能的,也是没有必要的。家庭健康教育评估有其适应证,如有频繁的急性病、难以控制的慢性病、儿童行为问题、婚育问题、使用医疗服务不当等情况的家庭才需要评估。

## (二)评估的内容

家庭健康教育评估需要在两个级别上进行评估,一方面是对有适应证的个体进行评估,另一方面还需要以家庭为单位进行全面、系统的评估。

1. 个体评估　主要包括全面的生理与心理状态评估,对特殊的健康问题还需要重点地评估,如对高血压患者应详细评估其心血管功能以及存在的危险因素等。

2. 家庭评估

(1)家庭基本资料:包括家庭户主姓名、家庭地址、联系电话、家庭类型、家庭成员的基本资料(姓名、性别、年龄、教育程度、职业、宗教信仰、健康状态等)、家庭娱乐以及休闲活动等,其中家庭成员的基本资料可以列表说明。

(2)家庭内部结构:包括评估家庭成员的角色功能、家庭权力结构的类型、家庭交流特点和交流方式、家庭成员的价值观,特别是对健康与疾病的态度、求医特点等。如家庭对于健康细节的关注程度、对于不健康食品的抵制程度、对于早餐及运动重要性的认识程度等。

(3)家庭功能:包括评估家庭的情感功能、社会化功能、生育功能、抚养和赡养功能、经济功能以及卫生保健功能。护士在开展家庭健康教育评估时应特别关注家庭的功能,注意评估家庭有关健康与疾病的信仰、态度、知识,家庭成员的健康状态及其对易感疾病的认知,家庭的饮食习惯,睡眠、休息习惯,运动与娱乐情况,用药情况,家庭自我照顾能力,家庭卫生状况及卫生习惯,利用卫生资源情况等,从而帮助家庭充分发挥其在卫生保健方面的功能。

(4)家庭发展阶段:由于不同的家庭发展阶段有不同的家庭健康教育需求,护士需确定家庭所处的发展阶段,现阶段家庭的发展任务,发展任务的完成情况以及有无发展危机等。

(5)家庭压力与应对:护士需评估家庭近期有无发生重大生活改变,包括家庭突发事件(如失业、住所迁移)、家庭成员角色发生改变、家庭成员出现严重的道德的问题、家人患急危重病等,以及家庭成员对于这些压力性事件的感知情况、家庭压力性事件对家庭成员身心影响程度、家庭是否能够对上述改变做出正确的评价与应对。

(6)家庭资源:护士需评估家庭的内、外资源是否充分、有效。家庭资源的情况将直接关系到家庭及家庭成员对压力与危机的应对效能。丰富充足的家庭资源可对家庭成员的健康起到良好的支持作用,而匮乏稀薄的家庭资源则在一定程度上限制了家庭健康促进和维护。

(7)家庭环境的评估:家庭环境的评估主要包括家庭物理环境及家庭社会环境两方面。评估家庭物理环境包括居住条件、室内外卫生状况、邻居和家庭所在地区的特点,重点评估居住场所有无环境污染以及意外灾害性事件发生的可能性;家庭社会环境包括家庭与社区资源、人、环境的关系,家庭可利用的社区资源,家庭所在地区的社会稳定性等。

3. 评估方法　家庭健康教育评估的方法包括与家庭成员、亲友、邻居、其他医务人员以及家庭服务人员交谈,查阅家庭成员的体检、医疗护理记录以及其他仪器或实验室检查的结果等。

4. 评估的注意事项

(1)收集资料要全面:运用多种方法收集资料,其中观察法与交谈法是收集资料的主要方法。利用观察法,主要观察收集家庭物理环境资料、观察家庭成员间的交流沟通状况等;利用交谈法与家

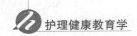

庭成员进行交谈,了解有健康问题的家庭成员的健康状况、家庭成员之间的关系以及家庭资源状况等。同时,还需要充分利用多种方式来获得资料,以便如实掌握家庭成员的健康状况,如医院的病历记录、体检报告单等。收集资料时除了要收集家庭成员健康状况的相关资料外,还要注意收集与家庭功能、家庭发展阶段、家庭环境、家庭与社会的关系以及家庭资源的利用状况等相关的资料,要考虑家庭发展的动态变化、患者与家庭成员间的关系以及家庭功能等。护士要在取得家庭信任的基础上,充分挖掘和发现家庭深层次的健康问题。

(2)认识家庭的多样性:家庭健康评估时,护士应认识到家庭的多样性,即使是同样的健康问题,在不同家庭背景下,其应对及处理方法也各有不同。如同样是有高血压患者的家庭,有的患者的遵医行为很好,患者及家属非常信任正规医院医生的医嘱,患者能够按照医生的要求定期测量血压,按时服用降压药;有的家庭对于医院和医生常存质疑心态,一些患者也心存"是药三分毒"的观点,觉得自己近期头痛等高血压所带来的不适的症状缓解了,就自行减少服药剂量和次数,甚至听信一些保健品宣传广告,放弃服用医院所开的药物,而试图通过一些保健品来控制血压。可见同样是用药健康指导,对于遵医行为好的患者只要向其介绍用药相关知识即可,而对于用药依从性不良的患者及家属除了介绍用药相关知识外,还应根据其对于药物治疗的顾虑和疑问进行干预。

## 二、家庭健康教育诊断

家庭健康教育所针对的问题是个体生命历程中所遇到的,能在健康教育范畴内解决的生理、心理、精神以及社会等方面的问题。家庭健康教育针对的健康问题可能是现存的,也可能是潜在的,但必须是通过护理健康教育可以解决的问题。通过对个体及其家庭健康教育评估资料的分析,可以确定两方面的教育诊断,即个体的健康教育问题和家庭的健康教育问题。个体的健康教育问题主要涉及个体在生理、心理以及社会等方面的知识缺乏。如对一位出院后需要在家庭中康复的糖尿病患者而言,其可能存在的教育诊断有"知识缺乏:缺乏有关糖尿病饮食、运动以及足部并发症预防等方面的知识";家庭的健康教育问题主要涉及家庭在特定阶段如何应对家庭功能的改变、如何应对正常的生长和发展、如何应对疾病与丧失、如何应对外界压力、如何应对家庭资源不足等。如对上述糖尿病患者的家庭而言,其可能存在的教育诊断有"家庭应对无效:与家庭缺乏教育资源和信息有关"等。

## 三、家庭健康教育计划

家庭健康教育计划是对服务对象所存在的健康问题以及护理目标的书面说明。通过制订家庭健康教育计划,可以使家庭健康教育活动有组织、有系统地满足家庭患者的具体需求。家庭健康教育计划包括确立预期目标、确定教育的内容和方法等。

### (一)确立预期目标

预期目标是对预计达到的健康教育效果的准确描述。预期目标的设定要以服务对象知识的获取、信念的产生、行为的改变等为中心,并且确立的预期目标必须是可测量的。家庭健康教育目标通常可分为短期目标和长期目标。短期目标是指在较短的时间内(一般是1周内)针对某一个健康问题,患者需达成的目标。如"2小时内患者掌握自行注射胰岛素的方法"。长期目标则是指需要相对较长的时间才能因某一健康教育活动所能够达成的目标,通常需要超过数周甚至需要数月才能实现。如"2个月内患者可独立行走200 m"。对于家庭健康教育的对象,在设定健康教育目标时要注意短期目标与长期目标的结合,即长期目标需要通过若干个短期目标逐步实现。这样不仅能够保证健康教育目标明确,而且还增加了健康教育对象达到目标的信心,使其看到自己的进步,有利于健康教育对象的康复。

### (二)确定教育的内容和方法

应根据家庭健康教育诊断和家庭健康教育目标来确定家庭健康教育的内容,如对家庭中患病的个体而言,护士常常需要向其介绍有关疾病的基本知识、防治要点、避免疾病危险因素的策略、自我护理等方面的知识。对家庭而言,护士应综合考虑家庭对其成员健康与疾病的影响,根据家庭中实际存在的问题,向家庭成员进行有针对性的健康教育。内容主要涉及以下几个方面。

（1）提供家庭内患病个体的疾病防护知识与技能,以便个体能够从家庭中获得适当的医疗照顾。

（2）根据家庭所处的发展阶段,提供关于家庭生长、发展和适应的知识信息,从而帮助家庭预防或应对即将或已经发生的家庭成长发展危机。如对于一个处在婴幼儿期的家庭来说,护士应为该家庭提供有关母亲的产后保健、新生儿喂养和保健等方面的指导。

（3）根据对家庭结构的评估,对于家庭中内部结构中存在的各要素间的问题,如沟通问题、角色问题或健康观问题等,给予正确的指导,从而促进家庭内部的和谐关系,以使家庭结构对有健康问题的个体产生良好的影响。

（4）对家庭功能特别是卫生保健功能存在的问题,护士应对该家庭的成员进行健康与疾病观的教育,提供有关健康饮食、睡眠与休息、活动与娱乐、用药、家庭自我照顾等保健知识,从而帮助家庭充分发挥其在卫生保健方面的功能。

（5）通过对家庭压力以及资源的评估,为帮助家庭识别其所面临的压力,提供各种应对策略,并发掘家庭所能利用的各种内、外资源,以缓解家庭成员的压力反应,减少压力对家庭成员健康的影响。

此外,根据家庭健康教育的内容应选择适当的教育方法,如个体指导和咨询、讲座、家庭成员讨论、示教与演示、发放宣传手册、电话及微信咨询等。值得注意的是,任何的家庭健康教育都是要改变家庭现有的某些情况,这样必然会遇到反对或不情愿,因此,护士应与家庭成员一起商讨制订家庭健康教育计划,说服反对者,使整个家庭成员达成一致。

## 四、家庭健康教育实施

家庭健康教育实施是将家庭健康教育计划付诸行动的过程。在实施家庭健康教育计划的过程中,不仅需要护士具备丰富的专业知识,还要具备良好的人际沟通能力,并注意充分调动家庭内的患者及全体家庭成员的积极性,让家庭中的所有成员充分参与到健康教育的过程中,这样才能保证家庭健康教育能够顺利地实施。

### （一）家庭健康教育实施的措施

1. 建立健康档案　护士为家庭健康教育对象建立健康档案,有助于全面了解和掌握其健康状况及相关信息,如个人一般情况记录、健康问题及体格检查记录、家庭背景资料等,这些信息的掌握,有助于医务人员为健康服务对象提供综合性、协调性、连续性医疗服务与管理。此外,通过健康档案的建立,还可及时发现家庭或者个人存在的健康危险的因素,为对家庭提供的全面健康指导提供依据。

2. 健康知识的宣传和讲授　健康知识的宣传和讲授的形式很多,最常见的方式是采用发放健康教育宣传资料以及通过讲座的形式为健康教育对象及其家属进行健康知识宣教,如为居民进行高血压的用药指导、糖尿病患者的运动指导、冠心病的危险因素识别、心肺复苏技术、煤气中毒的防范、呼吸道异物取出等的健康知识的宣传与讲授。

3. 生活方式指导　根据健康教育对象的个体差异和家庭健康教育对象及其家属共同商讨健康教育目标与生活方式指导方案的制订。通过行为干预和矫正,从而使家庭健康教育对象改变不良的生活习惯与行为,形成并保持良好的健康行为和生活方式。

4. 运动与锻炼指导　指导家庭健康教育对象有计划地进行体育锻炼。锻炼身体时应注意选择各关节、各肌肉都能活动的全身项目,且以有氧运动为宜。对于居家体弱的患者要运动适宜,锻炼需要循序渐进,不宜做强度过大、速度过快的剧烈运动。若运动时感到发热、微汗,运动后感到轻松、舒

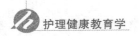

畅,说明运动适当;如果运动时出现头晕、胸闷、心悸的情况,应立即停止运动;若运动后食欲减退、睡眠质量不佳、明显疲劳,说明运动量过大,需及时调整运动量。

5. **健康饮食指导** 护士要根据健康教育对象的健康状况进行饮食指导,根据不同的疾病制订相应的饮食处方,使健康教育对象及其家属掌握饮食保健的常识与方法。并且要督促家庭成员改变不良的饮食习惯,形成健康的饮食方式。

6. **日常生活指导** 指导家属做好日常生活中家庭的基础护理,如为卧床的患者沐浴、床上擦浴以及洗头等;指导家属做好居家康复患者的家庭康复训练,如功能锻炼、日常生活活动能力训练等,从而提高居家康复患者的生活质量及家庭护理能力;指导家庭掌握防止家庭护理意外事件(如烫伤、跌倒、噎呛等)的发生的相关急救技能;此外,还要教会患者或其家属掌握测量体温、脉搏、呼吸、血压、血糖的方法及上述指标的正常值范围。

7. **用药指导** 一些居家的患者每天需要服用药物,有些患者往往没有严格按时按量服药,如忘记服药,自行更改服药次数或剂量等,这都可能影响疗效或出现危险。帮助患者及其家属了解所用药物的名称、作用、副作用、剂量以及服药方法,做到按时按量,合理用药,并为健康教育对象及其家属提供用药的目的、注意事项、不良反应的自我观察与处理等相关指导,督促健康教育对象形成良好的用药行为。

8. **心理护理** 护士需要根据家庭健康教育对象的心理特点,采取有针对性的心理辅导,使其了解自身的健康状况,并给予其情绪上的支持,使其能够以积极有效的方法应对和处理问题。同时,护士还应动员健康教育对象的家庭成员,依靠家庭的资源及家人的合力帮助有心理健康问题的家庭成员摆脱精神心理的困扰。

### (二)家庭健康教育实施的方式

家庭健康教育计划主要通过家访的方式来实施,实际上,家庭评估也是通过家访来实现的。

1. **家访的概念** 家访是家庭访视的简称,是指为了促进和维持个体与家庭的健康而在服务对象的家里进行的有目的的交往活动。家庭访视是家庭护理的重要工作方法,护士通过访视服务对象的家庭,能了解和发现服务对象潜在的或现存的健康问题,为服务对象及其家庭提供全面的医疗服务,从而帮助服务对象早日康复,维持和促进服务对象的家庭健康。

2. **家访的种类** 根据家庭访视的目的,将家访分为以下几类。

(1)预防性家访:目的是预防疾病与促进健康,主要是用于妇幼保健性家访,如针对怀孕、有新生儿的家庭进行家庭健康教育属于此类家访。

(2)评估性家访:是对家庭和个体的健康状态进行评估,如教育评估时的家访。

(3)连续照顾性家访:目的是为患者在家里提供连续性的照顾服务,适用于慢性病患者、康复期患者、临终患者等,以及对有健康问题的个体及其家庭的健康教育。

(4)急诊性家访:处理患者的临时问题或紧急情况,多为随机性的家访。如处理家庭成员外伤、家庭暴力时的家访。

3. **家访的步骤**

(1)访视前阶段(准备阶段):①进行预防性家访与连续照顾性家访时,护士需要仔细阅读家庭评估资料(如家庭健康档案),包括有健康问题的家庭成员的健康史、健康问题、护理计划、治疗方案、健康教育计划以及其家庭的评估资料等。由此来确定本次家访要解决的问题,并做好本次的家庭健康护理计划与家庭健康教育计划。对于评估性家访,也需要尽量获取个体或家庭的健康资料,以便在对个体及其家庭进行健康评估时能够做到有的放矢。②与家庭健康教育的服务对象联系,共同商定访视的时间,获得其家庭的确切地址、到达路径,并简要地了解服务对象的状态。③根据家访的目的以及服务对象的情况来准备用物,如产后1周的访视,需要准备婴儿查体的用物,预防接种、母乳喂养的健康教育资料等。④安排访视路线,一般的原则是:先病情重后病情轻,先非感染后感染,一般个案的访视可以根据交通路线来合理安排。⑤护士在工作单位需要存留家庭访视的安排。

（2）访视阶段（实施阶段）：①使用适当的交流技巧与家庭成员建立良好的关系。访视初期可先谈论些轻松的话题，使双方放松下来，然后再交代本次访视的目的。②根据准备阶段制订的访视计划实施具体的护理措施，如对个体及其家庭的健康评估、健康教育、护理措施等。要注意保持护理包的清洁，将医疗废弃物用特定的医疗废物收纳容器装好，不可留在被访家庭中。③简要地记录访视情况。④整理设备及用物、洗手。⑤与服务对象及其家庭预约下一次的访视时间。

（3）访视后阶段：①详细记录家访的情况。②评价本次护理计划以及健康教育计划的执行情况。③与其他工作人员交流访视情况。④如果有必要需要做好转诊安排，如服务对象出现新的问题，超出了护士的职责和能力范围，则需要为服务对象做转诊安排。如糖尿病患者出现视力下降，应介绍他去上级医院进行检查和治疗。

## 五、家庭健康教育评价

在进行家庭健康教育的过程中，需要不断地对个体及其家庭的教育结果进行评价，比较他们学习的成果与教育目标的差异，从而判断家庭健康教育的有效性，及时修订教育计划，调整教育的内容与方法。评价方法有以下几种类型。

1. 随时评价　随时评价是每次进行家庭健康教育时的评价。强调要及时收集与分析资料，随时发现新问题，及时修改护理计划，从而不断地完善护理活动。

2. 定期随访性评价　每隔1~2个月要对家庭健康教育对象进行一次全面的评价，以评价患者在接受家庭健康教育前后有无改善。评价内容包括：①主观资料，如患者的自理能力、日常生活能力，照顾者的心理感受等。②客观资料，如患者的生命体征、实验室检查资料、医师会诊报告及其家属的汇报资料等。根据所收集的资料需要重新评价健康教育的实施情况，包括健康教育的方法是否有效、病情的控制情况、家庭成员对健康教育的反应情况以及是否出现新问题等。护士应随时根据健康教育评价的结果修订健康教育计划。

3. 年度总结性评价　对长期接受家庭护理的患者，至少每年进行一次回顾性总结评价，评价的内容包括：①家庭护理的患者病情的总结性评价。包括对1年内患者病程的描述，各种症状与体征的评价，生活方式、饮食、运动、心理、用药、生活质量、自理能力等方面的总结。②对家庭健康教育对象的家属进行心理健康评价，对家庭健康教育对象的家庭功能、家庭角色、家庭支持等方面进行回顾与总结。③对其他情况的总结评价，包括评价教育对象是否需要持续性的家庭健康教育、是否需要转诊服务以及是否需要经济援助等。

------ 复 习 题 ------

【A 型题】

1. 家庭至少要由多少人组成才称其为家庭：　　　　　　　　　　　　　　　（　　）
   A. 两个或两个以上　　　　　　　　　B. 一个
   C. 两代人　　　　　　　　　　　　　D. 三代人
   E. 三个

2. 由一对夫妻及其未婚子女组成的家庭形式属于：　　　　　　　　　　　　（　　）
   A. 联合家庭　　　　　　　　　　　　B. 扩展型家庭
   C. 单亲家庭　　　　　　　　　　　　D. 核心家庭
   E. 主干家庭

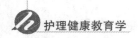

3. 最稳定的家庭类型是： （　　）
   A. 单亲家庭　　　　　　　　　　　B. 主干家庭
   C. 核心家庭　　　　　　　　　　　D. 联合家庭
   E. 夫妻分居的婚姻家庭

4. 我国传统的家庭结构形式是： （　　）
   A. 单亲家庭　　　　　　　　　　　B. 主干家庭
   C. 核心家庭　　　　　　　　　　　D. 联合家庭
   E. 重组家庭

5. 下列哪项**不属于**家庭内部结构的描述？ （　　）
   A. 家庭角色　　　　　　　　　　　B. 义务和责任
   C. 家庭权力　　　　　　　　　　　D. 沟通类型
   E. 价值体系

6. 主干家庭是指： （　　）
   A. 父母与未婚子女组成　　　　　　B. 未婚的兄弟姐妹组成
   C. 两对以上已婚兄弟姐妹组成的家庭　D. 再婚男女与子女组成
   E. 父母与他们的已婚子女及第三代组成

7. 核心家庭是指： （　　）
   A. 一对夫妻及其未婚子女组成的家庭
   B. 两代以上亲子关系的家庭成员共同居住而形成的家庭
   C. 两对或两对以上一代夫妇没有未婚子女的家庭
   D. 两对或两对以上同代夫妇及其未婚子女组成的家庭
   E. 同居家庭

8. 家庭的内部结构**不包括**： （　　）
   A. 家庭权力　　　　　　　　　　　B. 家庭角色
   C. 沟通类型　　　　　　　　　　　D. 价值体系
   E. 家庭类型

9. 下列哪项**不属于**家庭的外部结构评估的内容？ （　　）
   A. 经济来源　　　　　　　　　　　B. 宗教团体
   C. 教育机构　　　　　　　　　　　D. 沟通类型
   E. 医疗卫生机构

10. 家庭的功能之一是生养子女,培养下一代,这属于： （　　）
    A. 社会化功能　　　　　　　　　　B. 情感功能
    C. 经济功能　　　　　　　　　　　D. 养老功能
    E. 生殖功能

11. 下列哪项**不属于**家庭的功能？ （　　）
    A. 情感功能　　　　　　　　　　　B. 社会化功能
    C. 生殖功能　　　　　　　　　　　D. 价值功能
    E. 健康照顾功能

12. 下列哪项**不属于**家庭的外部资源？ （　　）
    A. 社会资源　　　　　　　　　　　B. 文化资源
    C. 教育资源　　　　　　　　　　　D. 家庭成员的医疗照护
    E. 环境资源

**13.** 家庭内部资源包括：　　　　　　　　　　　　　　　　　　　　　　　（　　　）

 A．社会资源　　　　　　　　　　　　B．教育资源

 C．环境资源　　　　　　　　　　　　D．医疗资源

 E．家庭成员精神的关心

**14.** 杜瓦尔家庭生活周期中，下列哪个阶段的发展任务是父母与孩子关系改为成人关系，父母逐渐

 感到孤独？　　　　　　　　　　　　　　　　　　　　　　　　　　　　（　　　）

 A．空巢期　　　　　　　　　　　　　B．退休期

 C．孩子离家创业期　　　　　　　　　D．青少年期

 E．学龄儿童期

**15.** 杜瓦尔家庭生活周期中，下列哪个阶段的发展任务是父母经济及生活的依赖性高，面临各种老

 年疾病、衰老及死亡？　　　　　　　　　　　　　　　　　　　　　　　（　　　）

 A．空巢期　　　　　　　　　　　　　B．退休期

 C．孩子离家创业期　　　　　　　　　D．青少年期

 E．学龄儿童期

**16.** 下列哪项**不属于**家庭发展性危机：　　　　　　　　　　　　　　　　　（　　　）

 A．结婚　　　　　B．生子　　　　　C．死亡　　　　　D．退休

 E．丧偶

**17.** 下列哪项属于意外事件性危机？　　　　　　　　　　　　　　　　　　　（　　　）

 A．结婚　　　　　B．生子　　　　　C．死亡　　　　　D．退休

 E．丧偶

**18.** 怀孕期间有严重焦虑的母亲所生的婴儿有神经活动不稳定的倾向，属于家庭对健康影响中的哪

 一种？　　　　　　　　　　　　　　　　　　　　　　　　　　　　　　（　　　）

 A．遗传和先天的影响　　　　　　　　B．对儿童发育及社会化的影响

 C．对疾病传播的影响　　　　　　　　D．对成年人发病率和死亡率的影响

 E．对疾病恢复的影响

**19.** 下列哪项**不属于**家庭评估的适应证？　　　　　　　　　　　　　　　　（　　　）

 A．难以控制的慢性病　　　　　　　　B．儿童行为问题

 C．婚育问题　　　　　　　　　　　　D．普通疾病

 E．酗酒

**20.** 家庭健康教育的服务对象是：　　　　　　　　　　　　　　　　　　　　（　　　）

 A．家庭　　　　　B．个人　　　　　C．老年人　　　　D．慢性病患者

 E．社区

**21.** 下列哪项**不属于**健康教育的教育方法？　　　　　　　　　　　　　　　（　　　）

 A．个体指导和咨询　　　　　　　　　B．讲座

 C．家庭成员讨论　　　　　　　　　　D．示教与演示

 E．强制干预

**22.** 家庭健康评估中资料收集不当的是：　　　　　　　　　　　　　　　　　（　　　）

 A．家庭生活周期各阶段的发展任务和危机

 B．在社区的健康指标中获得家庭健康问题

 C．家庭日常生活能力和应对问题的能力

 D．家庭结构与功能的相关资料

 E．家庭与社会的关系

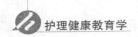 

23. 李先生与妻子及他们第一个9个月大的孩子共同生活在一起。根据杜瓦尔家庭生活周期的阶段划分,李先生的家庭正处在家庭周期的哪个阶段:　　　　　　　　　　　　　( 　　 )
    A. 新婚期　　　　　　　　　　　　　B. 婴幼儿期
    C. 学龄前儿童期　　　　　　　　　　D. 学龄儿童期
    E. 青少年期

24. 孩子从父母处学会语言,社会行为及道德规范等,这属于家庭的哪一种功能?　　　　( 　　 )
    A. 经济功能　　　　　　　　　　　　B. 生殖功能
    C. 社会化功能　　　　　　　　　　　D. 抚养功能
    E. 情感功能

25. 宋先生夫妇、女儿及宋先生的父母共同生活,宋先生的家庭为:　　　　　　　　　　( 　　 )
    A. 核心家庭　　　　　　　　　　　　B. 主干家庭
    C. 重组家庭　　　　　　　　　　　　D. 同居家庭
    E. 次生家庭

【填空题】

1. _____和_____合称扩展家庭,是不稳定的家庭类型。

2. 家庭外部结构主要包括_____、_____、_____、_____。

3. 家庭内部结构是指家庭成员之间的相互作用和相互关系,表现为_____、_____、_____和_____ 4个方面。

4. 最稳定的家庭类型是_____。

5. 我国传统的家庭结构形式是_____。

6. 家庭的功能包括_____、_____、_____、_____、_____。

7. 家庭危机包括_____、_____、_____、_____。

8. 家庭健康教育评估的对象是_____和_____。

9. 家庭健康教育实施的内容包括_____、健康知识的宣传和讲授、_____、_____、日常生活指导、用药指导、心理护理。

10. 家庭健康教育评价方法包括_____、_____、_____。

11. 家访的种类包括_____、_____、_____、_____。

12. 家庭评估需要在2个级别上进行评估,一方面是对有_____的个体进行评估,另一方面还需要以_____为单位进行全面、系统的评估。

13. 通过对个体及其家庭评估资料的分析,可以确定两方面的教育诊断,即_____和_____。

14. 家庭健康教育计划包括_____、_____和_____。

15. 家庭健康教育计划主要通过_____的方式来实施。

16. 家庭健康教育评价方法有_____、_____和_____。

【判断题】

1. 主干家庭是由至少两对或两对以上同代夫妇及其未婚子女组成的家庭。　　　　　( 　　 )

2. 杜瓦尔将家庭发展分为8个阶段,其中学龄儿童期的重要任务是儿童的身心发育,孩子与父母部分分离。　　　　　　　　　　　　　　　　　　　　　　　　　　　　　　( 　　 )

3. 意外事件性危机是在家庭发展过程中发生的,具有可预见的特点,经常发生。　　　( 　　 )

4. 由一对夫妻及其未婚子女组成的家庭形式属于主干家庭。　　　　　　　　　　　( 　　 )

5. 我国传统的家庭结构形式是核心家庭。　　　　　　　　　　　　　　　　　　　( 　　 )

6. 杜瓦尔家庭生活周期中,孩子离家创业期的发展任务是父母与孩子关系改为成人关系,父母逐渐感到孤独。　　　　　　　　　　　　　　　　　　　　　　　　　　　　（　　）

7. 杜瓦尔家庭生活周期中,空巢期的发展任务是父母经济及生活的依赖性高,面临各种老年疾病、衰老及死亡。　　　　　　　　　　　　　　　　　　　　　　　　　　　　　（　　）

8. 怀孕期间有严重焦虑的母亲所生的婴儿有神经活动不稳定的倾向,属于家庭对健康影响中的遗传和先天的影响。　　　　　　　　　　　　　　　　　　　　　　　　　　　（　　）

9. 家庭健康教育的服务对象是个人。　　　　　　　　　　　　　　　　　　　　（　　）

10. 主干家庭和联合家庭合称扩展家庭,是不稳定的家庭类型。　　　　　　　　　（　　）

## 【名词解释】

1. 家庭　　　2. 核心家庭　　　3. 主干家庭　　　4. 联合家庭　　　5. 家庭角色　　　6. 家访
7. 短期目标

## 【问答题】

1. 家庭结构包括哪些内容?

2. 家庭主要有哪些功能?

3. 家庭生活周期包括哪些阶段?各阶段存在的重要任务有哪些?

4. 家庭评估的内容包括哪些?

5. 家庭健康教育实施的内容包括哪些?

6. 健康家庭的特征有哪些?

7. 家庭访视的定义和种类是什么?

8. 家庭健康教育评估的方法有哪些?

9. 健康教育方法有哪些?

10. 家庭健康教育评价方法包括哪些?

# 第十一章

# 常见疾病的护理健康教育

## 导 学

### 内容及要求

常见疾病的护理健康教育包括糖尿病、肿瘤、原发性高血压、冠心病、脑卒中及心理障碍6个部分的内容。分别从概述、健康教育内容2个板块介绍。

糖尿病包括概述和健康教育内容部分。概述部分为了解内容,在学习中应重点掌握糖尿病住院及出院健康教育内容。

肿瘤包括概述和健康教育内容部分。概述部分为了解内容,在学习中应重点掌握手术期、放疗期及化疗期的健康教育内容。

原发性高血压包括概述和健康教育内容部分。概述部分为了解内容,在学习中应重点掌握高血压住院及出院健康教育内容。

冠心病包括概述和健康教育内容部分。概述部分为了解内容,在学习中应重点掌握冠心病住院及出院健康教育内容。

脑卒中包括概述和健康教育内容部分。概述部分为了解内容,在学习中应重点掌握脑卒中住院及出院健康教育内容。

心理障碍包括概述和健康教育内容部分。本节为了解内容。

### 重点、难点

本章的重点为糖尿病、肿瘤、原发性高血压、冠心病、脑卒中的健康教育内容,难点为心理障碍的健康教育内容。

### 专科生的要求

专科层次的学生对心理障碍疾病概述部分及健康教育内容做一般了解即可,能够熟悉糖尿病、肿瘤、原发性高血压、冠心病、脑卒中的护理健康教育的内容。

# 第一节　糖　尿　病

## 一、概述

糖尿病(diabetes mellitus，DM)是一种由多种因素(遗传和环境等)引起的胰岛素分泌绝对或相对不足，导致以糖代谢障碍为主，并伴有脂肪、蛋白质、电解质等代谢紊乱的内分泌代谢性疾病。临床上以血糖增高、葡萄糖耐量减低和糖尿为主要特征，典型的临床表现为多尿、多饮、多食、体重减轻(三多一少)。糖尿病可分为原发性和继发性两大类，前者占绝大多数，简称糖尿病；继发性糖尿病少见，常见于胰腺源性疾病及其他内分泌疾病。糖尿病又可分为Ⅰ型糖尿病、Ⅱ型糖尿病、特殊类型糖尿病、妊娠糖尿病4种类型。糖尿病的诊断标准为：①有糖尿病症状并且随意血糖≥11.1 mmol/L；②空腹血糖≥7.0 mmol/L；③葡萄糖耐量检查2小时血糖≥11.1 mmol/L。符合上述标准之一的患者，在次日复诊时符合3个条件之一者为糖尿病患者。糖尿病的基本防治要坚持综合治疗、早期治疗、长期治疗、个体化治疗的原则，其中，综合治疗包括饮食、运动、药物、自我监测和健康教育5个方面。

糖尿病患者人数随着人口老龄化、生活方式的改变和生活水平的提高迅速增加，据世界卫生组织的有关资料显示，在20世纪80年代中期，全世界的糖尿病患者为3 000万人左右，而10年后的90年代中期达到1.2亿人，21世纪初为1.75亿人；2012年国际糖尿病联盟估计，目前全球有糖尿病患者3.71亿左右，其中80%生活在中低收入国家；预计到2030年糖尿病患者数将达到5.52亿，全球每10个成人中至少有一人患有糖尿病。我国的糖尿病患病情况也与世界其他国家一样，呈快速增长趋势。1995年中国成人糖尿病患病率仅为2.5%，而2001年上升到5.5%，2008年已经高达9.7%，中国成人糖尿病患者总数达9 240万，或已成为糖尿病患者人数最多的国家。糖尿病已成为继心血管疾病和肿瘤之后的第三大非传染性疾病，严重威胁人类的健康，成为我国严重的公共卫生问题之一。糖尿病健康教育对提高糖尿病患者自我管理能力，降低发病率、提高患者生活质量、延缓并发症的发生具有重要意义。

### (一)发病的危险因素

1. **遗传因素**　糖尿病发病具有种族和家族遗传易感性。Ⅰ型糖尿病的遗传因素作用是肯定的，但遗传的不是糖尿病本身，而是糖尿病的易感性，且在外界因素和体内环境的共同作用下，糖尿病才会诱发出来。Ⅱ型糖尿病的遗传具有很明显的家族性。

2. **病毒感染**　与Ⅰ型糖尿病发病有关的病毒有风疹病毒、巨细胞病毒、腮腺炎病毒、腺病毒及脑、心肌病毒等。

3. **肥胖**　肥胖是Ⅱ型糖尿病的最重要的诱发因素之一，40岁以上发病的Ⅱ型糖尿病患者中，约2/3于发病前体重超重10%，女性更为显著。

4. **饮食与体力活动**　长期进食过高热能、低纤维的食物可导致胰岛素分泌相对不足；营养过剩与体力活动减少均能导致肥胖，促使糖尿病的发生与发展。

5. **其他**　心肌梗死、脑卒中、严重感染、创伤、手术等作为应激因素也会诱发糖尿病的发生或加重病情的发展。多次妊娠也是糖尿病的诱发因素。内分泌疾病(如肢端肥大症、库欣综合征、嗜铬细胞瘤、胰高素瘤等)、胰腺疾病(如急、慢性胰腺炎等)以及长期使用某些药物(如肾上腺皮质激素等)也可引起糖尿病。

### (二)主要危害及后果

1. **心脑血管**　包括冠心病、脑出血和糖尿病心力衰竭、心律失常等。糖尿病患者心、脑血管病

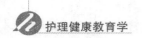

发病率和病死率为非糖尿病患者的 3.5 倍,是Ⅱ型糖尿病最主要的死亡原因。

2. 肾脏　主要是可导致肾衰竭,同时肾衰竭也是Ⅱ型糖尿病最重要的死亡原因之一。

3. 周围血管　主要是可引起周围血管病变,引发局部组织对损伤因素的敏感性降低,临床表现为下肢疼痛、溃烂、供血不足,可引发肢端坏死。

4. 神经　神经病变是糖尿病慢性并发症之一,是糖尿病致死、致残的重要因素。

5. 眼　糖尿病视网膜病变与糖尿病性白内障为糖尿病危害眼球的主要表现。

## 二、健康教育内容

### (一) 住院健康教育

1. 饮食指导　饮食控制是治疗糖尿病的关键措施之一,强调合理分配,根据患者病情、生活方式、饮食习惯、劳动强度等制订个性化的饮食方案。

(1) 将每日三餐分配为 1/5、2/5、2/5,每餐定时定量,做到主食粗细搭配,副食荤素搭配、不偏食。在每日活动量不变的情况下,饮食中的主、副食数量应基本固定,避免因随意增减而引起血糖波动。

(2) 保持饮食均衡,每天的食谱要尽量包括 4 类基本食物,即谷类、蔬菜、肉和奶,多选用粗纤维食品,如糙米、全麦面包、麦片、水果及豆类。糖果、巧克力、糖分含量高的水果(香蕉、西瓜、梨、苹果、柑橘等)、可乐、橙汁、果汁、甜面包等应严格限制,不宜摄入过多。

(3) 减少油腻食品,少用煎炸方式烹调,少吃动物脂肪,烹调时用植物油。以清淡饮食为主,多选用高纤维食品,如红米、素菜、麦片、豆类等。

(4) 戒烟限酒,控制每日的食盐摄入量($<6\ \text{g/d}$)。

(5) 正确对待"无糖食品":一些糖尿病患者由于对糖缺乏科学的了解,谈"糖"色变,变成了"无糖主义",只吃无糖食品,以为无糖食品没有糖,因此毫无顾忌,导致了病情不能有效控制。事实上,无糖食品只是未加蔗糖或葡萄糖,但原有的糖类成分依然存在,如无糖面包中 100 g 面粉仍含有 76 g 碳水化合物,也就是 76 g 糖。当然,糖是人体的重要能源,占总热量摄入的 55%～65%,适量的碳水化合物仍然是人体必需的。

2. 运动指导　运动是治疗糖尿病的重要手段,规律运动及控制体重指数在理想状态,能降低糖尿病的发病率。运动能促进血液循环,增加能量消耗,增强组织对胰岛素的敏感性,降低血糖、减少血管病变。

(1) 运动方式:糖尿病运动采取有氧运动。有氧运动是大肌肉群的运动,可消耗葡萄糖、动员脂肪、升高三磷酸腺苷(ATP),并使心肺活动加强。有氧运动包括散步、慢跑、骑自行车、打太极拳等,其中快走最安全,易坚持,可作为首选方式。

(2) 运动的强度:运动强度可根据自身的感觉,如周身发热、出汗,但不是大汗淋漓、气喘吁吁,能说话,但不能唱歌即可。运动后有微汗、轻松愉快、食欲及睡眠良好;虽然有肌肉酸痛,但休息后第二天恢复良好、精力充沛,而且还有运动的愿望。糖尿病运动强度以"运动中的心率"来评定。运动中的目标心率(每分钟心跳次数)=[(220－年龄)－安静心率]＋安静心率×50%。简单的方法为:运动中的目标心率=170－年龄。

(3) 运动处方:运动应在医生指导下进行,制订适合个性化的活动计划,如每周至少 3 次 20～30 分钟的有氧运动,如步行、慢跑、游泳、有氧体操等。活动与锻炼宜在餐后 1 小时左右开始,避免发生低血糖,严禁在空腹时进行运动。

(4) 运动注意事项:运动前多饮水,穿宽松柔软衣裤,合脚的运动鞋,运动时要结伴而行,并随身携带糖果、甜的果汁及救护卡,以防发生低血糖。

3. 药物指导　强调长期正确用药对预防并发症的重要性,动员患者坚持按医嘱服药,坚持按时、按量规范用药,用药后按时就餐,避免出院后因活动量增加,导致低血糖。

(1) 增强药物治疗的基本知识:让患者了解治疗的每种药物的基本作用和功能,清楚每种药物的毒副作用及其临床表现,知道药物治疗有效和无效的表现以及何时复诊。

(2) 掌握药物治疗方法和技巧:由于糖尿病患者大多数时间是进行自我治疗,因此必须教会患者掌握药物治疗方法和技巧,特别是进行胰岛素治疗的患者必须掌握胰岛素治疗的技巧。

(3) 提高药物治疗的依从性:影响患者药物治疗依从性的主要原因有:①药物治疗时间太长,中间因各种原因治疗效果有波动,患者对治疗产生急躁、厌烦和怀疑,自行改变治疗;②偏听偏信,被广告和他人误导而改变治疗;③患者受自身素质和文化背景的影响,也可能改变治疗;④治疗方案过于复杂或不当,患者无法自我治疗;⑤患者的经济状况,无法坚持治疗。针对上述情况应该耐心细致地进行宣传,让患者了解药物治疗,同时根据患者自身的经济文化状况,制订切实可行的、简便的、具有可操作性的药物治疗方案。

(4) 日常外出的指导:糖尿病患者日常外出时应随身携带疾病诊断卡,注明所患疾病、家庭住址、联系电话、家庭成员及联系电话、发生意外的紧急处理方法等,同时包内备有糖块及巧克力等,以备低血糖时急用。

4. 并发症的预防及指导

(1) 皮肤护理:高血糖易引起皮肤感染,告知女性应有选择性地使用化妆品,防止因此造成毛孔堵塞,引起痈、疖;男性在刮脸时要防止刮破皮肤造成感染,注意卫生,预防感染。

(2) 足部护理:糖尿病患者发生足坏疽的危险性较非糖尿病个体高 17 倍,指导其用温水洗脚,注意修剪过长的趾甲避免光脚走路,穿松软合脚的鞋,每天检查双脚。

(3) 口腔护理:糖尿病口腔疾病的表现多样,高血糖会增加牙龈病变的危险性,指导患者每天至少刷牙两次,牙刷毛要柔软,每餐后用盐水漱口。

(4) 安全护理:告知患者外出旅游时应随身携带写明自己姓名、地址、联系人、联系电话及用药情况的卡片,药要带足,随身带点心,不要过度劳累,预防因低血糖引起的意外。

### (二)出院健康教育

1. 宣传糖尿病的基础知识　向患者宣传糖尿病的基础知识,让患者了解糖尿病的发生、发展和转归规律,使患者基本掌握糖尿病的自我防治、自我检测、自我护理,告知其糖尿病虽为终身性代谢性疾病,但只要坚持综合治疗,做到合理用药、控制饮食,适量运动、监测血糖、心理平衡,使血糖、血脂、血压等控制在治疗指标内,就能使患者像正常人一样生活。

2. 用药指导　强调长期正确用药对预防并发症的重要性,帮助建立良好的遵医行为,坚持按时、按量规范用药,用药后按时就餐,避免出院后因活动量增加,导致低血糖。嘱咐随身携带糖果,做好血糖监测,依据血糖及时调整药量。

3. 胰岛素自我注射指导　应用胰岛素治疗的患者,出院前教会其自我注射胰岛素。

4. 血糖自我监测指导　帮助选择适宜的血糖仪,并教会其正确使用,告知血糖稳定时可每隔一天进行测试;餐后血糖是指从第一口饭开始计时,2 小时后进行血糖的测量等。

5. 皮肤护理指导　告知糖尿病易引起疖、痈及糖尿病足等皮肤疾病,叮嘱患者不要用手抓挠,如有痈、疖及时到医院就诊;鞋袜不宜过紧,不要穿拖鞋和赤脚走路,以避免损伤足部皮肤;皮肤有伤口,必须到医院处理好,并经常修剪指甲,避免抓挠时皮肤被抓破,引起感染。

6. 运动指导　出院后应根据患者爱好、身体状况和环境条件选择适宜的运动项目,并应持之以恒,坚持下去。

7. 低血糖自救指导　低血糖是糖尿病最常见的并发症,如出现出虚汗、颤抖、无力、肢冷、饥饿、头晕、神志不清时,应立即进食高糖食物,如进食 15 分钟后症状还未消失可再进食 1 次,如经进食处理仍不能缓解症状,应及时就医。

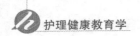 

8. **病情监测** 糖尿病患者需要随时对自己的病情进行监测,了解和掌握病情的变化,检测的主要指标有空腹血糖和餐后血糖、糖化血红蛋白、尿常规、肝肾功能、血脂、眼底、体重和血压及其他并发症的监测。

# 第二节 肿 瘤

## 一、概述

肿瘤(tumor)是机体在各种致瘤因素的作用下,局部组织细胞异常增生而形成的新生物,常表现为局部肿块。根据肿瘤对人体的危害程度可将其分成良性肿瘤和恶性肿瘤两大类,恶性程度介于两者之间的称为"交界瘤"。随着人类生活行为方式的改变和平均寿命的延长,疾病谱也发生了巨大变化,多数传染性疾病得到了有效的控制,而慢性疾病如心血管病、恶性肿瘤已成为严重威胁人类健康的重要疾病。非传染性疾病(NCDs)现在是造成全球大多数死亡的原因,并且预计癌症将成为 21 世纪世界上每个国家增加预期寿命的主要死亡原因和最重要的障碍。根据世界卫生组织(WHO)2015 年的估计,癌症是 172 个国家中 91 个国家 70 岁以前的第一或第二大死亡原因,在另外 22 个国家中排名第三或第四。世界卫生组织国际癌症研究中心(International Agency for Research on Cancer, IARC)发布的全球肿瘤流行病统计数据(GLOBOCAN, 2018),2018 年预计有 1 810 万癌症新发病例和 960 万癌症死亡病例,预测到 2025 年全球将有癌症新发病例 1 931 万,死亡病例将达 1 144 万。在两性中,发病率最高的 4 种癌症是肺癌(占癌症总发病人数的 11.6%)、女性乳腺癌(11.6%)、前列腺癌(7.1%)和结直肠癌(6.1%);死亡率最高的 4 种癌症分别是肺癌(占癌症总死亡人数的 18.4%)、结直肠癌(9.2%)、胃癌(8.2%)和肝癌(8.2%);肺癌是最常见的癌症,也是男性癌症死亡的主要原因,其次是前列腺癌和结直肠癌(发病率)和肝癌和胃癌(死亡率);在女性中,乳腺癌是最常诊断的癌症,是癌症死亡的主要原因,其次是结直肠癌和肺癌(发病率),反之亦然(死亡率);宫颈癌的发病率和死亡率均排在第四位。癌症已成为全球最大的公共卫生问题,与其他慢性疾病(如心血管病)相比,癌症的预防与控制将面临更大的挑战。积极控制癌症,已成为亿万人民的强烈愿望和迫切要求,也是医疗卫生和科技工作者义不容辞的职责和任务。因此,广泛开展健康教育,提高人们的识癌、治癌意识,做到早期发现、早期诊断、早期治疗,选用最佳的治疗方法,达到提高肿瘤患者生活质量,延长生命的目的。

### (一) 发病的危险因素

肿瘤的发生是经过多因素参与的多阶段病理过程。肿瘤发病的危险因素包括环境因素和遗传因素,其中环境因素又分为化学因素、物理因素和生物因素。目前认为引起恶性肿瘤发生的原因中,85%以上是包括生活方式在内的环境因素,大多数肿瘤的发生是环境致病因素累积暴露的结果。

1. 环境因素

(1) 化学因素:最主要的肿瘤危险因素,包括烷化剂类、芳香胺类、偶氮染料、亚硝基化合物等几类化学致癌物。其中,石棉是公认的肺癌的致癌物;另外粉尘引起的炎症亦可是引起肿瘤的因素。

(2) 物理因素:电离辐射、紫外线、热辐射、强电磁场、机械刺激、石棉等。常见的与物理因素有关的肿瘤有细胞黑色素瘤、白血病、乳腺癌和甲状腺癌等。

(3) 生物因素:包括细菌、真菌、病毒及寄生虫。人类肿瘤 1/7~1/6 与病毒有关,与恶性肿瘤关系密切的病毒有:人乳头状瘤病毒、EB 病毒、乙型肝炎病毒等。

2. 遗传因素 目前认为,环境因素是肿瘤发生的始动因素,而个人的遗传特征决定肿瘤的易感性。遗传性肿瘤只占极少部分,大部分人类肿瘤起因于环境致病因素的作用,是基因-环境因素交互作用的结果。常见的由遗传决定的肿瘤有乳腺癌、结肠癌、胃癌、视网膜母细胞癌、胚胎性肿瘤、神经纤维瘤、内分泌瘤、肾母细胞瘤等。

### （二）主要危害及后果

1. **破坏原发组织器官的结构和功能** 主要表现为局部压迫和阻塞症状，如食管癌肿可以堵塞食管，造成患者吞咽困难；肝癌由于肝细胞破坏和肝内胆管阻塞，可引起全身性黄疸。

2. **侵袭破坏邻近器官** 肿瘤可因浸润、坏死而并发出血、穿孔、病理性骨折及感染。组织坏死可导致自然管道之间的瘘管形成（如食管癌的食管气管瘘）；胃癌能并发穿孔，导致腹膜炎；肝癌破裂引起大出血，后果严重。

3. **坏死、出血、感染** 恶性肿瘤生长迅速，癌组织常常因为供血不足而发生坏死。如果癌变组织侵犯血管，可引起出血，如鼻咽癌患者往往有鼻衄（即鼻出血），肺癌患者常常合并肺部感染。

4. **疼痛** 由于癌组织压迫或侵犯神经，可引起相应部位的疼痛，如晚期肝癌、胃癌都有剧烈疼痛。另外，癌症继发感染后，也可以引起疼痛。

5. **恶病质** 恶性肿瘤晚期对人体的影响，此时机体出现严重消瘦、无力、贫血和全身衰竭的状态，甚至导致患者死亡，临床上称为恶病质。消化系统的肿瘤如食管癌、胃癌或肝癌，由于严重影响进食和吸收，恶病质出现较早。这种恶病质机制尚未完全阐明，可能由于进食减少、肿瘤病灶的出血、感染、发热或因肿瘤组织坏死所产生的毒性产物等引起机体的代谢紊乱所致。此外，恶性肿瘤所致的疼痛及肿瘤快速生长消耗大量营养物质等影响患者的饮食和休息，也是导致恶病质的重要因素。

## 二、健康教育内容

### （一）入院期患者的健康教育

入院期的健康教育主要是对患者的心理评估及心理支持：癌症患者的心理反应，一般都会经历震惊、否定、忧郁、对抗、独立与适应5个阶段。常见的心理障碍是焦虑、抑郁情绪，焦虑与抑郁情绪对机体免疫功能有抑制作用，不利于癌症患者的治疗。医护人员应进行心理健康教育，以达到恢复健康心态的目的，注意做到：①医务人员主动介绍住院环境及规章制度，以消除患者陌生感和恐惧感；②倾听患者诉说，探讨生活方式改变的应对方法；③耐心讲解各种检查的目的、方法及注意事项，在检查过程中，医务人员表情要镇静、自然；④不要随意议论或是流露出惊奇的表情，加重患者的不良情绪反应。

### （二）手术期患者的健康教育

1. **术前教育** 以减轻术前焦虑，提高患者的手术适应能力为目的，主要包括以下内容。

（1）向患者讲授各种术前检查的目的和意义，可能出现的不适感，使患者了解检查的全过程，以取得配合。

（2）在讲解手术相关知识的基础上，同步进行手术适应行为训练，包括心理疏导，简单介绍麻醉、手术方式及其对身体的影响。由于手术切除范围大，特别是根治性手术，常影响机体或肿瘤所在器官的正常功能，甚至导致患者自我形象紊乱。向患者及家属讲明手术的必要性，同时指导术后补救措施，如直肠癌术后人工肛门的自我护理及排便控制、乳腺癌术后义乳的佩戴等。

（3）饮食指导，鼓励患者进食高蛋白质、高热量、高维生素食物，但胃肠道手术患者应少食高纤维食物。让患者知道禁食的目的是防止腹胀，避免发生吻合口瘘。

2. **术后教育** 介绍术后常见症状和应对措施，讲解术后止痛，卧位活动，饮食要求和留置各种导管的意义。戒烟酒，个人卫生处理和有关配合动作指导，如深呼吸、有效咳嗽排痰、肢体活动、练习床上排便等，重点放在行为训练上。

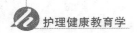

### (三)放疗期患者的健康教育

1. **放疗知识教育** 放疗前,多数患者对"放疗"缺乏正确的认识,治疗前应简明扼要地向患者及其家属介绍有关放疗的知识,放疗中可能出现的副作用及相关配合注意事项,消除患者紧张、恐惧的心理,坚定信念,积极配合治疗。

2. **保护照射野皮肤** 照射前应向患者说明保护照射野皮肤对预防放射性皮炎的重要性。如选用全棉柔软内衣,避免粗糙衣物摩擦;照射野可用温水和柔软毛巾轻轻沾洗,局部禁用肥皂擦洗或热水浸浴;局部皮肤禁用碘酒、乙醇等刺激性消毒剂,避免冷热刺激(如热敷、冰袋等);照射区皮肤禁作注射点;忌用化妆品外涂,不可贴胶布;因氧化锌为重金属,可产生二次射线,加重皮肤放射性损伤,照射区皮肤禁涂氧化锌;夏日外出要防止日光照射,防止损伤皮肤造成感染。

3. **饮食指导** 放疗在杀伤肿瘤细胞的同时,对正常组织也有不同程度的损伤,不良反应较多,如引起黏膜损伤、骨髓抑制、白细胞减少等。加强营养对促进组织的修复、提高治疗效果及减轻不良反应有着十分重要的作用。在食品的调配上,注意色、香、味,少量多餐,为患者创造一个清洁舒适的进食环境。放疗期间鼓励患者多饮水,每日 3 000 ml 以增加尿量,使因放疗所致肿瘤细胞大量破裂、死亡而释放出的毒素排出体外,减轻全身放疗反应。

### (四)化疗期患者的健康教育

1. **心理指导** 向患者或家属讲解手术后化疗的目的是巩固手术治疗效果,杀灭残余肿瘤和微转移灶,防止术后复发和短期内转移。化疗是一个非常痛苦的过程,应耐心解释恶性肿瘤化疗的必要性与重要性,鼓励患者正视现实,充满信心,积极配合治疗。

2. **化疗知识教育** 详细介绍化疗药物的正确用药方法、剂量、时间、不良反应、注意事项等,使其对实施的药物治疗有充分的思想准备。可将治疗癌症的有关知识编写成手册或卡片,让患者阅读,以增强患者对恶性肿瘤的认识。

3. **防止感染** 一般化疗药物对人体的骨髓有不同程度的抑制作用,导致有效血细胞数量减少而引起一系列的临床并发症,如感染、贫血、出血等。因此,患者要避免接触传染源,减少到人多的地方,养成良好的生活习惯,勤洗手、勤更换衣裤,保持口腔、皮肤、会阴、肛周部位的清洁。保持室内空气清新、阳光充足、环境整洁。当体温升高至 38 ℃以上、出汗、寒颤、咳嗽及咽痛时,应考虑发生感染,立即报告医生和护士,及时用药,防止感染继续扩散。

4. **饮食指导** 多数化疗药物可以导致胃肠道反应。表现为恶心、呕吐、食欲减退、嗅觉及味觉异常或改变。这种反应发生持续时间不等,一般 2 天至 1 个月,反应程度有轻有重,因个体差异而不同。应让患者保持正确的认识,努力调节好自我情绪,少食多餐,进食的速度宜慢。指导和督促患者家属,改善烹调技术,选择清淡、富有营养、易于消化的食品,如牛奶、鸡蛋、豆腐等,避免吃过热、刺激性强的食物,进食环境应清洁、整齐、安静、舒适,以减少不良刺激,利于促进患者食欲。

5. **自体形象改变后的心理调适** 化疗药物的不良反应可引起脱发,特别是女性患者很难接受。告诉患者这些是化疗期间的暂时现象,经过一段时间后脱掉的头发也会重新长出来,可让患者佩戴假发来改变自我形象,但重要的还是指导患者调整心态,正确对待。

6. **减轻腹泻和便秘** 有些化疗药物可以影响小肠黏膜细胞,造成腹泻或便秘。腹泻时嘱患者多喝水,吃无刺激的食物,如米饭、面包等;为了避免出现便秘,应指导和督促患者养成定时排便的习惯,在病情允许的情况下,适当活动,多吃高纤维食物,如水果、蔬菜、粗粮等。

7. **防止口腔溃疡** 化疗药物可以导致口腔黏膜的改变,引起口腔溃疡,因此,患者应保持口腔清洁,每天睡前、晨起、餐后及时刷牙、漱口,要使用软毛牙刷,必要时用漱口液含漱每日 3～5 次,一旦发生口腔溃疡,可涂碘甘油,促进溃疡面的愈合。

8. 战胜疲乏　化疗期间患者可能会感到比平时更易疲乏，患者每天可进行一些体力消耗较小的活动，如在他人的陪伴下散步、打太极拳等，在睡前做一些能使自己轻松的事情，比如热水泡脚、喝杯热牛奶、听轻音乐等，以减轻疲劳。

### （五）出院患者的健康教育

1. 出院指导　告知患者按时复查的意义和方法。一般一年内1～2个月1次，一年后2～3个月1次，如果出现病情突然变化、特殊不适或其他问题应随时就诊，以便发现问题及时处理。

2. 用药指导　患者出院后切勿乱用药，一定要按照医生的医嘱定量、定时服用。出院带药，不可随意更改药量和服药时间，同时注意有可能发生的副作用。

3. 心理指导　塑造自强、自信的人格，情绪乐观，生活安排得丰富多彩，建立良好的人际关系，增强调整心理平衡的能力。如果精神上高度紧张，情感上过于脆弱，情绪易于波动等都会引起寝食不安、身体抗癌能力下降，导致病情恶化。同时，还要争取社会支持系统，减少外因刺激，尤其是患者亲属、朋友应理解、体贴、关心患者，给予温暖和信心，有利于疾病转归。

4. 日常生活指导　生活要有规律，既不要长期卧床，也不要过度劳累。无论作息时间、学习、娱乐都要有规律。

5. 饮食指导　癌症患者在康复期要设法增进食欲，饭菜要清淡可口、荤素搭配、粗精兼食，既不能单调乏味又不可过于油腻，以易消化吸收为宜。进食时要环境轻松、心情愉快、不偏食、不过多进食，更不要暴饮暴食。

6. 运动指导　要进行适当的体育锻炼，增强了体质也就自然增强了抗癌能力。患者可根据自身情况，选择散步、慢跑、打太极拳、习剑、游泳等活动项目，运动量以不感到疲劳为度。

### （六）晚期患者的临终关怀

根据国内外调查资料显示，晚期癌症患者的基本需求有三条：保存生命、解除痛苦、无痛苦地逝去。美国学者伊丽莎白·库伯勒·罗斯（Elisabeth Kübler. ROSS）把晚期临终患者心理活动分为5个阶段，即否认期、愤怒期、协议期、绝望期、接受期。大部分临终患者呈负性心理，悲观失望、情绪消沉，回避现实、有被遗弃感和失落感，因此，对晚期癌症患者要加强心理治疗和护理，对其进行安抚、同情、体贴和关心，因势利导地使其心理获得平衡，从而正视现实，珍惜有限的生命，使其自身的生命得到升华。

1. 主动、积极解决患者疼痛、厌食、躯体移动障碍等问题　对临终癌症患者给予同等的关怀与支持、赋予其希望。

2. 尽量满足晚期癌症患者的社会需求　尽力满足患者每一个微小的愿望，诸如事业上的未尽心愿、治疗疾病的经济问题、解决单位及同事间的未了事宜、家庭中急待处理的问题、良好的医患关系以及自己逝后的事情等，对上述诸多社会需求，都要给患者一个圆满的切实可行的答复，以稳定其情绪，使患者能以良好的心态面对现实，积极配合治疗，体面且有尊严地走完人生的最后之路。

3. 积极开展死亡教育　死亡教育是实施临终关怀的一项重要内容，包括对晚期癌症患者及其家属的教育问题，其目的在于帮助濒死患者树立正确的死亡观，突破对死亡的恐惧和不安，学习"准备死亡，面对死亡，接受死亡"，达到让生命"活得庄严，死得尊严"。对临终患者家属进行死亡教育的目的在于帮助他们适应患者病情的变化和死亡，帮助他们缩短悲痛过程和时间，减轻悲伤程度，认识自身继续生存的社会价值和意义。

4. 促成其获得心理平衡　协助患者完成人生的计划与人生意义的追求，让患者感到他人与社会对自己的关心。尽量提供其独处发泄的机会，运用倾听或沉默等技巧为患者提供表达内心疑惑与焦虑的机会。提供安静、舒适的病区环境，避免不良刺激。

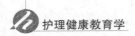

## 第三节　原发性高血压

### 一、概述

高血压(hypertension)是指以体循环动脉血压增高为主的临床综合征,是一种常见病、多发病,在各种心血管病中患病率最高。高血压早期无明显的临床症状,人们往往在不知不觉中患了高血压,在不知不觉中处于危险的状态,又在毫无治疗措施的情况下成了高血压的牺牲品,因此人们把原发性高血压称为"无声的杀手"。在未使用降压药物的情况下,非同日3次测量上肢血压,收缩压≥140 mmHg和(或)舒张压≥90 mmHg考虑为高血压。临床上将高血压分为原发性高血压和继发性高血压两大类。原发性高血压也称高血压病,目前确凿病因不清楚,可能与遗传、吸烟、饮酒、过量摄盐、超重、精神紧张、缺乏锻炼等因素有关,占所有高血压患者的90%以上。

全球高血压患者15亿,全世界每五个成人中就有一例高血压,这种病症所导致的死亡人数约占所有中风和心脏病死亡人数的一半。据估计,全世界超过1/2的25岁以上成年人,即大约10亿人,受到高血压的影响。我国高血压发病率呈快速增长趋势,发病年龄也趋于年轻化。据统计,我国高血压现患人数已突破3.3亿,发病率有北方高于南方、男性高于女性的特点,农村高血压发病率正在快速上升,"城乡差别"明显减小;年轻人群高血压患病率的增加趋势比老年人更明显。《中国居民营养与慢性病状况报告(2015年)》指出,2012年我国18岁及以上成人高血压患病率达25.2%,高血压患者人数至少2.7亿,每年200万人死亡与高血压有关。高血压是心脏病、脑卒中、肾脏病发病和死亡的最重要的危险因素,我国71%的脑卒中死亡和54%心肌梗死死亡与高血压密切相关。因心脑血管病导致的死亡占国民总死亡的41%左右。从1998年起,原卫生部决定把每年10月8日定为"全国高血压日",以使日益成为我国人民健康巨大威胁的原发性高血压得到有效的控制。世界卫生组织规定5月的第二个星期六为"世界高血压日"。开展积极有效的健康教育,纠正人们不良生活方式,避免各种诱发或加重高血压的危险因素,可以提高患者的生活质量。

#### (一)发病的危险因素

1. 生活方式　过多的钠盐、大量饮酒、膳食中过多脂肪的摄入、经常熬夜均可使血压升高。

2. 超重或肥胖　体重与血压有高度的相关性。研究表明,肥胖和高血压是相关的,体重指数(BMI)与血压呈显著的正相关。前瞻性研究表明,基线BMI每增加1,高血压5年内发生的危险增加9%。

3. 职业因素　凡注意力集中,长期精神紧张,而体力活动较少,对视觉或听觉刺激的工作环境易导致高血压。

4. 疾病史　有高胆固醇血症、糖尿病、心脏疾病或肾脏疾病病史者,高血压的发病危险性较高。

5. 性别与年龄　高血压的发病率随着年龄的增长而上升,40岁以后高血压的发病率有明显升高。女性在更年期以前,患高血压的比例较男性略低,但更年期后则与男性患病率无明显差别,甚至高于男性。

#### (二)主要危害及后果

(1)原发性高血压很难治愈,一旦患上将终生接受降压治疗,并伴有脑卒中、冠心病、糖尿病肾功能衰竭等严重的并发症,会致死、致残。

(2)高血压可导致脑卒中、冠心病,高血压既是动脉粥样硬化的原因之一,又可加速这一过程。舒张压水平每增加5 mmHg,脑卒中与冠心病的发病危险分别增加46%和24%。

（3）高血压是引起脑卒中最重要的独立危险因素，来自全世界不同地区的多项研究资料几乎一致认为，高血压是引起脑卒中的首要原因。

（4）冠心病患者中，50%～70%伴有高血压。

## 二、健康教育内容

高血压的健康教育应根据文化、经济、环境和地理的差异，针对不同的目标人群开展不同内容的健康教育；健康教育是防治原发性高血压最经济、最有效的策略，应贯穿于高血压防治的全过程。

1. 住院健康教育

（1）疾病常识指导，告知患者高血压需要终身接受降压治疗，让患者了解自己的病情，包括危险因素及控制血压的重要性和终身治疗的必要性。

（2）告知患者适当运动、合理膳食、控制体重、戒烟限酒等非药物治疗方法，可有效预防和控制病情的进展。加强运动与锻炼，根据个体自身的身体状况，选择合适的运动项目，如快步行走、慢跑、太极拳等。运动频度一般要求每周3～5次，每次持续30～60分钟。中老年人最好在医生指导下进行运动和锻炼。运动强度需因人而异，运动强度指标可采用：运动时最大心率＝年龄－170。合理膳食，饮食中应增加含钾和含钙丰富的食物，如含钾丰富的水果（香蕉、橘子等）和蔬菜（油菜、苋菜、香菇、大枣等）以及绿茶、鲜奶、豆类制品等；减少钠盐的摄入。保持心情愉快，戒烟戒酒。

（3）用药指导，向患者说明高血压病需要长期药物治疗的意义，详细介绍β受体阻滞药、钙通道阻滞药、血管紧张素转化酶抑制药、利尿药等常用降压药物的作用、不良反应。交代用药注意事项，强调按医嘱要求正确服用药物的重要性。

2. 出院健康教育

（1）用降压药物使血压降至理想水平后，应继续服用维持量，保持血压相对稳定，不能自行停药或减量，服药期间注意监测降压效果。血压得到满意控制后，如果突然停药，可导致血压的突然升高；也应避免因药物所致的直立性低血压引起的意外摔伤。

（2）血压的自我监测，高血压的早期没有特异性症状，因此掌握血压的自我监测（monitoring）非常重要。指导患者选择合适的血压计，测血压时要做到定体位、定部位、定时间、定血压计。根据血压及症状，在医生指导下调整药量。

（3）改善生活方式，告知患者出院后坚持做适宜的体力活动和体育运动，生活要有规律。指导患者做到：作息要定时，活动要规律，睡眠要充足，三餐要节制，服药要按时，劳逸要结合，测血压时间要固定，出差访友要尽量坚持生活规律，复诊要定时。

（4）随访复查3～6个月，复查肝肾功能、电解质、眼底血管等。

# 第四节　冠　心　病

## 一、概述

冠状动脉性心脏病（coronary heart disease，CHD）简称冠心病。从病因上而言，主要是冠状动脉粥样硬化性心脏病（coronary atherosclerotic heart disease，同样可简写为CHD）。通常所讨论的冠心病，主要指冠状动脉粥样硬化性心脏病。世界卫生组织（WHO）的定义是：由于冠状动脉器质性病变或功能性改变，引起的冠状动脉血流和心肌需求之间的不平衡而导致的心肌损害。具体地说，冠心病是指冠状动脉发生严重粥样硬化或痉挛，使冠状动脉狭窄或阻塞，以及血栓形成，造成管腔闭塞，导致心肌缺血缺氧或梗死的一种心脏病。

2011 年《创建健康和谐生活：遏制中国慢性病流行》报告指出，我国慢性病的罹患率堪比癌症，成为威胁国人健康的头号因子。有数据称，在每年由不同原因导致的 1 030 万例死亡患者中，慢性病占比超过 80%，其中心脑血管疾病死亡居慢性病死亡原因的首位。我国冠心病的发病率有着地区差异，北方省市普遍高于南方省市。冠心病在美国等许多发达国家的死亡率是第一位的。然而美国从 20 世纪 60 年代开始，冠心病死亡率出现下降趋势，得益于美国所进行的降低冠心病危险因素的努力，即控制危险因素和改进心肌梗死的治疗。在我国，冠心病患者群发病率仍呈持续增长趋势，《中国心血管病报告 2015》显示，我国目前有心血管病患者约 30 亿，心血管疾病占居民疾病死亡构成中，农村为 44.60%，城市为 42.51%，冠心病是致残和致死率最高的心血管疾病。据流行病学预测，2010～2040 年，每年如若使心血管病死亡降低 1%，即能节省 2010 年国内生产总值 15% 的经济收益（2.34 万亿美元），而心血管病死亡率下降 3%，每年所能节省的经济收益可达到 34%（5.4 亿美元）。因此，在人口老龄化及劳动力人口减少的趋势下，积极进行冠心病的预防与控制具有重要的现实意义，在全球范围内受到持续不断的关注。

### （一）发病的危险因素

CHD 危险因素原则上是指对 CHD 发病有着明显、重要和独立影响的、在人群中有较高发生率及经过大规模有对照干预试验证实的致 CHD 因素，也称 CHD 易患因素。

1. **高血压** 高血压是 CHD 的独立危险因素，有高血压者得 CHD 的危险比血压正常者大 4～5 倍；多数（约 70%）的 CHD 患者合并高血压；降压治疗可使 CHD 5 年内的发病率下降 14%。

2. **高血脂** 血浆总胆固醇（TC）或低密度脂蛋白胆固醇（LDL - C）与 CHD 发病常呈正相关，即 TC 或 LDL - C 水平越高，CHD 发病率也越高；高密度脂蛋白胆固醇（HDL - C）与 CHD 发病呈负相关，即 HDL - C 水平越高，CHD 发病率越低。但这种相关性在女性不明显；TC/HDL - C 比值或 LDL - C/HDL - C 比值升高者比单纯 TC 或 LDL - C 增高，更易引起 CHD 发病；三酰甘油（TG）：有人认为血浆 TG 水平增高是 CHD 发病的独立影响因素，也有人持不同观点认为只是不同水平 LDL - C/HDL - C 对 CHD 发病危险的作用，受 TG 水平的影响。

3. **糖尿病** CHD 的死亡率，男性 2 倍于无糖尿病者，女性 3 倍于无糖尿病者；糖耐量不正常者，男性发生 CHD 的危险性增加 50%，女性增加 200%；糖尿病患者约 70% 死于 CHD 等心血管疾病。

4. **吸烟** 吸烟不但是 CHD 发病的独立危险因素，而且是 Ⅱ 型糖尿病新的危险因素，与其他危险因素同时存在时还有共同致病的协同作用。同时，吸烟量、年限与之呈剂量反应关系；吸烟者 CHD 患病率 3 倍于不吸烟者；吸烟者 CHD 发病率 1.6 倍于不吸烟者；吸烟者 CHD 猝死发生率男性 10 倍于不吸烟者，女性 4.5 倍于不吸烟者；吸烟者总死亡率、心血管病病死率 1.6 倍于不吸烟者。

5. **不良生活习惯** 不良生活习惯在许多方面均影响 CHD 发病，故也有人称 CHD 为不良生活习惯病。主要是摄入大量高胆固醇、饱和脂肪和盐，而摄入钾、蔬菜、水果、纤维素、谷类及蛋白质不足，使血脂紊乱，易导致动脉粥样硬化。吸烟、肥胖、运动不足，导致 HDL - C 降低、胰岛素抵抗增加、体重增加、血脂和血压增高倾向。

6. **其他危险因素** 如凝血因素改变、高半胱氨酸血症、A 型性格、营养不良、年龄、性别及种族差异是 CHD 一般不能改变的危险因素。

### （二）主要危害及后果

1. **对社会的危害性** 冠心病是最重要的心脏病。在大多数西方国家，心血管病的死亡约占总死亡人数的一半以上，其中冠心病居首位，占心血管死亡的 60% 以上。近 40 年来，随着传染病的控制，人口平均寿命在大多数地区已从 57 岁延长到 70 岁左右，心血管病的死亡率明显增高，成为首要死亡原因，占总死亡的 40% 以上，其中冠心病居各类心血管病的首位。在中国，消费较高脂肪含量饮食（大于日热量摄入的 30%）的高收入人口比例在不断增加，能量比例中复合糖下降及脂肪的升高。这些都预示和正在使我国冠心病患者数在不断地增加。由此可以看出冠心病对人类生命安全的危害。

2. 对家庭和个人的危害性　近年来随着人们生活方式的改变,冠心病的发病率逐渐攀升,而且呈现出年轻化的趋势。冠心病过去称为"老年病",目前也成为中青年人的常见病、多发病。小于 40 岁男性及小于 45 岁女性急性心肌梗死被称为青年人急性心肌梗死,有医院收治的最年轻的心肌梗死患者只有 25 岁。青年人急性心肌梗死特点是发病前有极度劳累、精神高度紧张等诱因;多种冠心病危险因素如缺少体育活动、肥胖、大量吸烟、酗酒、高脂血症、高血压、糖尿病等常同时存在;发病急、梗死面积范围广,可突然诱发缺血性恶性心律失常而猝死。冠心病的治疗需要花费大量的钱财,同时也使家庭、社会承受更大的负担,许多人因此丧失劳动力,家人的陪伴与护理耗费了大量的人力、物力。

## 二、健康教育内容

有研究表明,许多老年患者不是死于疾病的本身,而是对自身疾病缺乏正确的认识、有效的预防和积极的健康教育。

### (一)住院健康教育

1. 疾病常识指导　告知心绞痛发作时立即含服硝酸酯类药物,如硝酸甘油 0.3～0.6 g 舌下含服,安静休息,谢绝探视,持续或间断吸氧。给氧期间,嘱咐饮水、进食时应取下鼻导管,防止呛咳或误吸。持续疼痛者,说明给予心电监护、迅速建立静脉通路的意义。告知急性心肌梗死患者应卧床休息,无并发症者可在床上适当活动。心肌酶谱正常后可在护士指导下活动,先在床边站立,逐步过渡到在室内缓步走动。病情重者,卧床时间应延长。

2. 饮食指导　饱食或饮食不当是引起心绞痛发作的原因之一。这与餐后血脂、血黏稠度、血小板黏附性增高有关。饮食宜清淡、易消化、低盐、低脂、低胆固醇,避免食用辛辣食物、发酵食物,多食新鲜蔬菜和水果,有利于心肌及血管功能的恢复。忌饱餐,宜少食多餐。因饱食可使膈肌上抬压迫心脏及增加胃肠道血流量,使心脏负担加重,增加心肌耗氧量而诱发心绞痛。营养素的供给,应根据个体年龄、体重、活动量及病情决定。

3. 排便指导　无论急性期或恢复期的心肌梗死患者,均可因排便用力而诱发心律失常、心源性休克、心力衰竭等并发症,甚至还可发生心脏破裂。故必须强调心绞痛患者要保持大便通畅,避免排便用力,防止因腹内压急剧升高,反射性引起心率及冠状动脉血流量变化而发生并发症意外,必要时可使用缓泻药。排便时必须有专人看护,严密观察心电图改变。

4. 心理指导　冠心病具有病程长、反复和急性发作的特点,患者往往要长期忍受着疾病的折磨。采取积极主动的、乐观的情绪对待疾病,保持平静的心态,可提高疗效,有利于康复。反之,消极、压抑、缺乏信心,不仅可使其失去生活的乐趣,甚至使病情恶化,导致严重后果。可采取多种形式和方法调整心理压力,如听音乐、与挚友畅谈、放松训练、呼吸操和放松功等。鼓励患者参与治疗,树立战胜疾病的信心。

5. 用药指导　钙拮抗剂如维拉帕米、硝苯地平、尼群地平、尼索地平、地尔硫䓬等,不良反应有头痛、头晕、恶心、呕吐、便秘、心动过缓、失眠、体液潴留、下肢及踝部水肿等。应饭后服用,以减轻胃肠道不适;不宜在睡前服用,避免失眠。指导患者服药期间多食高纤维素饮食,养成定时排便的习惯,以防大便秘结,密切观察尿量和体重的变化。抗凝药如阿司匹林、双嘧达莫、噻氯匹定、肝素、低分子肝素钠(钙)等。不良反应有恶心、呕吐、食欲不振、溃疡形成,过量可引起自发性出血。应饭后服用,可减轻对胃黏膜的刺激;患者肝素治疗后可能发生利尿效应,久用需补钾,宜食用橙汁和香蕉等含钾高的食品。用药过程中注意有无出血倾向,如皮肤出血点、牙龈出血、鼻衄等。

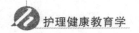

**（二）出院健康教育**

1. **生活方式的改变** 生活方式的改变奠定了冠心病治疗的基础，改变生活方式对冠心病的治疗及预后至关重要。应从以下几个方面指导患者。

（1）合理膳食：控制摄入总热量，宜给予低热量（不多于 2 000 kcal/d）、低脂、低胆固醇（不多于 300 mg/d）、低盐饮食（不多于 2 g/d）。多食蔬菜、水果和粗纤维食物如芹菜、糙米等，避免过饱，晚餐宜少，少吃甜食，注意少量多餐。冠心病饮食的基本原则是：①维持热量平衡，体重控制在标准范围内；②控制动物脂肪，不吃肥肉和动物内脏；③增加植物蛋白质尤其是大豆蛋白质的摄入；④限制糖类，少吃甜食；⑤适当增加维生素和食物纤维摄入量，多吃瓜果蔬菜；⑥限制食盐摄入量，增加有益无机盐（钾、钙）和微量元素摄入量；⑦膳食清淡，少食多餐，限制饮酒，不喝浓茶。⑧结合运动锻炼和饮食治疗来控制体重，避免肥胖。保持大便通畅。

（2）适量运动：适量的运动可以放松紧张焦虑的情绪，促进血液循环，使冠状动脉增粗，血管弹性增加。有氧运动可增强呼吸和心血管功能，提高人体新陈代谢功能，对增强老年人心、肺功能具有较大的作用。注意运动的强度和时间因病情和个体差异而不同，可以选择步行、慢跑、骑自行车、爬楼梯、游泳、跳舞、太极拳等，避免竞技类体育项目。运动时要循序渐进，考虑患者的耐受能力，运动场地尽可能选择空气新鲜、安静清幽的公园、庭院、湖滨等地，运动时注意气候变化，避免中暑和受凉，防止运动时跌倒，滑倒。运动时应该在安全的前提下，必要时需在监测下进行，一般推荐老年人的运动强度，以心率计算时，应小于 70% 最大心率，时间可以为每周锻炼 3～4 次，每次 30～50 分钟不等，依据患者身体状况而定，其他时间可以轻微的活动或休息。运动不能今天运动，明天不运动，应该讲究持之以恒。

（3）减轻精神压力：保持心情顺畅、情绪稳定很重要，因为强烈的精神刺激会引起身体的一系列变化。不大喜大悲，不憋气，任何事都处之泰然，可采用与他人心与心交流的方式缓解压力，多参加集体活动，避免过度劳累，学会释放心情。

（4）生活指导：戒烟戒酒，生活规律，劳逸结合。日常生活中避免过度劳累和精神紧张，保证充足的睡眠。冬天避免寒冷的刺激，如不吃冷饮，不用冷水洗手、洗脸或洗衣服。洗澡时水温应与体温相当，时间不宜过长。及时控制与冠心病发病有关的疾病，如高血压、糖尿病、贫血、甲亢等。日常生活中要预防感冒，注意保暖，避免受凉。控制情绪，凡事心胸豁达。合理睡眠，睡前不要饮浓茶或者咖啡，晚餐避免吃得过饱，并提醒患者于入睡前如厕，以免夜尿增多而干扰睡眠质量，睡前不要看刺激性大的电视节目或者电影，以免故事情节影响患者睡眠。提供舒适的睡眠环境，保证床单元的干净整洁，调节室内适合的温湿度，并设法维持睡眠环境的安静，如果失眠可以听音乐，将室内灯光调暗，避免强光刺激。告知患者午睡时间不宜过长，白天避免过多的卧床时间，以免造成晚间失眠影响第二天的生活。防止便秘，保持大便通畅，如果大便干燥不要使劲儿用力，以免诱发及加重患者的病情，可以用一些中药，如番泻叶、大黄等泡水喝，或者开塞露肛门塞入，以润滑肠道、软化大便。

2. **避免诱发因素** 诱发因素主要有精神激动、饱餐、寒冷刺激、过劳等。应告知患者及家属注意尽量避免心绞痛发作的诱因。

3. **自我监测病情** 指导患者及家属应该熟练掌握心绞痛发作时的处理方法，随身携带硝酸甘油，出院后注意观察和处理心绞痛发作的警告信号，如心绞痛病情的不稳定，发作次数频繁和持久，胸口持续疼痛且放射至颈、手和下颌，休息时发生胸痛，出现恶心、呕吐、气促、休克等。告知患者出现心肌梗死的上述预兆时，立即坐下或躺下，口含硝酸甘油，若心绞痛持续 3 分钟以上不缓解或心绞痛发作程度较以往加重，应立即到医院就诊。

4. **指导用药** 患者出院后，也应该遵医嘱服药治疗，不要以为自己的病情好转了就擅自减药量，或者觉得病情加重了也不就医，擅自加大药量；如有任何不适都应该及时就医，也应该定期复诊。硝酸甘油应该随身携带以备病情变化时能及时服用。服用硝酸甘油时应先用水湿润口腔，再将药物嚼碎置于舌下,这样有利于药物快速融化吸收生效;硝酸甘油是见光易分解、容易潮解的药物,应告知患者及家属放在棕色瓶内存放于干燥处,硝酸甘油药瓶开封后每 6 个月更换 1 次,以确保疗效。硝酸甘油跟其他药物不同,可能因为服用了小剂量的硝酸甘油就引发严重的直立性低血压,为避免引起该不良反应,舌下含服时应采取坐位。但是在服药过程中也要进行病情自我监测,如果感觉不舒服或者采取坐位服药也不见疗效的话,应该尽快到医院就诊。

5. **定期复查**　平时要预防感冒,避免受凉,告知患者应定期到医院复查身体相关功能指标。

# 第五节　脑　卒　中

## 一、概述

脑卒中是一种突然起病的脑血液循环障碍性疾病,又称脑血管意外。它是指有脑血管疾病的患者,因各种诱发因素引起脑内动脉狭窄、闭塞或破裂,而造成急性脑血液循环障碍,临床上表现为一过性或永久性脑功能障碍的症状和体征,症状持续至少 24 小时。具体可分为缺血性脑血管病和出血性脑血管病。缺血性脑血管病包括短暂性脑缺血发作(TIA)、脑梗死(含脑血栓形成和脑栓塞)和腔隙性脑梗死;出血性脑血管病包括脑出血、蛛网膜下腔出血、高血压脑病和脑动脉硬化症等。

目前,脑血管病已成为我国首位致残和致死的原因,且发病率呈逐年上升趋势,其中以脑卒中最为常见。脑卒中具有高发病率、高死亡率、高致残率、高复发率的特点。全国每年新增脑卒中患者150 万～200 万人,每年死于脑卒中的患者约 150 万人,70％～80％的脑卒中患者因残疾而不能独立生活。循证医学已证实,脑卒中康复是降低致残率最有效的方法。男性的脑卒中发病率和死亡率显著高于女性,比例约 1.1∶1～1.5∶1。脑卒中已成为世界人口的第二大死因,为增加人们对卒中的关注和了解,世界卒中组织将每年的 10 月 29 日定为"世界卒中日"。加强对脑卒中患者及其家属的健康教育是改善患者预后功能,提高生活质量并防止卒中再发的有效措施之一。

### (一)发病的危险因素

脑卒中的危险因素分为不可干预和可干预两大类。

1. **不可干预危险因素**　主要包括年龄、性别、种族、低出生体重、遗传因素(家族史)等。

2. **可干预危险因素**　主要有吸烟、饮酒过量、四高一低(高血压、高血糖、高血脂、高体重、低运动量)、心脏病、房颤、其他心脏疾病、无症状性颈动脉狭窄、不合理的饮食和营养过剩、高同型半胱氨酸血症、绝经后激素疗法、口服避孕药、肥胖等。

### (二)主要危害及后果

脑血管病具有三高的特点:发病率高、死亡率高、致残率高。我国居民第三次死因调查结果显示,脑血管病已成为第一位的死因,死亡率高于欧美国家,甚至高于泰国、印度等发展中国家。根据流行病学调查结果显示,我国脑血管病的年发病率平均约为 219/10 万,年死亡率为 116/10 万。以此推算,全国每年新发病例至少在 200 万人以上,每年死亡至少 150 万人。脑血管病更为可怕的是它的高致残率,这一点要超过癌症、心脏病等任何疾病的危害。我国存活的脑卒中患者有 600 万～700 万人,其中 3/4 都留有不同程度的后遗症,重度致残占 40％以上。患者一旦得病,或生命不保,或瘫痪在床。绝大部分存活的患者都留有后遗症。主要后遗症有偏瘫(半身不遂)、半侧肢体障碍、肢体麻木、偏盲、失语等,生活能力受到严重限制。患者无法重新工作,且需要长期护理,给患者及家属带来经济和精神上的双重负担。脑血管疾病目前已是中国疾病负担及医疗开销上升的最主要原因之一。

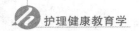

## 二、健康教育内容

### (一)住院期间健康教育

1. 入院健康教育　详细介绍医院及病区环境,主管医生,以及探视、陪伴制度、作息时间等,通过与患者家属交谈,建立良好的护患关系,为患者讲解此病的一般情况,降低新入院患者对医院环境的陌生感。

2. 疾病知识指导　对患者、家属或陪护人员进行有针对性的教育。介绍该病的危险因素、病因、诱因、症状、治疗及促进再发的因素等,帮助患者及其家属认识到预防的重要性,了解脑卒中的预防方法。

3. 护理知识指导　指导并演示帮助患者翻身、叩背、口腔护理的正确方法。保持床单位平整、干燥,预防压疮的发生。大小便失禁者,注意保持外阴皮肤清洁、干燥。向鼻饲患者说明喂食的具体方法,强调每次鼻饲液量不超过 200 ml,间隔时间不可少于 2 小时,每日 5~6 次,温度 38~40 ℃,注入速度应缓慢,避免刺激咽喉部引起呛咳。

4. 用药指导　说明在溶栓、抗凝、降压治疗中可能发生的并发症,告知出血倾向的早期表现,监测生命体征变化的意义,如发现鼻及齿龈出血或皮肤出血点等及时向医护人员报告,以免发生颅内出血并发症。说明血压波动对脑卒中发病的影响,血压过高会增加潜在出血危险,血压过低会降低脑灌注而导致卒中的恶化。因此,在接受脑卒中药物治疗时,应密切观察用药反应,不可随意调整输液滴数。

5. 康复知识指导　讲解早期功能康复训练的重要性及具体方法,包括智能康复,言语康复、肢体功能康复训练方法及注意事项。告知康复的目的是最大限度地恢复和改善患者的运动、认知、言语功能,提高生活自理能力,减少伤残,促进精神、心理和社会上的再适应,使之重返社会,提高生活质量。告知康复训练应尽早进行,使已发生的残疾降至最低程度。

6. 心理健康教育　说明情绪变化与发生脑卒中的关系,尤其是急性期应避免情绪激动、生气等,以免引起血压升高,导致再次卒中,说明谢绝探视的意义,取得家属配合;TIA 突然发病或反复发作,患者有焦虑、恐惧的心理,而焦虑等负面情绪会使动脉血管痉挛从而诱发 TIA。护士应关心患者,加强沟通,耐心向患者解释病情,解释积极配合治疗和护理的重要性,可采取松弛疗法,如听音乐,看电视、适当增加活动等以缓解焦虑的心情,保持情绪稳定。

### (二)出院时健康教育

1. 预防知识指导　告知脑卒中患者出院后如不注意控制诱发因素会再次发病,重点控制脑卒中的危险因素,如高血压、糖尿病、心脏病、血液黏度增高及高血脂等,告知出院后生活应规律,多做轻体力活动,避免过度用力或过劳,戒烟、酒,饮食应低盐、低胆固醇、低糖、低脂、丰富维生素、少刺激性的食物,避免暴饮暴食或过分饥饿;出院后定时测血压,保持血压稳定,日常生活中应注意保持情绪的稳定,避免一切诱发血压过高或过低的因素,防止急剧的头部转动或颈部的过屈过伸。

2. 出院后服药指导　告知患者长期药物治疗是预防 TIA 发作和防止永久性缺血性脑卒中的重要措施,告知患者肠溶阿司匹林控制血压药物及其他康复治疗药物等的作用及注意事项等。

3. 心理卫生保健知识　指导患者及其家属树立长期功能康复训练的信心和决心;纠正放弃功能康复训练的安于现状的思想;树立对人、对事物的宽宏大度思想,以免由于过度激动、生气而导致卒中再发。

4. 复诊指导　定期到医院复查判断康复训练效果;如患者出现头痛,头晕,一侧肢体麻木无力,共济失调,单眼失明黑象、复视等症状应及时就医;告知出院后联系方式,对家庭护理中遇到的问题可随时通过电话咨询。

# 第六节　心理障碍

## 一、概述

心理健康(mental health)也称为心理卫生或精神卫生。心理健康有广义与狭义之分。广义的心理健康是指一种高效而满意的、持续的心理状态,个体在此状态时,能在社会环境中健康地生活,保持良好的情绪状态,适应社会生活变化节奏,能与人正常交往,与社会保持和谐,能最大限度地发挥自身的潜能。狭义的心理健康是指为了减少行为问题和精神疾病的发生而采取的各种策略和措施,如采取积极有益的教育和措施,维护和改进人们的心理状态以适应当前和发展的社会环境。心理健康表现为:身体、智力、情绪十分协调;适应环境,人际关系彼此能谦让;有幸福感;在工作和职业中,能充分发挥自己的能力,过有质量的生活。

异常心理包括心理障碍和心理疾病(精神疾病)。心理障碍在严重程度上属于轻度异常心理,是个体由于受到自身及外界因素的影响,心理状态的某一方面(或几方面)发展的超前、停滞、延迟、退缩或偏离。主要包括为神经症(神经衰弱、焦虑症、强迫症、恐惧症、疑病症、癔症等)、人格障碍(偏执性人格障碍、分裂型人格障碍、强迫型人格障碍、表演型人格障碍、自恋型人格障碍、回避型人格障碍、攻击型人格障碍等)、性心理障碍(性身份障碍、性取向障碍等)、创伤后应激障碍(PTSD)等。

目前全世界至少有 5 亿人患各类心理精神障碍,占人口的 10%。我国目前有各种重型精神病患者约 1 600 万,有专家预测,20 年内精神障碍将成为全世界仅次于心脏病的第二大疾病。世界卫生组织估计,目前中国有心理障碍的人数在 2 亿~3 亿。据专家推算,中国精神疾病负担到 2020 年将上升到疾病总负担的 1/4。中国的情况与世界其他地区没有显著差别,名列前三位的心理健康问题依次是:抑郁(忧郁)、焦虑、失眠。中国人患抑郁症、焦虑症的人数分别占到总人数的 5%,而在抑郁症患者中,会有 10%~15% 的人自杀;患失眠症的占到总人数的 42%。据统计,中国人一生中有过抑郁的人占到 30% 以上,焦虑的占到 30% 以上,失眠者则在 42% 以上。防治精神疾病的关键是早发现、早治疗,而国内现有患者中,有 90% 的患者是患病 2~3 年后才医治,这样治疗的效果便会大大降低。心理问题已成为重大的公共卫生问题和突出的社会问题。可见,维护心理健康也日益成为广大群众日常生活的需要,心理健康问题也已成为专业工作者包括健康教育工作者的主要研究领域。

### (一) 发病的危险因素

影响心理健康、造成心理障碍的因素是复杂、多样的,如生物遗传因子的作用、个体自我心理冲突、不良人格特征、早期教育与家庭环境问题及应激性生活事件的影响等。概括起来是生物、心理、社会三方面因素综合作用的结果。

1. 生物学因素　生物学因素的影响主要有遗传因素的影响,细菌、病毒感染所造成的影响,化学物品导致的依赖和中毒,严重躯体疾病和生理功能障碍的影响,颅脑外伤的影响等。

2. 心理因素　心理因素的影响主要有心理冲突,挫折,特殊的人格特征等。

3. 社会因素　社会因素的影响主要有社会文化因素,早期教育与家庭环境,生活事件与环境变迁等。

### (二) 主要危害及后果

1. 躯体疾病所致的心理障碍　如焦虑、抑郁、妄想、偏执倾向、疑病倾向等。

2. 器质性心理障碍　如谵妄、痴呆等。

3. 常见心理障碍导致的精神疾病　如精神分裂症、神经症、情感性精神障碍、药物依赖、暴力行

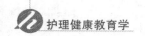

为、自杀、自伤、外走精神病、木僵等。

4. 青少年常见心理问题　如性格缺陷(常采取爆发式、破坏性行为,抗拒教育)、心理障碍(青少年遭遇重大挫折或面临重大抉择时会表现出情绪焦虑、恐惧或者抑郁,有表现沮丧、退缩、自暴自弃,或者表现愤怒甚至冲动报复)等。

5. 精神疾病对患者的社会生活能力和劳动生产力的损害　它所导致的心灵痛苦一点也不亚于躯体疾病导致的痛苦,患者除不能为国家正常创造财富外,往往还需要大量的资金进行医疗看护并消耗过量的社会资源。世界卫生组织的一项研究认为,在 2011~2030 年,精神障碍将在全球累计导致高达 16.3 万亿美元的经济产出损失。

## 二、健康教育内容

### (一)社区心理健康教育

传统的心理卫生服务主要依靠专科医院的服务来进行,目前单纯依靠专科医院的资源已经不能满足我国居民对心理健康服务的需求,因而开展社区心理健康教育与服务。建立以社区心理健康教育与服务组织为平台的心理健康教育与服务体系,对满足我国社区居民的心理健康需求,提高我国人民的群体健康水平具有重要意义。

社区心理健康教育是指根据人的生理、心理特点,运用有关的心理教育方法和手段,提高社区成员的心理健康水平,培养社区成员良好的心理素质,促进社区成员身心全面和谐发展及整体素质优化和全面提高的一种教育活动。而社区心理健康服务则主要是指在社区服务工作中,运用心理科学的理论和原则保持与促进人们的心理健康,即通过讲究心理卫生,培养人们的健康心理,从而达到防治心身疾病的目的。两者的宗旨都是促进人的正常发展,培养人的健全人格,预防各种心理障碍,消除引起心理压力和各种不良心理的因素,解决一些尚处在萌芽状态的心理卫生问题,避免这些问题可能带来的不良后果,解决居民日常生活中的一些心理难题及促进精神疾病患者的康复等。

### (二)学校心理健康教育的内容与方法

1. 对学生普及心理卫生知识　通过心理教育课、板报、咨询、行为指导等形式,对学生进行心理健康教育。使学生了解其心理发展的特点,掌握心理调适的技能,了解出现心理问题时的求助方法,促使其心理健康发展、潜能得到充分发展。

2. 改善家庭环境　对儿童青少年要用发展的观念进行心理健康教育。儿童从家庭到入托、入学、升学、走向社会等过程,易产生一系列心理卫生问题,既需要家长有充分的思想和知识准备,也需要家长在儿童青少年出现心理行为问题时的配合和参与。举办家长学校,传授儿童青少年生长发育、心理发展的知识,主要的心理卫生问题及影响心理健康的因素,科学的教养教育方法等,将非常有利于为儿童青少年身心的健康成长创造良好的家庭环境。同时也有利于早期发现儿童青少年中的心理卫生问题,及时采取干预矫治措施,以获得最佳干预效果。

3. 开展教师心理健康维护,改善学校环境　只有心理健康的教师才能为学生的心理健康创造良好的环境,培养出心理健康的学生,促使学生全面发展。对教师进行心理健康维护,提高教师的心理素质和心理调适技能,使教师能够在面对学生时是一种积极、健康的心理状态,同时用发展的观点对待学生,并具有早期发现学生心理问题的能力。

4. 建立心理健康教育中心,培训学校专职心理指导教师　建立基层心理卫生服务队伍,在学校配备专职或兼职的心理教师。定期邀请专家进行专题讲座或选送教师外出培训,帮助专业人员调整、充实知识结构,提高有关儿童青少年心理发展和保健的知识、技能水平,对心理行为问题的识别能力等。

5. 开展生活技能教育　生活技能中的各种能力,如正确认识自我,与他人相处、同理能力等,是青少年心理素质提高的标志,通过开展生活技能训练和教育,提高学生的心理社会能力,有效防治身心疾病。

### (三)职业场所的心理健康教育

1. 开发领导,为职工创造安全、满意、愉快的工作环境 使领导者认识到先进的管理模式、合理地组织劳动与生产、管理者与职工之间良好的关系等对维护职工心理健康的重要性。同时也要对职工不断地进行生产技能培训与教育,提高职工的技术水平,避免职工因知识、经验或技能不足导致的心理紧张而产生的心理问题,为职工的心理健康维护制订措施。

2. 对职工开展心理健康教育、普及心理卫生知识 通过充分认识自己、了解自己的能力、作用和价值,摆正自己的社会地位和角色,提高抵抗心理压力和心理自我调节能力。使职工认识到心理问题对健康的危害,对于心理有异常表现者,应尽快进行心理诊断、咨询或转诊。

3. 开展丰富多彩的职工业余活动 近年来有些地区的工厂企业及工会组织开展了"控制心理紧张的教育规程",把健康教育、身心锻炼控制等融为一体,使参与者在身心方面都得到松弛。调查表明,通过此项教育的职工,应付紧张的能力得到增强,就诊次数减少,医疗费用降低。

## 复 习 题

【A型题】

1. 第三大非传染性疾病是: ( )
   A. 高血压
   B. 糖尿病
   C. 冠心病
   D. 肿瘤
   E. 脑卒中

2. 糖尿病最常见的并发症是: ( )
   A. 低血糖
   B. 糖尿病足
   C. 糖尿病视网膜病
   D. 肾衰竭
   E. 酮症酸中毒

3. 公认的肺癌的致癌物是: ( )
   A. 粉尘
   B. 石棉
   C. 硫化物
   D. 大气污染
   E. 二氧化碳

4. 被称为"无声的杀手"的疾病是: ( )
   A. 高血压
   B. 糖尿病
   C. 冠心病
   D. 肿瘤
   E. 脑卒中

5. 心脏病、脑卒中、肾脏病发病和死亡的最重要的危险因素是: ( )
   A. 高血压
   B. 糖尿病
   C. 冠心病
   D. 肿瘤
   E. 脑卒中

6. 全国高血压日是每年哪一天? ( )
   A. 10月7日
   B. 11月8日
   C. 10月8日
   D. 9月8日

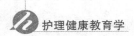 

E. 10 月 11 日

**7.** 引起脑卒中最重要的独立危险因素是： （　　）

    A. 高血压                          B. 糖尿病

    C. 冠心病                           D. 肿瘤

    E. 痛风

**8.** 引起脑卒中的首要原因是： （　　）

    A. 高血压                           B. 糖尿病

    C. 冠心病                           D. 肿瘤

    E. 痛风

**9.** 防治原发性高血压最经济和最有效的策略是： （　　）

    A. 早期治疗                         B. 健康教育

    C. 早期发现                         D. 饮食

    E. 运动

**10.** 目前与脑血管病一起成为我国的首要死因的疾病是： （　　）

    A. 高血压         B. 糖尿病         C. 冠心病         D. 肿瘤

    E. 肺栓塞

**11.** 世界卒中组织将每年的哪一天定为"世界卒中日"？ （　　）

    A. 10 月 7 日                     B. 11 月 8 日

    C. 10 月 8 日                     D. 10 月 29 日

    E. 10 月 11 日

**12.** 患者患肝癌晚期，癌痛一直折磨着他。为该患者止痛的原则是： （　　）

    A. 止痛药会上瘾，能忍则忍

    B. 为尽快发挥药效，最好的给药方法就是静脉注射

    C. 疼痛严重时止痛药就应该加量

    D. 疼痛即可用药，但患者不要自己擅自用药，要按医嘱给予止痛药

    E. 为减轻患者痛苦，疼痛就可用强效止痛药

**13.** 恶性程度介于两者之间的称为： （　　）

    A. 良性肿瘤                       B. 恶性肿瘤

    C. "交界瘤"                      D. 肉瘤

    E. 肿瘤

【填空题】

1. 糖尿病典型的临床表现有_____、_____、_____、_____（三多一少）。

2. 糖尿病可分为_____、_____、_____、_____ 4 种类型。

3. 根据肿瘤对人体的危害程度可将其分成_____和_____两大类，恶性程度介于两者之间的称为"_____"。

4. 肿瘤发病的危险因素包括_____和_____。

5. 与恶性肿瘤关系密切的病毒有_____、_____、_____等。

6. 美国学者伊丽莎白·库伯勒·罗斯把晚期临终患者心理活动分为 5 个阶段，即_____、_____、_____、_____、_____。

7. 临床上将高血压分为_____和_____两大类。

8. 在未使用降压药物的情况下，非同日 3 次测量上肢血压，收缩压_____和（或）舒张压_____

考虑为高血压。

9. 测血压时要做到四定：_____、_____、_____、_____。

10. 缺血性脑血管病包括_____、_____、_____。

11. 出血性脑血管病包括_____、_____、_____和_____。

12. 脑卒中可干预危险因素中四高一低包括_____、_____、_____、_____、_____。

13. 异常心理包括_____和_____。

14. 心理障碍的危险因素包括_____、_____、_____。

15. 脑卒中的危险因素分为_____和_____两大类。

16. _____是降低脑卒中致残率最有效的方法。

17. 机体出现_____、_____、_____和_____,甚至导致患者死亡,临床上称为恶病质。

【判断题】

1. 糖尿病的基本防治原则有坚持综合治疗、早期治疗、长期治疗、个体化治疗、早期发现。（　　）

2. 糖尿病的综合治疗包括饮食、运动、药物、自我监测及健康教育等措施。（　　）

3. 糖尿病的危险因素包括遗传因素、病毒感染、肥胖、饮食与体力活动。（　　）

4. 糖尿病并发症的预防及指导内容包括皮肤护理、足部护理。（　　）

5. 风疹病毒、巨细胞病毒、腮腺炎病毒、腺病毒及脑、心肌病毒与Ⅰ型糖尿病发病有关。（　　）

6. 细胞黑色素瘤、白血病、乳腺癌及甲状腺癌是与物理因素有关的肿瘤。（　　）

7. 癌症患者的心理反应,一般都会经历震惊、否定、忧郁、对抗、独立与适应5个阶段。（　　）

8. 脑卒中具有高发病率、高致残率和高治愈率的特点。（　　）

9. 只有遗传因素是脑卒中不可干预的危险因素。（　　）

【名词解释】

1. 糖尿病　　2. 肿瘤　　3. 高血压　　4. 冠心病　　5. 脑卒中　　6. 心理健康　　7. 社区心理健康教育

【问答题】

1. 糖尿病的诊断标准是什么？

2. 糖尿病的主要危害及后果有哪些？

3. 影响糖尿病患者药物治疗依从性的主要原因有哪些？

4. 肿瘤的主要危害有哪些？

5. 化疗患者的健康教育内容有哪些？

6. 高血压发病的危险因素有哪些？

7. 冠心病发病的危险因素有哪些？

8. 冠心病饮食的基本原则有哪些？

9. 脑卒中出院时健康教育内容有哪些？

10. 死亡教育的目的是什么？

# 参 考 答 案

## 第一章

【A型题】
1. E  2. A  3. E  4. C  5. C  6. E  7. D
【判断题】
1. √  2. ×  3. ×  4. √  5. √  6. ×  7. √  8. √  9. √  10. √  11. √

## 第二章

【A型题】
1. D  2. A  3. C  4. E  5. C  6. D  7. D  8. E  9. A  10. C
【判断题】
1. √  2. ×  3. √  4. √  5. ×  6. ×  7. √  8. √  9. √  10. √

## 第三章

【A型题】
1. C  2. A  3. A  4. B  5. E  6. C  7. E
【判断题】
1. √  2. ×  3. √  4. ×  5. √  6. √  7. ×  8. ×  9. √  10. √

## 第四章

【A型题】
1. E  2. A  3. B  4. E  5. A  6. E  7. D  8. C
【判断题】
1. √  2. ×  3. √  4. ×  5. ×  6. √  7. ×

## 第五章

【A型题】
1. E  2. D  3. B  4. A  5. E  6. D  7. C  8. D  9. B  10. B
【判断题】
1. ×  2. √  3. √  4. ×  5. √  6. ×  7. √  8. ×  9. ×  10. √

## 第六章

【A 型题】
1. D 2. E 3. A 4. A 5. E 6. B 7. C 8. B 9. D 10. D

【判断题】
1. × 2. × 3. × 4. √ 5. √ 6. × 7. × 8. √ 9. × 10. ×

## 第七章

【A 型题】
1. A 2. B 3. C 4. C 5. C 6. B 7. E 8. E 9. A 10. D 11. A 12. D 13. C 14. A
15. A 16. E

【判断题】
1. × 2. × 3. √ 4. × 5. √ 6. × 7. × 8. × 9. √ 10. × 11. √ 12. √ 13. ×
14. √ 15. ×

## 第八章

【A 型题】
1. E 2. E 3. C 4. E 5. B 6. E 7. A 8. C 9. D 10. E

【判断题】
1. √ 2. × 3. √ 4. × 5. √ 6. × 7. √ 8. × 9. √ 10. ×

## 第九章

【A 型题】
1. D 2. A 3. A 4. D 5. B 6. C 7. C 8. E 9. D 10. E

【判断题】
1. √ 2. × 3. × 4. × 5. × 6. √ 7. √ 8. √ 9. × 10. √

## 第十章

【A 型题】
1. B 2. D 3. C 4. B 5. B 6. E 7. A 8. E 9. D 10. E 11. D 12. D 13. E 14. C
15. B 16. C 17. C 18. A 19. D 20. A 21. E 22. B 23. B 24. C 25. B

【判断题】
1. × 2. × 3. × 4. × 5. × 6. √ 7. √ 8. √ 9. × 10. √

## 第十一章

【A 型题】
1. B 2. A 3. B 4. A 5. A 6. C 7. A 8. A 9. B 10. C 11. D 12. D 13. C

【判断题】
1. × 2. √ 3. × 4. × 5. √ 6. √ 7. √ 8. × 9. ×

# 参 考 文 献

［1］黄津芳. 护理健康教育学［M］. 北京：科学技术文献出版社，2000.

［2］吕姿之. 健康教育与健康促进［M］. 2版. 北京：北京医科大学、中国协和医科大学联合出版社，2002.

［3］包家明，霍杰. 护理健康教育学概论［M］. 北京：中国科学技术出版社，2003.

［4］杨延忠. 健康教育理论与方法［M］. 杭州：浙江大学出版社，2004.

［5］田本淳. 健康教育与健康促进使用方法［M］. 北京：北京大学医学出版社，2005.

［6］黄津芳. 护理健康教育学［M］. 2版. 北京：科学技术文献出版社，2006.

［7］王鹏，侯永梅. 健康教育与健康促进［M］. 北京：中国医药科技出版社，2006.

［8］赵衍青. 康复护理新进展［M］. 长春：吉林科学技术出版社，2006.

［9］黄津芳. 住院病人健康教育指南［M］. 北京：人民军医出版社，2007.

［10］包家明. 护理健康教育与健康促进［M］. 杭州：浙江大学出版社，2008.

［11］王柳行. 健康教育与健康促进学［M］. 郑州：郑州大学出版社，2008.

［12］黄敬亨. 健康教育学［M］. 4版. 上海：上海复旦大学出版社，2009.

［13］常春. 健康教育与健康促进［M］. 2版. 北京：北京大学医学出版社，2010.

［14］周春美. 护理学基础［M］. 2版. 上海：上海科学技术出版社，2010.

［15］黄敬亨，刑育健. 健康教育学［M］. 5版. 上海：复旦大学出版社，2011.

［16］米光明，王彦. 护理健康教育学［M］. 北京：人民军医出版社，2011.

［17］单伟颖. 护理健康教育［M］. 北京：人民军医出版社，2011.

［18］徐晖. 护理学导论［M］. 郑州：郑州大学出版社，2011.

［19］郑频频，史慧静. 健康促进理论与实践［M］. 2版. 上海：复旦大学出版社，2011.

［20］温贤秀，张义辉. 优质护理临床实践［M］. 上海：上海科学技术出版社，2012.

［21］付爱芹. 当代肿瘤学［M］. 北京：科学技术文献出版社，2013.

［22］何文忠，周洁. 护理健康促进［M］. 上海：上海科学技术出版社，2013.

［23］贺伟. 健康教育［M］. 2版. 北京：科学出版社，2013.

［24］李小寒，尚少梅. 基础护理学［M］. 5版. 北京：人民卫生出版社，2013.

［25］米光明. 护理健康教育学［M］. 2版. 北京：人民军医出版社，2013.

［26］山东大学护理学院. 倒计时90天护理学专业（主管护师）资格考试复习指南［M］. 北京：北京大学医学出版社，2013.

［27］余金明. 健康行为与健康教育［M］. 上海：复旦大学出版社，2013.

［28］包家明. 护理健康教育与健康促进［M］. 北京：人民卫生出版社，2014.

［29］黄津芳. 护理健康教育学［M］. 2版. 北京：科学技术文献出版社，2014.

［30］魏国芳，郭小璐，曹梅娟. 格林模式在健康干预中的应用与研究进展［J］. 护理学杂志，2014(13)：85 - 88.

［31］李春玉，王克芳. 健康教育［M］. 北京：北京大学医学出版社，2015.

［32］邱玉梅. 医院护理健康教育指导手册（上册）［M］. 兰州：甘肃科学技术出版社，2015.

［33］史云菊,王琰.护理学导论［M］.郑州：郑州大学出版社,2015.

［34］涂自良,袁静,李文娟.护理学导论［M］.武汉：华中科技大学出版社,2015.

［35］王小宁.大学生移动互联网采纳研究［M］.北京：国防工业出版社,2015.

［36］张涛.脑卒中的防治［M］.济南：山东大学出版社,2015.

［37］章雅青,丁磊.健康评估［M］.上海：复旦大学卫生出版社,2015.

［38］赵小玉,马小琴.护理学导论［M］.北京：北京大学医学出版社,2015.

［39］季加孚.肿瘤学概论［M］.北京：北京大学医学出版社,2016.

［40］马骁.健康教育学［M］.2 版.北京：人民卫生出版社,2016.

［41］玄军.冠心病与临床［M］.济南：山东大学出版社,2016.

［42］郑振佺,王宏.健康教育学(案例版)［M］.2 版.北京：科学出版社,2016.

［43］Dennis L. Kasper 著.季加孚译.哈里森内科学-肿瘤疾病分册［M］.19 版.北京：北京大学医学出版社,2017.

［44］李春玉,姜丽萍.社区护理学［M］.北京：人民卫生出版社,2017.

［45］李小妹,冯先琼.护理学导论［M］.4 版.北京：人民卫生出版社,2017.

［46］孙玉梅,张立力.健康评估［M］.4 版.北京：人民卫生出版社,2017.

［47］王利群,刘琼玲.社区护理学［M］.北京：科学出版社,2017.

［48］杨艳杰,曹枫林.护理心理学［M］.4 版.北京：人民卫生出版社,2017.